The Application of Mobile CT
in Thoracic Surgery

移动CT
在胸外科中的应用

邵　丰／编著

东南大学出版社
SOUTHEAST UNIVERSITY PRESS
·南京·

图书在版编目(CIP)数据

移动 CT 在胸外科中的应用 / 邵丰编著. — 南京：
东南大学出版社，2024.12. — ISBN 978-7-5766-1689
-7

Ⅰ. R655；R814.42

中国国家版本馆 CIP 数据核字第 2024HF9727 号

责任编辑：石凌波　　**责任校对**：子雪莲　　**封面设计**：余武莉　　**责任印制**：周荣虎

移动 CT 在胸外科中的应用

Yidong CT Zai Xiongwaike Zhong De Yingyong

编　　著	邵　丰
出版发行	东南大学出版社
出 版 人	白云飞
社　　址	南京市四牌楼 2 号　邮编：210096
网　　址	http://www.seupress.com
电子邮箱	press@seupress.com
经　　销	全国各地新华书店
印　　刷	广东虎彩云印刷有限公司
开　　本	787 mm×1092 mm　1/16
印　　张	19.75
字　　数	480 千字
版　　次	2024 年 12 月第 1 版
印　　次	2024 年 12 月第 1 次印刷
书　　号	ISBN　978-7-5766-1689-7
定　　价	88.00 元

本社图书若有印装质量问题，请直接与营销部联系，电话：025－83791830。

编委会

主　编：邵　丰

副主编：王　朝　孙云刚　庄　宇　张　强

　　　　杨　艳　姚梦旭　焦思杨

编委会成员（按姓氏笔画排序）：

　　　　马国栋　王　朝　王科平　王尊乔

　　　　王　滨　孙云刚　庄　宇　邵　丰

　　　　杨　阳　陈　亮　张　强　杨　艳

　　　　姚梦旭　焦思杨　黎增亮　潘宴青

PREFACE | 序 一

随着医疗技术的飞速发展,影像诊断在胸外科领域的应用越来越广泛。在这个数字化时代,医学领域的技术创新与进步日新月异。其中,移动 CT 技术作为一项重要的医疗工具,正在胸外科领域发挥着越来越重要的作用。

胸外科医生在面对复杂的病例时,常常需要依靠影像学技术进行诊断,如 X 线平片和 CT 扫描。然而,这些传统的影像学技术存在一些限制,如设备体积庞大、成本高昂以及无法在紧急情况下快速获取结果等。

随着移动 CT 技术的发展,这些问题得到了有效解决。移动 CT 设备的小巧便携、即时成像和高分辨率的特点,使得胸外科医生能够在手术室、急诊室甚至床边快速获取高质量的影像结果,从而更好地指导诊断和治疗决策。

随着技术的发展,体部移动 CT 应用高清的扫描图像能够提供详细的解剖结构和病理情况。这种高分辨率的图像不仅可以清晰地显示病变的位置、大小和形态,还可以帮助医生判断病变的性质和程度。这对于胸外科手术的精准定位和手术方案的制定具有重要意义。

此外,移动 CT 的应用还为胸外科手术提供了实时的影像学监测。通过移动 CT 的连续扫描,我们可以实时了解手术进展情况,为手术团队提供精准的导航信息,确保手术的顺利进行。

更为重要的是,移动 CT 的应用提高了医疗服务的效率和质量。通过移动 CT 的快速扫描和高分辨率图像,我们可以迅速做出诊断,缩短了患者的等待时间。同时,移动 CT 的应用也有助于实现医疗资源的共享和优化配置,提高医疗服务的公平性和可及性。

《移动 CT 在胸外科中的应用》一书系统地阐述了移动 CT 在胸外科中的实际应用和价值,能够为广大医学专业人士提供有益的知识和实用的指导,使我们的医疗工作更加精准、高效。相信随着技术的不断进步和研究的深入,移动 CT 在胸外科领域的应用将更加广泛和深入,为患者带来更加美好的医疗未来。

中华医学会放射学分会常务委员

2024 年 1 月 22 日

在胸外科领域，疾病的复杂性、多变性以及手术的高要求都要求我们不断追求更加精准、高效的诊断与治疗手段。移动 CT 作为一种先进的影像学检查技术，为胸外科医生提供了前所未有的机遇。

首先，移动 CT 以其高分辨率的图像为胸外科医生提供了详尽的解剖信息和病理特征。通过观察移动 CT 的图像，我们可以全面了解病变的位置、范围以及与周围组织的毗邻关系，从而制定更加精确、个性化的手术方案。

其次，移动 CT 的实时监测功能在胸外科手术中发挥了重要作用。在手术过程中，通过连续的 CT 扫描，我们可以实时监测手术进展情况，评估手术效果，及时调整手术策略，确保手术的安全性和有效性。这种实时的影像学监测为手术团队提供了有力的导航支持，有助于提高手术的精准度和成功率。

此外，移动 CT 的应用还为胸外科医生提供了更加便捷、高效的诊断方式。传统的影像学检查需要将患者转运至放射科进行检查，而移动 CT 的便携性使得我们能够在手术室、ICU 等场所进行即时的影像学检查，减少了患者的转运时间和风险。这种便捷的诊断方式有助于我们快速获取患者的影像学资料，为后续的治疗提供及时、准确的参考信息。

总之，《移动 CT 在胸外科中的应用》一书从胸外科的角度系统地阐述了移动 CT 在诊断与治疗中的实际应用和价值，为我们提供了宝贵的参考资料。随着技术的不断进步和研究的深入，相信移动 CT 在胸外科领域的应用将更加广泛和深入，为患者带来更加优质、高效的医疗服务。

中国医师协会胸外科分会委员兼纵隔胸壁学组副组长

江苏省医学会胸外科学分会主任委员

2024 年 1 月 24 日

CONTENTS | 目 录

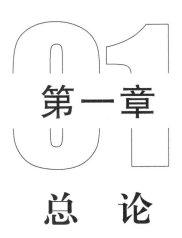

第一章

总 论

第一节

电子计算机断层成像的发展历史

一、电子计算机断层成像（Computed Tomography，CT）的发明

影像就如照片，试寻影像的起源，不妨先回忆照片的起源。照片来自照相机，照相机是感光材料对自然光感光，而影像是胶片对 X 射线的感光。伟大的德国物理学家威廉·伦琴于 1895 年 11 月 8 日，在实验室里应用阴极射线管进行实验研究，偶然发现当阴极射线管放电时，放置在其旁边的荧光屏发出了可见光。实验中，他用不透光线的硬纸板遮挡阴极射线管，结果发现激发荧光屏发光的射线具有穿透性和荧光作用。因此，他进行了深入的实验，发现该射线可以使由不透光黑纸包裹的照相底片感光。为了验证其感光效应，他为其夫人拍摄了佩戴结婚戒指的手的照片，这就是人类历史上第一张 X 射线影像（图 1-1-1）。经过多次重复实验后，他确信阴极射线管能发出一种肉眼看不见的射线，并用数学上未知数的最常用符号 X 将其命名为 X 射线[1]。

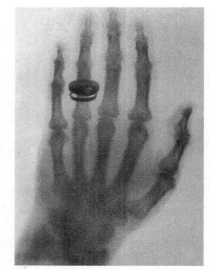

图 1-1-1　威廉·伦琴夫人佩戴结婚戒指的手的 X 射线影像

为什么 X 射线会被应用于医学诊断呢？原因在于伦琴夫人的手的 X 射线影像清晰地显示了骨骼结构，使人类首次能够透过皮肤观察到人体内部结构。随后，几家国际知名厂商迅速生产出医用 X 射线机，将 X 射线用于胸部、腹部、头颅、四肢等各个部位的疾病诊断，从而形成了放射诊断学。X 射线的发现开创了医学的新时代，伦琴也因此获得了首届诺贝尔物理学奖[2]。

最初，X 射线诊断主要用于骨骼系统和胸部疾病的诊断。随后，人们发明了各种向自然对比度不佳的部位引入对比剂，人为增加对比度的造影方法，从而使 X 射线影像能够显示心血管系统、胃肠道、脊髓、脑室和脑池等结构，扩展了 X 射线的临床应用领域，取得了良好的诊断效果，为现代医学影像学奠定了坚实的基础。其中，X 射线成像技术的发展离不开以下几位人物的贡献：1923 年，Hevesy 首先将核素示踪方法应用于生物学研究；1925 年，Blumgart 第一次采用示踪方法测定了正常人及心脏病患者的血流速度；

1957年，Hal研制出了第一台闪烁照相机，使得脏器动态显像和全身扫描一次成像成为可能。

虽然X射线很受欢迎，但我们知道，传统的X射线摄影属于平片，会将三维的人体压缩成二维图像，导致骨骼和组织重叠在一起。虽然图像空间分辨率很高，但密度分辨率很低，很多时候医生根本无法区分病灶。鉴于其局限性，科学家们开始研究断层成像。

1979年，诺贝尔评审委员会破天荒地将诺贝尔生理学或医学奖颁发给两个没有任何医学背景的人：塔夫斯大学的教授科马克（Allan M. Cormack，图1-1-2）和英国电子与音乐工业（EMI）公司的工程师亨斯菲尔德（Godfrey Newbold Hounsfield，图1-1-3），因为他们分别独立研发出CT原型机。当时，评选委员会是这样评价的：自从伦琴于1895年发现X射线以来，在这个领域里，没有能与CT原型机相比拟的发明[3]。

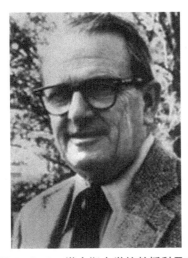

图1-1-2　塔夫斯大学的教授科马克

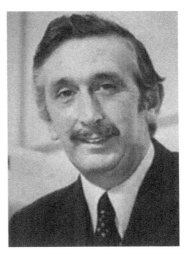

图1-1-3　英国EMI的工程师亨斯菲尔德

CT成像最早能追溯到1917年，奥地利数学家拉东（Johann Radon），从数学上证明了可以从无穷大的投影集中重建一个函数。这就是著名的拉东变换（Radon Transform），如今被广泛应用于断层成像，并衍生出一系列迭代重建算法。

现代CT第一项具有实际意义的研究是来自塔夫斯大学的教授科马克。1956年底他推导了图像重建理论，解释了通过测量各角度X射线的强弱衰减来重建人体内部组织细节的方法，并使用铝-塑料模体初步验证，其成果分别于1963年和1964年发表，但直到英国EMI公司的工程师亨斯菲尔德的CT原型机引起轰动，大家才注意到他的论文。

1967年，亨斯菲尔德在发明CT原型机时正受雇于一家专注于音乐及硬件设备的英国EMI公司，它仅仅是一家前景大好的培养未来明星的小唱片公司。基于对电子领域的广泛兴趣和合同提供的充足的资金的有机结合，英国EMI公司的工程师亨斯菲尔德开始由音乐转向CT成像研究，他得到了利用穿过人体不同方向的X射线可以重建人体内部结构的结论,并于同年成功研制出第一台用于实验室扫描的原型机,把测量精度提高了史无前例的 0.5%,和当时二维成像精度相比提高了 100 多倍。

1971 年,第一台 CT 机正式诞生,首次将传统 X 射线检查的直接成像转变为利用探测器接收 X 射线,再通过计算机辅助技术间接成像。即用测量的外部数据可以重建出一个固体体模的内部结构,这在当时是看到不透明物体内部结构的能力,就类似超人能够看穿坚固的墙体的超凡能力。亨斯菲尔德在那个时代的计算机帮助下,用数学算法将装置收集到的大量数据转换成了图像,产生了第一幅头颅 CT 图像,使原来看不见的活体中的脑组织结构得以显示。因而,CT 的诞生被公认为医学影像学发展的里程碑。1972 年,亨斯菲尔德和安普鲁斯(Ambrose)一起,在英国放射学研究院年会上宣读了关于 CT 的第一篇论文。同年 11 月,在芝加哥北美放射学会(RSNA)年会上也宣读了他们的论文,并向世界宣布了 CT 的诞生(图 1 - 1 - 4)。

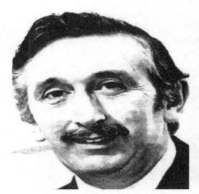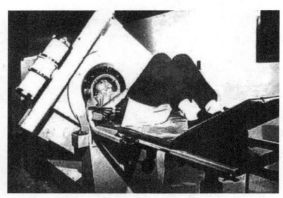

图 1 - 1 - 4 亨斯菲尔德与早期 CT 机

CT 最初被认为是已有的 X 射线体层摄影的改良,因此被称作计算机体层摄影,或更确切地说,是计算机轴位体层摄影,又名 CAT(Computed Axis Tomography)扫描。这个缩写通常会和宠物猫(英语单词 cat)幽默地混在一起,最终缩写为 CT。为了纪念亨斯菲尔德的这项伟大的发明,用他的名字命名了 CT 衰减值的单位"Hounsfield Unit",缩写成"HU"。和其他的科技进步一样,科马克对 CT 的研究比 CT 机的发明面世早很多年。科马克在南美以核物理学家的身份辞职后,在附近一家医院负责放射治疗的监督,这比亨斯菲尔德的工作早 20 年。科马克没有任何医学背景,但对其工作充满新鲜感,并对那个时候的治疗方案很是困惑。他先假设人体组成是均一的,虽然这是不正确的。他认为如果能够知道不同组织的特定 X 射线衰减值,这对诊断和治疗都会大有裨益。科马克于 1963 年发表关于这个课题的文章,这比亨斯菲尔德关于他设备的第一篇论文早了近 10 年。1979 年亨斯菲尔德和从事 CT 图像重建研究工作的科马克一起荣获诺贝尔生理学或医学奖时,全球已有超过 1 000 台 CT 机应用于临床检查。在科马克的获奖演讲中,他解释说,他的论文发表后很少受到关注,只有瑞士雪崩预测中心希望他的成果能够对他们的研究有帮助,但是显然没有。

二、CT 的发展

1971 年可以被称为 CT 元年,从此 CT 不断发展。从临床问题出发,解决临床问题是 CT 创新的出发点和落脚点。在 CT 诞生后的 10 年里,先后出现了 5 代 CT。在第 3 代 CT 出现后的 10 年里,CT 设备仍然处在最初设计的阶段,基本技术没有任何变化,直到滑环技术的出现。1985 年,佳能采用滑环技术替代电缆,推出全球首款滑环 CT,解决了机架旋转部分与静止部分的馈电和信号传递问题,不仅实现了连续扫描,还使 CT 的结构变得更紧凑。滑环的出现是 CT 技术的一次重大革命,因为滑环不仅可以使 CT 高速旋转、机械磨损更少、运行更加安静,更重要的是滑环技术的出现为螺旋 CT 的诞生奠定了坚实的基础,从此 CT 真正开始飞跃发展[4]。

1. 第一次飞跃发展:螺旋 CT

1989 年,西门子采用滑环和连续进床技术,推出了世界第一台螺旋 CT:SOMATOM Plus,几乎在同时佳能也推出了螺旋 CT,随后其他厂家也跟进了这项技术。螺旋 CT 能让患者在以恒定速度平移的同时,连续不断地获取 X 射线投影数据,将其 360°扫描所需时间大幅缩短至 1 s。虽然当时有人将螺旋 CT 称为"产生 CT 伪影的方法",但螺旋 CT 扫描时不用担心患者体内发生活动,允许单位时间内覆盖更大的扫描体积,能对特定的血管区域进行相对快速的图像采集。因此,螺旋 CT 被誉为 CT 技术的第一次飞跃。

2. 第二次飞跃发展:多排 CT

20 世纪 80 年代末出现的 CT 螺旋扫描技术,1998 年发展为多层螺旋 CT 或者称多排螺旋 CT,使数据采集加快。1998 年以前,螺旋 CT 技术本身固有的限制使扫描覆盖范围、图像质量和扫描层厚三者之间无法兼顾。从单层螺旋 CT 到多层螺旋 CT 是 CT 发展史上里程碑式的进展。1998 年 4 排螺旋 CT 问世,不仅扫描时间大幅度减少,而且空间分辨率更高、辐射剂量更低、伪影更少。之后,多排螺旋 CT 技术快速发展。2001 年在经历了 4 排、6 排 CT 之后,2001 年,西门子发布了全球第一台 16 排螺旋 CT,正式进入了 16 排时代。我们对 CT 的认知可能都始于 16 排 CT,如今看来的确属于入门级。但"低端"并不意味着落后,16 排 CT 完全能够满足常规临床需求。且不说基层医院,很多三甲医院也还有 16 排 CT。比如,2021 年我国一共配置了 7 000 台 CT,其中 16 排 CT 占 5 000 台,仍然是我国最主流的 CT 类型。

3. 第三次飞跃发展:64 排 CT

2003 年 64 排 CT 正式发布。与 16 排 CT 相比,64 排 CT 除了进一步减少扫描时间、提高图像分辨率以外,更是开创了容积数据成像时代,可对 CT 扫描图像进行任意层面无间隔重建,能更真实地反映出解剖结构的细微变化。64 排 CT 探测器改用了超高速的稀土陶瓷,使射线的利用率大大提高,从原来的 50% 左右上升到 99%,扫描的最短时间为 0.27 s,进可攻退可守,上能做血管,下能做平扫,基本满足临床所有需求,速度又快,是比较"完美"的 CT,也是我们今天临床应用最为广泛的 CT。

4. 第四次飞跃发展:心脏 CT

因为心脏是不停跳动的,检查越快,引起的运动伪影自然就越小。需要说明的是,64 排 CT 做心脏检查,在低心率下也有不错的表现,但遇到更为复杂的心脏状态时,还是需要更好的 CT。

我们通常认为,理想的心脏 CT 应该满足以下 4 点:

(1) 更高的空间分辨率,有利于更好地评估钙化积分和支架检查;

(2) 更高的时间分辨率,有利于满足高心率和心律不齐的患者的检查要求;

(3) 更大的 Z 轴覆盖范围,有利于满足心律不齐患者和心脏搭桥患者的检查要求;

(4) 更高的输出功率,有利于满足肥胖患者的检查要求。

2005 年,基于小体积的"0 兆球管",西门子在机架内整合了两套"球管探测器",以约 90° 的角度偏移,推出第 1 台双源 CT:SOMATOM Definition。双源 CT 问世,心脏成像这一难题实现了新的突破。双源 CT 有两套相隔 90° 的 X 射线球管和探测器同时工作,时间分辨率明显提高,首次进入 100 ms。这意味着心脏成像不再需要严格控制心率,使得该技术受患者心率影响减小,可提供高质量、具有诊断价值的冠状动脉、瓣膜和心功能图像。随着 CT 的广泛应用,辐射安全备受关注,绿色 CT 的理念被提出,多种技术,如优化管电流和管电压、增大螺距、迭代重建算法及硬件的改良等相继用于临床,CT 血管成像(CTA)的辐射剂量明显下降。2004 年 Zhang 等报道基于二代双源 CT 的冠状动脉 CTA(Coronary CTA,CCTA)的辐射剂量可低至 0.2 mSv。随着 CT 软、硬件技术的快速发展,对人体器官进行全覆盖动态功能成像成为现实。例如,利用颅脑和心肌 CT 不仅能观察这些器官的血流灌注情况,且可从连续容积扫描中提取动态或优化的 CT 图像用于疾病形态学和生理功能学的观察。2013 年西门子推出了第三代双源 CT。2018 年西门子又推出了新的双源 CT。到今天,西门子已经迭代出最新双源 CT,无论技术和功能均已非常成熟。

5. 第五次飞跃发展:能量 CT 技术

双源 CT 的问世还推动了 CT 能量成像技术和临床应用的快速发展。传统 CT 扫描获得的是关于组织密度的差异图像,对于组织密度相近的组织无法区分,导致难以发现微小病灶和隐匿性病灶,尤其是在肿瘤学检查中。能量 CT 技术的出现解决了上述问题,突破了传统 CT 的等密度病灶局限,形成直接反映病灶组织成分的图像,能够带来更丰富、精准、定量的多参数成像信息。自 2007 年 5 月双能量 CT 软件在全球正式应用，双能量 CT 的创新应用迅速成为领域内的研究热点，各种新的能量 CT 技术和术语层出不穷。2008 年基于快速管电压切换技术的能谱 CT 有助于进行疾病的诊断和定量分析，能谱 CT 可生成最佳单能量图像，降低伪影，提高 CT 图像质量；CT 能谱纯化技术带来了更精确的碘骨分离，精准去骨。光子计数探测器 CT 可在单次采集期间获得多个能级的 X 射线光子计数信息，实现图像加权、投影加权、碘图和 K 边缘成像等技术。这些能量 CT 技术不但丰富了常规 CT 的内涵，而且在提升技术成功率、疾病精准检测、功能评估等方面体现出较大优势。

鉴于能量 CT 技术对肿瘤早发现、冠状动脉粥样硬化性心脏病、大血管造影等疾病精准诊断方面具有独特价值，能量 CT 技术已经被业界专家广泛认可，并成为临床指南中的推荐扫描方式[5-8]。

6. 移动 CT 的出现

移动 CT 的全称是移动计算机断层扫描仪器，是计算机断层扫描仪器的一种。计算机断层扫描仪器主要是一种用于材料科学领域的医学科研仪器，能够利用 X 射线束从多方向沿某一部位选定断层进行照射，测定透过的射线量，经数量化计算后得出该层层面组织各个单位容积的吸收系数，然后重新组建图像以便于检查。

自从由亨斯菲尔德发明了 CT 以来，CT 就被工程师根据临床的需求不断地进行改进。1978 年 Shalit 医生第一次报道了术中应用 CT 的情况。他在切除了患者的肿瘤后立即用 CT 对患者进行扫描，检查有无肿瘤组织残留。在早期报道中还有 Lunsford 医生，1984 年他在手术室应用了 CT(GE 8800)。随着神经外科的迅猛发展，固定的、封闭式的 CT 已不能满足临床需要。于是，可移动的、开放式的 CT 就应运而生。传统的固定 CT 扫描需要移动病床将病人送至扫描区域，但由于临床手术情况和患者治疗状态的限制，移动病床会给患者带来很大风险，据统计超过 71% 的 ICU 患者在转运到 CT 室的过程中发生过不良事件。不能移动病人，那就移动 CT，通过病床与扫描机架的相对移动实现对病人的扫描。移动 CT 的构成与传统的螺旋 CT 大致相同，主要由扫描机架、检查床、控制台三部分构成。各部分安装有万向轮，按照实际情况可通过推拉移动将各部分分开。移动 CT 机架内安装了所有成像所需的重要部件，如 X 线球管、发射器、探测器等，并且内置驱动系统，推拉后单人也能进行移动。移动 CT 可以在离开监护环境下对患者进行及时检查，避免了转运患者过程中的风险。移动 CT 最大的特点是使用无需电力改造的单相交流电源，不同于传统的螺旋 CT 需要特定的安装环境，任何墙上电源都可以使移动 CT 启动，断电后还能利用其自带的蓄电池继续扫描。自问世起，移动 CT 就以其灵活、实用的特性受到了临床医生的热烈欢迎，很快在神经外科、骨科、整形外科、耳鼻喉科、ICU 以及急诊科等科室获得广泛应用。1987 年 Kyoshima 等人报道了移动 CT 在脊柱外科的应用,Butler、Piaggio、Constaninou 等人于 1998 年报道了移动 CT 在 ICU 中的使用,更加显示了移动 CT 的实用价值。从术中应用 CT 到移动 CT 的问世,不过短短 10 年。随着计算机技术的发展,移动 CT 更加小型化、便携化,堪称医学影像中的"轻骑兵"。

三、CT 的基本结构及原理

1. CT 的基本组成

通常,一台商业化的 CT 设备的主要性能往往取决于设备自身的三个硬件条件:源端(X 射线发生器)、接收端(X 射线探测器)、机械组件(转台、导轨、基座等),如图 1-1-5 所示。

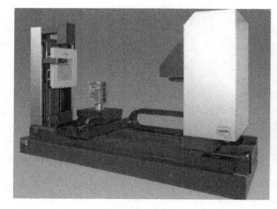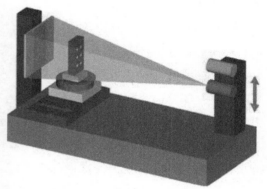

图 1-1-5 微纳米 CT 测量机实物图(左)及内部结构图(右)

2. X 射线发生器

源端即 X 射线发生器,其能力的大小直接决定设备应用范围。不同管电压的 X 射线发生器,所具备穿透样品深度的能力不同。以穿透等效钢为例,通常管电压为 225 kV 的射线源可穿透等效钢的厚度约为 35~40 mm,管电压为 300 kV 的射线源可穿透等效钢的厚度可达到 50~70 mm,不同型号的射线管相对于不同类别样品的穿透能力也不尽相同。

如果对射线源的评估只考虑管电压的大小,而忽略了靶功率及焦斑尺寸的大小,那么仅能表明某类型的射线管具备一定的穿透能力,而不能真正评价一个射线源性能的优劣。这是由于 X 射线的产生需要经过自由电子产生、加速、遏止三个主要过程。当真空射线管内的灯丝在电场作用下被加热产生大量电子云,在次级高压电场的作用下加速撞向阳极靶,高速运动的电子被突然遏制而失去动能,绝大部分因转换热能而耗散,只有很少一部分转化为 X 射线可被利用。因此,靶功率才是真正意义上反映射线源能力的重要指标。

在相同的管电压下,靶电流越大则靶功率越高。若假定焦点尺寸不发生变化,则图像的质量将得到明显提高。但结果往往并不是我们想象的那样。当提高靶功率势必会引起焦点尺寸增大、分辨率降低,靶温度升高将会导致焦斑热漂移运动加剧、靶效率降低等问题出现,因此有效地减少这些变化是必要的。常用的手段有:外部冷却、加快热传导、透射源等。外部冷却已经被广泛使用,用于降低靶芯附近的温度。加快热传导的方法也被广泛应用于靶材基体热量的快速扩散。石墨烯具有高于常规材料数个量级的热传导能力,有望成为下一代热传导靶的主力。低功率的光管可保证焦斑在不低散焦的情况下实现亚微米级的空间分辨率,但其穿透样品的深度受到极大的限制。相比之下,透射型 X 射线管似乎具有独特的优势,有数据表明在相同的焦点尺寸下,透射型光管具有更高的靶功率。

3. X 射线探测器

探测器通过接收从源端发出的信号源,根据穿透过工件后在不同角度方向上信号强度的衰减变化,重构出工件的三维信息。信号强度衰减遵循指数变化规律,与组成工件材料的原子序数、密度、尺寸等有关。相同条件下,随着原子序数的增大,材料的密度将随之增加,对 X 射线的吸收能力也将增强。

探测器上每个像素点的尺寸决定探测器实现最小分辨的能力。探测板的有效面积决定探测器可直接测量物体的尺寸。探测器、光源、工件三者的距离决定光学放大的倍率等。通常情况下,因为探测过程中探测器面板上像素点的"边界现象"会形成伪影,所以实际情况会与理论值有一定的差别。

4. 机械组件

由于 CT 扫描结果需要通过三维重构来获得,转台的抖动、导轨的变形甚至是基座的热膨胀都可能影响一个 CT 扫描的结果。为了保证机械组件的稳定性,高精度的 CT 测量机一般选用大理石作为这个设备的底座支撑。因为环境温度每改变 $1\ ℃$ 大理石的热膨胀系数为 $5.5\ \mu m/m$,相对于铁($12\ \mu m/m$)和铝($23.8\ \mu m/m$)变化最小;同时,大理石又具备高硬度、高耐磨性和自重大等优势。此外,转台运动过程控制精度由光栅尺反馈,进一步确保了机械组件的稳定性。

四、CT 的图像特点

1. CT 图像是数字化模拟灰度图像

CT 图像是经数字转换的重建模拟图像,由一定数目不同灰度的像素按固有矩阵排列而成。这些像素的灰度反映的是相应体素的 X 线吸收系数。

如同 X 射线图像,CT 图像亦是用灰度反映器官和组织对 X 射线的吸收程度。其中,黑影表示低吸收区,即低密度区,如含气的肺组织;灰影表示中等吸收区,即中等密度区,如软组织的肌肉或脏器;白影表示高吸收区,即高密度区,如含钙量高的骨组织。

2. CT 图像具有高的密度分辨率

与传统 X 射线图像不同,CT 图像的密度分辨率高,相当于传统 X 射线图像的 10～20 倍。因此,人体不同软组织虽对 X 射线的吸收差别小,且大多数类似水的吸收系数,但是在 CT 图像中却可形成对比,这是 CT 的突出优点。所以,CT 能清楚地显示由软组织构成的器官,如脑、纵隔、肝、胰、脾、肾及盆腔器官,并可在良好图像背景上确切显示出病变影像,这种病灶的检出能力是传统 X 射线难以比拟的。然而,应当明确组成 CT 图像的基本单位是像素。CT 装置不同,所选择的显示技术不同,像素的大小和矩阵数目也就不同,像素大小可以是 1.0 mm×1.0 mm 或 0.5 mm×0.5 mm,矩阵数目可以是 256×256、512×512 或 1 024×1 024。虽然像素越小,矩阵数目越多,构成的图像越细致,空间分辨率就越高,但总体而言,CT 图像组成的基本单位即像素仍显较大,故空间分辨率不及传统 X 射线图像。尽管存在这一不足,CT 图像高的密度分辨率所产生的诊断价值要远远超过这一不利因素带来的负面影响。

如同 X 射线造影检查,CT 增强检查也使用人工通常采用的静脉注射高密度对比剂方法,增加病变与周围组织结构的密度对比,以利于病变的检出和诊断。CT 增强图像上,病变的这种密度对比改变明显优于传统 X 射线检查所显示。

3. CT 图像能够进行密度量化分析

由于 CT 图像是数字化成像,因此其不但能以不同的灰度来显示组织器官和病变的密度高低,而且还可应用 X 射线吸收系数表明密度的高低,具有量化概念,这是传统 X 射线检查所无法达到的。在实际工作中,CT 密度的量化标准不用 X 射线吸收系数,而是用 CT 值,单位为亨氏单位(HU)。因此,在描述某一组织器官或病变密度时,不但能够用高密度、中等密度或低密度来形容,还可用它们的 CT 值来说明密度的高低。X 射线吸收系数与 CT 值的换算关系如下:水的吸收系数为 1,CT 值定位 0 HU;人体中密度最高的骨皮质的吸收系数为 2,CT 值定位＋1 000 HU;人体中密度最低的气体的吸收系数为 0,CT 值定位－1 000 HU。因此,人体中密度不同的各种组织的 CT 值就居于－1 000～＋1 000 HU 这 2 000 个分度之间。可见人体的软组织的 CT 值范围最小,且与水的 CT 值近似,但由于 CT 具有高的密度分辨率,仍可将密度差别小的软组织及其病变分辨出来,例如脑皮质、髓质与脑梗死灶。在临床工作中,为了使 CT 图像上欲观察的组织结构和病变达到最佳显示效果,需依据它们的 CT 值范围,选用不同的窗技术,其包括窗位和窗宽。提高窗位,荧光屏上所显示的图像会变黑;降低窗位,则图像变白。增大窗宽,图像上的层次增多,组织间对比度下降;缩小窗宽,图像上层次减少,组织间对比度增加。

4. CT 图像能够获得断层图像

临床应用中,CT 图像常规是横轴位断层图像,克服了普通 X 射线检查各种组织结构影像重叠这一限度,从而使它们得以清楚显示,明显提高了病灶的检出率。然而,断层图像不利于器官结构和病灶的整体显示,需要连续观察多帧图像,经人脑思维整合或运用图像后处理重组技术才能形成完整的概念。

CT 图像类似但并非真正的解剖断层图像,是人体中具有一定厚度层面的重建图像。因此,当一个扫描层面内同时含有两种或两种以上密度不同且走行与层面平行的组织时,其所显示的密度并非代表任何一种组织,所测得的 CT 值为它们的平均值。这种现象称之为部分容积效应或部分容积现象,其可影响病变的显示和诊断。为了克服这一不利因素,可采用更薄的准直、更小重建层厚和特殊算法进行图像重建,如高分辨 CT (HRCT,High Resolution Computed Tomography)检查,以利微小结构和病变的显示。

5. CT 图像能进行各种后处理

CT 图像是数字化图像,因此能够运用计算机软件进行各种后处理。CT 图像后处理技术涵盖了各种二维显示技术、三维显示技术及其他多种分析、处理和显示技术。其中二维显示技术包括电影显示、多平面重组(MPR)和曲面重组(CPR);三维显示技术有最大强度投影(MIP)、最小强度投影(minIP)、表面遮盖显示(SSD)、容积再现技术(VRT)、CT 仿真内窥镜(CTVE)和组织透明投影(TTP);其他分析、处理和显示技术包括各种分离技术、肺结节分析技术、骨密度分析技术、心脏(包括冠状动脉、心肌灌注)分析技术、CT 灌注分析和显示技术以及各种叠加显示技术等。这些分析和显示技术的开发和应用极大地拓展了 CT 的应用领域,并显著提高了 CT 的诊断价值。

五、CT 的优势

CT 得到的横断面图像层厚准确,无层面以外结构的干扰,图像清晰,密度分辨率高。

CT 的密度分辨率(Density Resolution)仅低于磁共振图像,要比普通 X 射线屏片摄影高约 20 倍。CT 的密度分辨率较高的原因是:① CT 的 X 射线束透过物体到达探测器经过严格的准直,散射线少;② CT 机采用了高灵敏度的、高效率的接收介质;③ CT 利用计算机软件对灰阶进行控制,可根据诊断需要随意调节适合人眼视觉的观察范围,可通过调节窗宽、窗位满足各种观察的需要。CT 检查在一些部位具有独特的优势,如 CT 对肺部的检查明显优于 MRI、超声以及常规 X 射线摄影。

使用 CT 测量功能进行的 CT 导向下穿刺活检和肿瘤靶向治疗,其准确性优于普通透视下的定位。CT 横断面图像通过计算机的后处理,对原始数据进行多方位重建,获得的二维和三维图像,如冠状位、矢状位图像,可为疾病的诊断提供多方位的观察,使病灶的定位和定性更准确,能够为外科制订手术方案和选择手术路径提供有价值的影像学资料。

对病灶进行动态扫描,可观察病灶部位的血供和血液动力学变化。如:动态扫描和灌注成像等,除了能分辨血管的解剖结构外,还能观察血管与病灶之间的关系。使用 CT 的定量分析功能,可知病灶部位增强前后的 CT 值变化情况,为疾病的定性诊断提供可靠的依据。

与磁共振成像(MRI,magnetic resonance imaging)相比,CT 具有成像速度快,对骨骼和钙化的显示较清晰,对冠状动脉及病变的显示较清晰,CT 血管造影(CT Angiography, CTA)优于 MR 血管造影(MR Angiography,MRA),可以检查带有心脏起搏器或体内带有铁磁性物质而不能进行 MRI 检查的患者等优点,且 CT 检查价格相对低廉。

六、CT 的局限

CT 的空间分辨率仍低于普通 X 射线摄影。中档的 CT 机其空间分辨率约为 10 LP/cm,高档的 CT 机其极限空间分辨率约为 14 LP/cm 或以上。普通 X 射线增感屏摄影的空间分辨率可达 10~15 LP/mm,无屏单面药膜胶片摄影,其极限空间分辨率最高可达 30 LP/mm 以上。

在定位方面,CT 对体内小于 1 cm 的病灶容易漏诊。在定性方面,CT 检查也受病变的部位、大小、性质及病程的长短、被检者的体型和检查配合度等诸多因素的影响。

CT 的图像基本上只反映了解剖学方面的情况,较少有脏器功能和生化方面的资料。对于空腔脏器如胃肠道的 CT 检查不能取代 X 射线钡餐检查。CTA 的图像质量仍不能超越数字减影血管造影(DSA,Digital Subtraction Angiography)检查。

多排 CT 拓展了 CT 在冠状动脉方面的检查空间,但冠状动脉 CT 检查常受患者心率和屏气配合的限制,如:患者心率超过 90 次/min 或心律不齐,一般不适宜做 CT 冠状动脉成像检查。若患者不能较长时间屏气或屏气不配合,所做的冠状动脉 CT 图像大多无诊断价值。CT 检查在脊髓、神经系统方面也明显不如 MRI 检查。CT 检查以形态学诊断为主,功能性检查尚处于发展阶段,不能提供生化方面的资料;当体内的某些病理改变线吸收特性与周围正常组织接近时,或病理变化不大,不足以对整个器官产生影响时 CT 也无能为力。

由于硬件结构上的限制,CT 只能做横断面扫描,尽管机架能倾斜一定的角度但基本上也只能倾斜横断面,而依靠图像后处理方法产生的其他断面图像,其影像质量会有所降低。随着多层螺旋 CT 多期扫描的广泛应用,过量 X 射线对被检者的辐射已引起人们的普遍关注,一些部位可首选无辐射的超声或 MRI 检查。

七、CT 的临床应用

1. 中枢神经系统

CT 检查最早应用于此系统是由于 CT 图像分辨率高、定位准确，临床常把 CT 作为颅脑外伤和新生儿颅脑疾病的首选检查方式。CT 对颅内肿瘤、脑出血、脑梗死、颅内感染及寄生虫病、脑萎缩、脑积水和脱髓鞘疾病等具有较大的诊断价值。CT 的应用已替代了颅脑 X 射线造影检查，如气脑造影、脑室造影等。但对于脑血管畸形的诊断，CT 则不如 DSA；对于颅底及后颅窝病变的显示，则不如 MRI。

2. 五官和颈部疾病

螺旋 CT 的广泛应用使得 CT 检查已成为此类疾病的重要诊断手段。CT 检查骨关节系统，不仅可获得无重叠的断面图像，还可分辨组织内的细微结构，并可观察软组织的改变。CT 检查对眼眶和眼球良恶性肿瘤、眼肌病变、乳突及内耳病变及其先天性畸形、鼻窦和鼻腔的炎症及肿瘤、鼻咽部肿瘤，尤其是鼻咽癌、喉部肿瘤、甲状腺肿瘤以及颈部肿块等有较好的定位、定量和定性能力，已成为常规的检查方法。

3. 气道、肺、纵隔、胸膜、膈肌、心脏、心包和主动脉疾病

CT 对于支气管肺癌的早期诊断和内部结构的显示，观察肺门和纵隔有无淋巴结转移、淋巴结核，以及纵隔肿瘤的准确定位等较普通 X 射线摄影具有显著的优越性；CT 亦可较好地显示肺间质和实质性病变。CT 在观察心包疾患、显示主动脉瘤和主动脉夹层的真假腔等方面亦有较大的优势，同时还可较好地显示冠状动脉和心瓣膜的钙化、大血管壁的钙化。

4. 肝、胆、胰、脾、肾、肾上腺、膀胱、前列腺、子宫及附件、腹腔及腹膜后病变

CT 对于明确占位病变的部位、大小以及与邻近组织结构的关系、淋巴结有无转移等具有重要的作用，对于炎症和外伤性病变亦能较好显示。对于胃肠道病变，CT 可较好地显示肿瘤向胃肠腔外侵犯的情况，以及向邻近和远处转移的情况。但显示胃肠道腔内病变应以胃肠道 X 射线钡剂检查为首选方案。随着多层螺旋 CT 的应用，对比剂安全性的提高，CT 在胸腹部的应用进一步拓展。心脏、大血管以及外周血管的 CT 成像更符合临床诊断需求。肝脏多期扫描更有利于病灶的检出和定性。胃肠道仿真内窥镜成像技术的应用丰富了消化系统的检查。

5. 骨

CT 可用于脊柱病变，如椎管狭窄、椎间盘突出、脊椎肿瘤和脊柱外伤的诊断，但显示脊髓病变不如 MRI 敏感。对于骨关节病变，CT 可显示骨肿瘤的内部结构和肿瘤对软组

织的侵犯范围,弥补普通 X 射线摄影的不足。对于骨关节面骨皮质、皮质下改变和关节内积液、积气,CT 具有较高的敏感性。在判断半月板、骨软骨病变和早期骨坏死方面 CT 不如 MRI 敏感。

此外,CT 还可引导穿刺活检和对疾病进行治疗,如:肺部孤立小病灶的穿刺活检、椎间盘突出的消融术等。骨矿物质含量和冠状动脉钙化的定量测定有助于临床对骨质疏松症和冠状动脉粥样硬化性心脏病的诊断。CT 的定形、定位测量,如 X 刀、γ 刀术前以及放射治疗前的 CT 检查。疗效评估,如内、外科治疗以及介入治疗后的 CT 复查等。功能检查,如颅脑、甲状腺、肝脏以及胰腺的 CT 灌注成像。随着 CT 硬件和软件的不断开发,计算机处理图像的速度不断提高,CT 的临床应用范围将更加广泛。

八、我国影像学的发展

自中华人民共和国成立以来,医学影像学经过几代人的努力,经过 70 多年的不断建设和发展,现在已经成为设备先进、专业设置齐全、诊疗技术力量雄厚、人才梯队结构合理、发展方向明确并具有特色的学科。如果要给 70 多年的风雨历程谱一曲时代华章,医学影像学的变迁无疑是华美、炫目、精彩的篇章,让我们随着动人的旋律一起走进放射科,走进那一个个历史的瞬间。

医学影像学的发展首先便是设备与环境的改善。早期,医院放射科医师尚在黑暗中工作,胶片冲洗是手工操作,在暗室内将胶片从片盒中取出夹在片夹上,程序化地从显影、定影到水洗,并随时观察冲洗情况,然后拎出滴水或烘干的胶片放在观片灯上观看。在胸部透视的年代,放射科的老前辈们首先需要提前做好眼睛的暗适应,然后穿着厚厚的铅围裙,带着患者进入黑暗的机房。直至先进的激光干式相机的出现,全明室操作的机械化流程才真正把我们从黑暗带向光明。

放眼世界,尽管设备有所发展,但是中国影像学发展仍旧面临困境。影像技术专家曹厚德教授说过,过去 X 光机依靠高昂成本进口,而中华人民共和国成立后,西方国家马上封锁,一直依赖的进口渠道几乎一夜之间被切断了,二战留下的机器越用越少。第一台国产 X 光机主要设计者杨午先生说,从国外进口的设备维修很困难,没零件,图纸不全,所以国产 X 光机开始提上了日程。1954 年,第一批量产 X 光机问世。20 世纪 70 年代末期,李果珍教授倡议引进了全国第一台 CT,她也是最早在国内开展 CT 检查的医生。

随着计算机的发展与进步,放射科得到飞速发展。从 1974 年第一台国产乳腺 X 线机到 1979 年第一台国产头颅 CT,到 1983 年中国成为世界上第四个能自行制造 CT 的国家,到 2000 年第一台国产超导 MR,放射科不断实现突破式发展。而在放射科发展的同时,每一处计算机都不能缺席。X 射线成像从最初的暗盒摄影到 20 世纪 90 年代出现的计算机 X 射线摄影(CR),再到 21 世纪数字 X 射线摄影(DR)的出现,X 射线成像真正实现了数字化。我国各级医疗机构目前几乎已经完全实现了数字化 X 射线摄影。

随着我国逐步进入网络时代,放射影像资源的网络化和信息化已经不再是梦想,为及时准确诊断并制订正确的治疗方案赢得了宝贵的治疗抢救时间。早期,放射科老前辈们还需要抱着厚厚的胶片,借助观片灯阅读结果。随着科技的飞速发展,PACS 系统已经被各级医院广泛使用,医学影像学真正实现了无胶片化工作、远程会诊、线上管理的工作模式。

近年来,随着新兴技术的发展,医学影像作为医疗领域中新技术发展和应用最前沿的一门学科,由于医疗影像诊断具有可存储、可传输、相对标准化的特点,其率先参与到人工智能医学领域的研发。运用人工智能技术对影像医学数据进行决策判断,显著提高了从业人员的工作效率,并大幅降低了医疗成本,医学影像的人工智能发展已经成为智能医疗的核心。国内积极开展影像医学人工智能的研究和产品研发,部分技术处于世界先进水平。

中华人民共和国成立以来,国家的飞速发展为我国医疗发展提供了重要的基础,医学影像学的发展也成为医疗水平发展中的"排头兵"。医学影像学的变化使医疗事业有了一个长足的发展。医学影像学取得的一系列成绩和不断提升的水平,无一不是一代又一代医学影像人在国家的带领下,发扬团结奋斗、艰苦创业的精神创造出来的。成绩属于过去,站在新的历史起点,我们任重道远。新的号角已经吹响,医学影像人又踏上了新的征程。

现代 CT 技术的发展和临床的需要推动了 CT 图像重建和后处理技术进步。随着计算机速度与容量的迅猛发展,在最优化低剂量辐射原则下,迭代重建算法在很大程度上取代了传统的滤波反投影法,引领了高影像质量与低辐射剂量兼顾的发展潮流。早期 CT 扫描后得到的原始图像只能是横断面图像,随着设备的更新催生了系列图像后处理技术,尤其是基于深度学习的原始图像重建、图像分割及后处理技术在降低噪声的同时提升图像质量,达到辐射剂量优化的目的。

综观 CT 的发展,无不朝着"更高、更快、更强、绿色 X 线"的方向发展,即:图像质量越来越高,扫描层厚越来越薄,减少部分容积效应,更能客观反映病灶特点及其与毗邻之间的关系,并在三维方向上达到各向同性的效果;扫描速度越来越快,CT 计算机图像处理的速度越来越快;后处理功能越来越强大,不仅重建速度与日俱增,还实现了任意方位的三维重组;单幅图像的 X 射线剂量越来越低。

经过 100 多年的发展,医学影像学已经形成完整的体系,成为现代临床医学学科发展的火车头,对许多临床学科都发挥着很大的推动作用。目前,医学影像学科是大型医院现代化的主要标志,医学影像学是临床最重要的诊断方法,是进行医学研究的强大手段和重要的治疗手段。

第二节

CT 与胸外科

一、CT 诊断的临床应用

CT 检查具有很高的密度分辨率,易于检查病变,特别是能够较早地发现小病变和较准确显示病变范围的突出优点,因而广泛用于临床。近年来,随着 CT 设备的不断改进和完善,16 层、64 层、256 层和 320 层 CT 及双能和双源 CT 的相继应用,以及多种处理软件的开发,使得 CT 的临床应用领域也不断扩大。

目前,CT 检查的应用范围几乎涵盖了人体全身各个系统,特别是对于中枢神经系统、头颈部、呼吸系统、消化系统、泌尿系统和内分泌系统病变的检查和诊断具有突出的优越性。对于心血管系统、生殖系统和骨骼肌肉系统病变,CT 检查亦具有较高的诊断价值。CT 检查所能检出和诊断的病种包括各种先天性发育异常、炎症性疾病、代谢性病变、外伤性改变、退行性病变性疾病、良恶性肿瘤以及心血管疾病等。

由于 CT 检查技术的不断创新,CT 的诊断信息除了来源于病灶形态学表现外,还增添了功能性表现,这就为获得准确诊断提供了新的依据。CT 灌注成像即为一种功能成像,其可反映组织器官和病灶的血流灌注改变,有利于病变的检出及定性诊断。此外,应用快速电影模式进行 CT 扫描还可实时观察器官的活动,如心脏和房室的收缩和舒张、胃肠道的蠕动以及关节的运动,这就为疾病诊断提供了新的信息。

此外,近几年来鉴于设备软硬件的发展,CT 检查在急诊医学中的地位也愈来愈重。例如,疑为脑梗死时快速地完成 CTA 检查和灌注检查;对鉴别胸痛三联征(心绞痛、主动脉夹层和肺动脉栓塞)的一站式检查;以及对肠系膜血管血栓形成和栓塞的 CTA 检查等。这就为急诊患者的及时、合理、有效治疗提供了可靠依据。

然而,CT 检查应用仍有一些限度。首先,CT 检查使用 X 射线,且辐射剂量显著高于传统 X 射线检查,这就在一定程度上限制了 CT 的应用,尤其在妇产科、儿科等领域中的应用。如何降低 CT 检查的辐射剂量已成为当前关注的重要焦点,也是今后 CT 发展和应用的一个重要努力方向。目前,胸部低剂量 CT 平扫已初步用于肺癌高危人群的筛查,冠状动脉 CTA 检查也在通过设备软硬件的改进不断降低辐射剂量。此外,新型双能 CT 的开发则能通过一次增强检查同时获得平扫和增强 CT 图像,从而显著降低了患者接收的辐射剂量。

CT 检查应用的另一个限度是对某些病变的检出尚困难。例如,对中枢神经系统微小转移灶的发现以及对脊髓病变的显示还远不及 MRI 检查;对消化系统胃肠道黏膜小病灶的识别也不及 X 射线造影检查;对骨骼肌肉系统软骨、关节盘和韧带病变的显示仍十分困难。再有,CT 检查虽能发现大多数病变,准确地显示病灶的部位和范围,然而如同其他影像学检查一样,CT 对疾病的定性诊断仍然存在一定的限度。例如,CT 检查有时难以确定肿瘤性与非肿瘤性疾病;有时虽能确定为肿瘤性疾病,却难以鉴别肿瘤的良、恶性;有时即使确定为恶性或良性肿瘤,也难以判断肿瘤的病理类型。

因此,使用 CT 检查各系统疾病时,应当明确其应用价值、对不同疾病检查的适应性以及它的限度,只有这样才能充分发挥 CT 检查的优势,减少和避免不必要和无诊断价值的 CT 检查。

二、胸部 CT 在胸外科中的应用

1. 常见的胸部 CT 分类

低剂量 CT:目前证据显示,低剂量 CT 是筛查肺癌的有效手段,主要优点是辐射剂量小,其辐射剂量大约是普通 CT 的 1/4 左右。

普通 CT 平扫:普通 CT 平扫是目前临床应用最广泛的 CT 检查,绝大多数基层医院都有配备,普通 CT 平扫扫描的层距通常为 8~10 mm。低剂量 CT 和普通 CT 平扫都常用作体检时的胸部检查,优点是检查快、设备要求低,缺点是层距过宽,可能造成小结节的漏诊。

高分辨 CT:高分辨 CT 是指层距较小的 CT,一般层距小于 5 mm。与常规 CT 相比,其精度更高,分辨率更高,可以看清肺内细小结构,可用作肺小结节特别是磨玻璃结节的随访。

肺小结节薄层 CT/1024 靶扫描:肺小结节薄层 CT 是专门针对肺结节开设的检查项目,层距可低至 1 mm,对肺小结节的分辨率更高,还可以精确测定结节的密度。通过三维重建可精确测量结节的体积、与血管的关系、边缘等,有利于良恶性的判断,可用于肺小结节的明确诊断及随访检查。目前是肺结节首选的检查方法。

特定的 CT 血管造影:例如冠状动脉造影、肺动脉造影,图像需要进一步进行电脑处理,三维重建冠状动脉,明确血管的狭窄、钙化等病变。

2. CT 在胸部疾病诊断中的价值

胸部疾病是临床上常见的疾病之一,涉及肺部、心脏、胸腔器官等多个部位。传统的诊断方法包括 X 射线检查、超声检查等,但这些方法在诊断敏感性和特异性上存在局限性。而 CT 作为一种高分辨率、多平面重建的影像学技术,能够提供更加详细、准确的图像信息,因此在胸部疾病诊断中具有独特的优势。

1）肺癌

肺癌是全球范围内最常见的恶性肿瘤之一，尤其与吸烟密切相关。流行病学研究表明，吸烟、环境污染、职业暴露等因素是肺癌发病的重要影响因素。胸部 CT 检查是肺癌诊断的主要手段之一。医生通过对 CT 图像的观察，结合患者的临床症状和实验室检查结果，可以做出初步诊断。进一步的诊断可能需要通过组织活检来确认肿瘤的性质。肺癌在 CT 图像上常表现为肺实质内的肿块或结节，具有不同的形态、密度和边界。肿瘤周围可能伴有卫星灶、空洞、纵隔淋巴结转移等特征。肺癌的位置、大小、形态以及是否伴有淋巴结转移等特征会影响其 CT 表现。

2）肺炎

肺炎是一种常见的呼吸道感染性疾病，常见于各个年龄段的人群中。流行病学调查显示，老年人、免疫功能低下的患者、慢性疾病患者等人群更容易罹患肺炎。肺炎的诊断主要依靠临床症状、体征和影像学检查。CT 扫描可以更清晰地显示肺部病变的范围和程度，有助于确定炎症的类型和部位，指导治疗方案的选择。肺炎在 CT 图像上呈现为肺实质内的浸润性病变，表现为斑片状、结节状或实变影。炎症区域密度增高，可伴有支气管充气征、空洞形成、胸膜增厚等特征。

3）慢性阻塞性肺疾病（COPD）

COPD 主要与吸烟、环境空气污染等有关，发病率随着吸烟和老龄化人口的增加而上升。CT 检查有助于评估 COPD 患者的肺部结构和病变程度，指导治疗方案的选择。患者胸部 CT 表现为肺气肿、支气管壁增厚、气道扩张、肺实质纹理稀疏等。

4）肺栓塞

肺栓塞的主要原因是深静脉血栓形成并移行到肺血管系统，与静脉血栓栓塞症密切相关。肺动脉 CT 血管造影（CTPA）是诊断肺栓塞的首选方法，根据充盈缺损的大小、形态和位置进行诊断。肺栓塞在 CT 图像上呈现为肺血管内充满高密度造影剂的充盈缺损，可伴随肺组织的梗死表现。

5）支气管扩张症

支气管扩张症常见于患有 COPD、囊性纤维化等基础疾病的患者，亦可由遗传因素或感染等原因引起。CT 检查可以清晰地显示气道扩张和其他相应的病变，有助于明确诊断。支气管扩张症在 CT 图像上呈现为气道的扩张和壁的变薄，常伴有气道壁的囊样扩张。

6）肺结核

结核病是由结核分枝杆菌引起的慢性传染病，主要通过空气飞沫传播，常见于发展中国家及人口密集地区。结合临床表现和影像学特征，如干酪样坏死灶、支气管播散征象等，有助于诊断肺结核。肺结核在 CT 图像上表现为肺实质内的结节、斑片状阴影、空洞、钙化灶等。

7）胸腔积液

胸腔积液可以是多种疾病的表现，包括感染、肿瘤、心血管疾病等。胸腔积液的诊断主要依靠临床症状、体征和影像学检查，CT 可以帮助确定积液的部位和范围。胸腔积液在 CT 图像上呈现为肺野密度减低，胸腔内可见液体密度区域。

8）胸膜疾病

胸膜疾病包括胸膜炎、胸膜转移瘤等，多种疾病均可引起胸膜的异常改变。结合临床症状和 CT 影像学表现，有助于明确胸膜疾病的诊断。胸膜疾病在 CT 图像上可表现为胸膜增厚、胸腔积液、胸膜结节等。

9）胸部创伤

胸部创伤多见于交通事故、工伤、跌落等意外事件，常见于年轻人群中。CT 检查可以清晰显示胸部器官的损伤程度和范围，有助于制定治疗方案。胸部创伤在 CT 图像上可表现为肋骨骨折、气胸、肺挫伤、心包积液等。

10）支气管肺炎

支气管肺炎是一种常见的感染性肺疾病，常见于老年人、免疫功能低下者等人群中。结合临床表现和影像学特征，有助于诊断支气管肺炎。支气管肺炎在 CT 图像上呈现为气管旁软组织密度增高，支气管壁增厚、管腔扩张，伴有炎症性病变。

11）心脏疾病

心脏疾病是全球范围内的主要健康问题之一，包括冠心病、心肌病、心脏瓣膜病等。CT 扫描在心脏疾病诊断中也发挥着关键作用。通过 CT 血管成像（CTA），医生可以非侵入性地评估冠状动脉的狭窄程度和斑块形态，帮助诊断冠心病。此外，CT 还可以清晰地显示心脏解剖结构，帮助诊断心脏瓣膜病变等问题。

12）胸腔器官肿瘤

胸腔器官肿瘤包括肺癌、食管癌、纵隔肿瘤等，对患者健康构成严重威胁。CT 扫描在胸腔器官肿瘤诊断中有着重要的应用价值。它可以清晰地显示肿瘤的大小、形态、边界和侵袭范围，帮助医生进行准确的诊断和分期。此外，CT 引导下的肿瘤穿刺活检技术可以提高活检的准确性，为给患者制定个性化治疗方案提供依据。

3. CT 在肺癌早筛体检中的价值

在我国，肺癌在所有恶性肿瘤中无论发病率还是死亡率都高居第一位。由于肺癌可以通过早期发现而获得治愈，所以肺部健康体检的最大目的是早期发现肺癌。肺癌最常见的表现就是肺肿块，而肿块都不是凭空冒出来的，都是逐渐长大的。如果我们能够在早期肺肿块长得很小的时候发现它并将之切除，那么就完全可以治愈肺癌。早期肺癌治愈率接近 100%，而中期肺癌治愈率就降低到 50%～70%，晚期肺癌获得治愈的可能性就很低了。少数特殊类型的肺癌恶性程度极高,生长速度很快,如小细胞肺癌,其往往一发现就是晚期,失去了手术机会。同时还可以发现如肺炎、肺气肿、肺大疱、肺结核等其他肺部疾病。

1)胸透和胸片不能发现早期肺癌

胸透和胸片因为其清晰度低,所以通过它们所发现的肺癌往往都是中晚期。根据资料显示,病灶直径达到 1.5~2 cm 才能够通过胸透和胸片发现。

2)胸部 CT 在胸部体检中具有明显优势

胸部 CT 是对整个胸部进行逐层断层扫描,因而可以发现极小的直径数毫米的肺结节,所以胸部 CT 能够发现多数早期的肺癌。早期肺癌通过胸腔镜微创切除,治愈率可达99%以上。另外,由于胸部 CT 是对整个胸部进行断层扫描,所以也能够发现肺、胸壁、食管、纵隔的其他疾病。尤其是胸部低剂量 CT 普查,辐射剂量小,安全可靠,是目前世界通用的胸部体检方法,也是目前降低肺癌死亡率最有效的方法。

3)需要做胸部 CT 体检的人群

以往的观点是,只有高危人群需要进行筛查,比如长期吸烟、有肿瘤史或肿瘤家族史、有环境或高危职业暴露史、慢性肺疾病史等。但近些年通过大范围的临床观察,男女肺癌的发病比例没有明显差异,不具有这些高危因素的人发肺癌的比例也很多。推荐 40岁以上的人群应每年进行一次胸部低剂量 CT 检查。

4)高危肺结节的特征

肺癌高危结节是可能为肺癌或可能转变为肺癌风险较高的肺结节。如果同时有长期吸烟史、肺癌家族史、身体别的器官有明确恶性肿瘤等多个危险因素,肿瘤直径≥1.5 cm或者直径介于 0.8~1.5 cm 之间但表现出分叶、毛刺、胸膜牵拉、含气细支气管征和空泡征、偏心厚壁空洞等恶性 CT 征象的结节,以及直径大于 0.8 cm 的部分实性结节为高危结节。是否为高危结节需要经验丰富的影像科医生、呼吸科医生或胸外科医生综合判断。

4. 低剂量肺 CT 在体检中的价值

常规胸部 CT 扫描虽然能够发现极其微小的肺结节,但其辐射剂量又会让人慎重考虑(一次胸部 CT 检查的辐射剂量相当于 300~400 次胸片的剂量),不适用于正常健康人群的常规肺癌筛查,于是就诞生了胸部 CT 的"孪生兄弟"——低剂量肺 CT。

什么叫低剂量扫描?它的定义就是在保证影像诊断的前提下,合理优化扫描参数等低剂量技术,降低被检者 X 射线剂量的 CT 扫描。所谓的低剂量 CT 不是专门的设备,只是 CT 扫描中所选择的一种扫描技术。

同理,低剂量肺 CT 是在保证图像质量基本满足诊断要求的前提下,通过优化扫描参数,降低辐射剂量,形成满意的肺部薄层图像。简单来说,低剂量肺 CT 扫描就是既能减少受检者的辐射剂量,又能保证肺部图像质量满足要求的肺癌筛查 CT 扫描模式。同时需要指出的是,低剂量肺 CT 仅满足肺部的图像质量要求,除肺部以外的其他组织如纵隔、肋骨等图像质量可能不能满足临床诊断需求。

1) 低剂量肺 CT 的优势

(1) 辐射剂量低

根据国家发表的《X 射线计算机断层摄影成年人诊断参考水平》(WS/T637—2018)中的指示:一次普通的胸部 CT 平扫接受的有效剂量大约为 6~8 mSv;一次低剂量的 CT 平扫接受的有效剂量大约为 1~2 mSv。随着技术的更新,对于一些特定的 CT 机型,辐射剂量可降低至 1 mSv 以下(《中国肺癌低剂量 CT 筛查指南(2023 年版)》中建议 0.2~0.5 mSv),通常仅为常规 CT 辐射剂量的 1/6~1/10,远低于常规 CT 扫描的剂量,适用于短期内多次复查及长年随访。

(2) 检出率高

低剂量肺 CT 易于显示肺结节,克服了胸片对非钙化小结节不敏感的不足,加上人工智能(AI)的帮助可发现肺内 1~2 mm 的微小结节病灶,对肺结节的检出和定性方面已能和常规 CT 扫描的效果相当,从而可以更早地发现早期肺癌。

(3) 风险低

进行低剂量肺 CT 检查的患者接受的有效剂量约为 1~2 mSv 甚至更低。众所周知,全世界人均接受的来自自然界的背景辐射约为 2.4 mSv/a。所以,视情况需要或遵医嘱每年进行一次低剂量肺 CT 检查是安全的,不用过分担心。

2) 低剂量 CT 适应人群

根据卫生部办公厅 2012 年发布的 148 号公文《关于规范健康体检应用放射检查技术的通知》,将"年龄在 50 周岁以上并且长期大量吸烟、心血管疾病风险评估为中高风险等"作为 CT 健康体检的明确的疾病风险指征。那么,哪些人群适宜做低剂量肺 CT 呢?

根据《中国肺癌低剂量 CT 筛查指南(2023 年版)》中的建议:

(1) 年龄介于 50 岁~80 岁;

(2) 具有下列条件之一:① 吸烟史,吸烟≥20 包年(每天吸烟包数×吸烟年数)或被动吸烟≥20 年,若现在已戒烟,戒烟时间不超过 5 年;② 有长期职业致癌物暴露史:长期接触氡、砷、铍、铬及其化合物,石棉,氯甲醚,二氧化硅,以及焦炉逸散物和煤烟等肺癌致癌物;③ 一级、二级亲属患肺癌,同时吸烟≥15 包年或者被动吸烟≥15 年;④ 如果某些高发地区有其他重要的肺癌危险因素,也可将其作为筛选高危人群的条件。

以上人群建议参加肺癌低剂量 CT 筛查,连续 2 年筛查阴性的人群可停止筛查 2 年,筛查阳性的人群需每年参加筛查。

3) 低剂量肺 CT 的缺陷

凡事有利也有弊,从影像质量的角度来讲:虽说是调整了参数降低了患者辐射剂量,但这也就必然导致了到达 CT 探测器内部携带人体信息的 X 射线的总量不足。假如把每一个穿过人体的 X 线光子比作巡视领地的卫兵，将人体比作被巡视的领地，卫兵的兵力不足必然导致巡视不仔细，传递的信息也就不充分。结果是，只能发现明显的问题，而一些不太明显的问题也就容易被忽略。

低剂量肺 CT 图像质量低于常规胸部 CT，观察病症的范围比常规胸部 CT 小。对于已发现直径≤5 mm 结节的人士（风险较小），可以继续做低剂量肺 CT 进行随诊；对于已经发现直径≥5 mm 尤其是≥8 mm 结节的人士（风险相对较大），常规胸部 CT 才能够看得更清楚。因此，选择常规胸部 CT 还是低剂量肺 CT，要视具体情况而定。

5. CT 影像组学技术在肺癌个体化诊疗中应用的研究进展

CT 影像组学技术是一种结合医学影像学和计算机科学的新兴技术，旨在通过分析医学影像数据中的大量信息，为个体化诊疗提供更精准的指导。在肺癌领域，CT 影像组学技术的应用已经取得了一系列研究进展。

1）预测肺结节的良恶性

CT 影像组学技术在预测肺结节良恶性方面具有重要作用，可以提高诊断准确性，提供辅助诊断信息，提高预测性能，支持个性化诊疗决策，并促进早期发现和治疗。通过 CT 来判断肺内结节的良恶性是诊断 NSCLC（非小细胞肺癌）的重要手段，在既往单纯依靠医生经验的情况下，通常凭借结节实性成分比例、结节长径、钙化征、血管集束征、空泡征、胸膜凹陷征、毛刺征及分叶征等影像学特征进行判断，并且有研究者据此构建了预测模型，但是临床上并不是所有结节都有典型特征，这部分结节具有较高的诊断难度，因此针对肺部结节的良恶性鉴别是影像组学在 NSCLC 中最初的应用方向，随着技术的不断发展和完善，相信 CT 影像组学技术将在肺结节预测方面发挥越来越重要的作用，为肺癌患者的诊治带来更大的益处。

2）预测 NSCLC 的病理亚型及分子亚型

如前所述，肺癌是一种高度异质性的疾病，因此单纯预测结节的良恶性是远远不够的，尤其是在当今精准医学的背景下，肺癌的治疗非常依赖肿瘤的组织学以及分子学亚型。在目前常规的临床实践中，对肿瘤组织学及分子学进行分类的最常见方法是对肿瘤组织进行组织病理学分析及基因检测，但这种方式是有创的而且受到时间和成本限制。因此，影像组学技术无创性、低成本、高效以及可重复的特点为我们带来了希望，也有部分学者在这一领域做出了探索和努力。

3）预测 NSCLC 的淋巴结转移情况

影像组学研究也能为肺癌的手术治疗提供一定帮助。如前所述，有研究者应用影像组学技术区分非浸润性肺腺癌（原位腺癌和微浸润性腺癌）和浸润性肺腺癌以指导外科手术方案，而有研究者则致力于对淋巴结清扫范围的探究。根据美国国家综合癌症网络

(National Comprehensive Cancer Network,NCCN)指南的建议,对于可切除的 NSCLC 患者,至少要接受肺门及肺内淋巴结(N1)和纵隔淋巴结(N2)的切除,其中 N2 至少要进行 3 组清扫或者采样。有研究指出,对于术后病理检查证实淋巴结为阴性的患者,与接受纵隔淋巴结采样术相比,接受了纵隔淋巴结清扫术的患者生存率并没有提高,反而带来了更高的术后并发症发生率,因此在术前判断淋巴结转移状态也是一个非常值得研究的问题。

4)预测 NSCLC 的系统治疗效果

对于晚期或无法接受靶向治疗的 NSCLC 患者,化学治疗(化疗)仍是非常重要的治疗手段,但遗憾的是并非所有患者均对化疗敏感。因此,能在治疗开始前识别患者对于化疗的敏感性是至关重要的。CT 影像组学技术利用机器学习、深度学习等方法,对大量的 CT 影像数据进行分析和学习,从而建立肿瘤系统治疗效果的预测模型。该技术主要通过提取肿瘤和周围组织的多种影像学特征,如形态、密度、纹理等,以及利用临床和病理学数据,对肿瘤的生长模式、治疗反应等进行综合评估。

CT 影像组学技术可以根据患者的 CT 影像数据,预测 NSCLC 系统治疗的反应情况。通过分析肿瘤的大小、形态、密度等特征,以及周围组织的变化,可以评估患者对放疗、化疗、靶向治疗等不同治疗方案的响应情况,为临床医生制定个性化的治疗方案提供重要参考,提高治疗的针对性和效果。

5)预测 NSCLC 的预后及结局

一直以来,肺癌的 TNM 分期是指导患者预后的重要工具,患者的无病生存期(Disease-free Survival,DFS)和总生存期(Overall Survival,OS)都与其明确相关,但仍然有部分患者的 DFS 和 OS 难以准确预测,因此有研究者试图寻找新的预后预测工具。CT 影像组学技术可以对 NSCLC 患者的胸部 CT 影像数据进行全面的分析,提取肿瘤和周围组织的多种影像特征,包括肿瘤的大小、形态、密度、纹理等。这些影像特征与肿瘤的生长模式、浸润程度、血管生成等生物学特征相关联,可以作为预后评估的重要指标。

6. CT 在胸部疾病筛查中的注意事项

作为正常成年人的胸部体检,一到两年一次的低剂量胸部平扫已经足够,胸部增强 CT 不作为常规的体检项目。

CT 冠状动脉造影可以初步筛查冠状动脉粥样硬化性心脏病,但如果确诊有冠状动脉粥样硬化性心脏病,建议直接行冠状动脉造影术。

如胸部有外伤,需要明确受伤的部位、程度,可以选择急诊胸部 CT,获取的信息量大于胸片正侧位。急诊 CT 平扫可以明确常见的肋骨骨折、肺挫伤、心脏损伤等等,尤其注意的是食管异物损伤、气管损伤也属于胸部外伤的范畴,需要行胸部 CT 检查,明确病损范围及性质。

胸部平扫发现疑似异常情况，比如肺部结节、纵隔肿瘤，需要胸外科医师制定进一步的检查策略，包括胸部增强 CT、1024 靶扫 CT、HR 薄层 CT 等等。

已经完成胸部手术的病人，更应当在专科医生指导下进行胸部 CT 检查，以肺部分切除手术为例，一般建议以术后一个月、三个月、半年至一年为期进行胸部 CT 平扫检查。

孕期妇女和较小儿童需要避免辐射，一般不推荐常规 CT 检查。

第三节
胸外科微创发展史

一、微创外科：外科发展史上的伟大里程碑

最大程度使外科手术的创伤微小化历来是所有外科医生追求的目标。从公元前 4 世纪希波克拉底的"自然是疾病的康复者，强调尽量不要增加患者的负担，更不要给患者造成额外的创伤"；到近代外科奠基人霍尔斯特德（图 1-3-1）首创蚊式血管钳止血和细丝线结扎技术，提倡便捷精细的手术操作风格，都体现出对微创外科的不断追求。1985 年英国泌尿外科医生 Payne 和 Wickham 在内镜治疗泌尿道结石的报道中首次使用 minimally invasive surgery（MIS），中文的意思为"微侵入"或"微侵袭操作"；根据字义的内涵理解和中文的精练与习惯，minimally invasive 被译为"微创"并且被广泛采用。1987 年，菲利普斯医生成功地进行了腹腔镜下的胆囊切除手术（Laparoscopic Cholecystectomy，LC），这是近代微创外科的开端。1988 年法国 Dubois 连续完成了 LC36 例，并在翌年结合录像公布于世，引起轰动[9]。将胆囊切除手术从传统的开放式手术转变为腔镜微创手术，极大地减少了患者的术后疼痛和恢复时间。之后，胸腔镜技术迅速应用于其他腹部器官的手术，如腹腔镜下阑尾切除、肠道手术、腹腔镜胃肠道手术等，为外科手术带来了革命性的变革。Reitz 等医生 1992 年成功地进行了胸腔镜下的肺叶切除术，标志着胸腔镜手术在肺部疾病治疗中开始应用。相比传统的开胸手术，胸腔镜手术减少了术后疼痛和并发症，加速了患者的康复。随后，胸腔镜技术被应用于肺癌的根治手术、食管癌的根治手术以及纵隔肿瘤的切除等，为胸部肿瘤患者

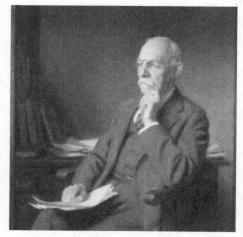

图 1-3-1　近代外科奠基人霍尔斯特德
（Halsted，1852—1922）

提供了更为创新和安全的治疗选择。达芬奇手术机器人辅助微创系统 2000 年被 FDA 批准用于外科手术,标志着机器人辅助微创手术时代的到来。该系统通过高精度的操纵杆和三维视觉系统,使外科医生能够进行更加精确和复杂的微创手术操作,提高了手术的安全性和可控性。内窥镜技术的进步极大地推动了消化道疾病和泌尿系统疾病的治疗进程。内窥镜技术被广泛应用于食管、胃、结肠等器官的检查和治疗,如内窥镜下黏膜下剥除术(ESD)、内窥镜下黏膜切除术(EMR)等,为患者提供了更为舒适和便捷的治疗方式。

随着微创外科技术的不断发展和成熟,微创手术已经逐渐普及并成为一种常规的外科手术方式。微创手术的优势包括创伤小、术后恢复快、术后并发症少等,得到患者和医生的广泛认可。微创手术不仅在微创外科领域取得了成功,在妇产科、泌尿外科、神经外科等其他外科领域也得到了广泛应用。

二、胸外科的发展史

胸外科学是外科学中的一个重要分支,主要涉及胸腔内脏器官的外科疾病的诊断和治疗。胸外科学的诞生和发展经历了漫长的历史过程,从最初的简单手术到现代高度精细化的微创技术和肿瘤靶向治疗,已取得了巨大的进步。

胸外科学的诞生可以追溯到 19 世纪中期,当时主要以胸腔外伤和胸腔感染的治疗为主。20 世纪初期,随着外科手术技术的进步和麻醉技术的发展,胸外科手术开始逐渐从简单的切开引流发展到更加复杂的肺叶切除手术等。第二次世界大战期间,胸外科手术得到了迅速的发展,成为救治战场上胸部受伤伤员的重要手段。

20 世纪后期,随着微创外科技术的出现和进步,胸腔镜手术和机器人辅助胸外科手术逐渐成为主流。这些微创技术在肺叶切除、胸膜疾病的治疗、食管癌手术等方面取得了显著成效,极大地减轻了患者的术后疼痛,减少了术后恢复时间。

另外,现代胸外科也积极探索肿瘤靶向治疗、免疫治疗等新的治疗策略,为肺癌、食管癌等胸部恶性肿瘤患者提供了更多的治疗选择。靶向治疗针对特定的肿瘤分子靶点进行治疗,能够减少对正常组织的损伤,提高疗效。免疫治疗则通过调节患者自身的免疫系统来攻击肿瘤细胞,取得了一定的临床效果。

三、国内胸外科现状和发展趋势

目前国内胸外科主要在以下三个方面发展:一是胸部肿瘤外科,主要承担头胸部各类肿瘤如肺、食管、纵隔等手术切除;二是胸壁外科,主要承担胸壁外伤及先天畸形的修复重建;三是微创、无创手术,包括冷冻消融、热消融和微波消融等手术。几乎所有的知名医院专家专科都是某一学科方向特别突出,兼顾其他学科的发展。目前江苏省内的江苏省人民医院的胸外科治疗水平在江苏省内领先,该科室主要业务涉及锥式肺段切除术、肺亚段切除术以及联合肺亚段切除手术等;东部战区总医院的机器人微创手术在江苏省内领先,主要业务是机器人纵隔、食管、肺外科手术等。南京市胸科医院发挥胸部专科医院的传统和微创手术的优势,近三年来相继在江苏省内率先开展了单孔胸腔镜肺叶切除、剑突下单孔肺叶切除、单孔胸腔镜袖状肺叶切除、荧光胸腔镜肺段切除、单孔胸腔镜气管肿瘤切除以及自主呼吸麻醉单孔胸腔镜肺叶切除等极致微创的胸部手术。江苏省内的胸外科头部医院的整体实力相近,但互有侧重。未来学科的发展要靠设备,先进的技术设备促进了胸外科的快速发展;未来学科的发展要靠人才,优秀的后备人才促进了胸外科的稳定发展;未来学科的发展要靠技术,先进的微创技术促进了胸外科的长期发展。

四、 胸腔镜技术的发展

电视辅助胸腔镜手术(Video-assisted Thoracic Surgery,VATS)因胸壁切口小、无须撑开肋骨,避免了传统开胸手术带来的神经肌肉损伤,明显减轻了术后切口疼痛等并发症。胸外科正式进入微创化时代以后,多种新型 VATS 陆续开展,几乎所有胸外科手术都可以避免传统的开胸入路。1992 年国外学者首次报道了运用 VATS 设备行肺叶切除术治疗肺癌的经验。

20 世纪 90 年代初,北京大学第一医院王俊院士团队牵头的胸腔镜手术培训班的成立推动了胸外科事业在我国的普及。我国胸外科专家在不断进行手术探索的过程中创造了许多相对简便易学的技术应用于胸腔镜手术,如华西医院刘伦旭教授等人于 2006 年率先提出简单易学的优化的胸腔镜肺叶切除术的手术流程,即单向式全胸腔镜肺叶切除术,该手术流程的提出缩短了胸外科初学者的胸腔镜手术的学习周期,在一定程度上也简化了胸腔镜微创手术,更利于肺癌胸腔镜手术的临床应用和推广。基于单向式全胸腔镜肺叶切除术,2011 年 7 月和 2012 年 7 月,刘伦旭教授分别成功开展了世界上首例胸腔镜左肺上叶支气管袖式切除成形术和首例全胸腔镜下支气管肺动脉双袖式切除成形术,体现了中国胸腔镜微创技术的卓越发展。

为了实现胸腔镜手术的极致微创,国内外学者又开始积极探索缩减胸壁的手术切口,尽量减轻患者的术后疼痛。英国北部总医院胸外科于 2004 年率先成功开展了单孔胸腔镜肺部分切除术,证实了单孔胸腔镜手术在肺癌手术治疗中的可行性。2010 年,西班牙医师相继成功开展了世界上首例单孔胸腔镜肺叶袖式、双袖式切除术,单孔胸腔镜手术也由此在全世界得到了推广和普及。上海肺科医院姜格宁教授等率先在国内开展了单孔胸腔镜手术。胸腔镜手术经历了从简单观察到广泛应用的漫长过程,在技术的不断创新和进步下,已成为一种常见且有效的微创手术技术,为胸外科手术带来了巨大的进步。

展望未来,胸腔镜的发展还将不断出现新的篇章,这是一个进化的过程,将来或大或小的进步都是必然的发展。换句话说,每一项新技术不但要掌握,更要好好学习和分享,分析其优点和缺点。就像研究经典三孔、针孔和两孔 VATS 可以指导我们今天开展单孔 VATS 一样,全面深入地研究单孔 VATS 将为下一代胸腔镜微创手术的发展提供宝贵的经验[10-11]。

五、胸外科微创理念的发展

随着新技术和新仪器的出现,患者对 MIS 的需求急剧增加。MIS 手术技术大大减少了手术创伤及胸部重建。从开胸手术到胸腔镜手术,患者的生活质量、安全性、辅助治疗依从性等均得到改善。然而,持续不断的减少手术切口不会产生更进一步的影响。也许,为早期肺癌患者制定个体化的手术治疗方案,确定适当的手术切除范围以避免不必要的器官损伤才是更有意义的发展方向。重要的是,我们要充分考虑到所有 MIS 的相关因素,努力尝试进一步减少手术创伤,不断为更多的患者带来收益。手术创伤不仅包括切口损伤,还包括体内脏器功能及机体各个系统损害,MIS 新技术的评价应该包括所有方面。最重要的是,不应以牺牲癌症患者的长期生存为代价进行 MIS。因此,微创手术本身的定义不仅仅是减小手术创伤,还应达到或提高疗效[12]。

1. 减少切口损伤提高手术疗效

电视辅助胸腔镜手术(VATS)对减少切口损伤的效果明显,术后疼痛和恢复明显优于传统开胸手术。大多数回顾性研究表明,VATS 与开胸手术疗效相当。很多学者提倡将 VATS 作为早期肺癌标准手术方案。

目前,胸外科 VATS 发展的方向主要是不断减少切口的大小及数量或改变切口位置(剑突下或肋下)。理论上,相较于多孔操作,单孔操作的优势在于术后疼痛更容易控制、能够缩短术后恢复时间。根据相关经验,单孔操作安全性很好,中转率小于 5%,术后中位住院天数为 3 天。当前已经有足够的临床资料显示,这种术式与传统 VATS 相比具有同样的安全性和充分切除肿瘤的效果。因此,进一步发展和积累单孔 VATS 技术,最终让多数患者都从中受益不是没有可能的。

2. 缩小切除范围改进 MIS

肺组织切除及淋巴结的清扫有可能造成肺内损伤。减少手术创伤及术后肺功能训练有助于肺功能的保留。随着 CT 的广泛应用,早期肺癌诊断水平不断提高。越来越多的证据表明,对于部分早期患者而言,肺叶切除与亚叶段切除的疗效相同。

测序技术的进步让医生包括外科医生越来越关心肿瘤的基因风险评估。未来有可能根据肿瘤驱动基因的情况决定手术范围（或是否有必要进行手术治疗）。我们期待更多的证据，需要制定标准来筛选适合局限性肺切除的患者。如果术中冰冻病理与术后病理的符合率可以达到 95% 以上，那么对于冰冻结果为微浸润腺癌（MIA）或原位腺癌（AIS）的患者可以行局限性肺切除术。

3. 减少全身伤害

全身伤害包括减少手术刺激造成的炎症因子释放导致的免疫功能损伤，这与术后感染并发症及术后恢复密切相关。肺癌手术中的单侧肺通气会增加肺部及全身炎症反应，其他因素如手术时长等也有一定的相关性，因此手术时长也应成为评估手术损伤的重要因素，胸外科医生应该精益求精，在保证治疗效果的前提下尽可能缩短手术时长，提高手术安全性。

六、胸外科术后快速康复

胸外科手术术后快速康复的发展是近年来医学领域的一项重要进展，旨在减少术后并发症、缩短住院时间、加快患者康复速度并提高手术治疗效果。快速康复这一理念是 1997 年由丹麦外科医师提出，其作用旨在优化术前、术中及术后的诊疗及护理，以此来加快患者术后恢复的速度。这一模式最早用于结直肠外科，后逐渐被引用到其他外科中，包括胸外科。

1. 微创手术技术的应用

微创手术技术，如胸腔镜手术和机器人辅助手术，大大减少了手术创伤，减轻了术后疼痛，有助于患者更快地康复。这些技术使得手术切口更小、出血更少，并减少了对肌肉和其他组织的损伤，有利于患者术后迅速恢复。

2. 围手术期管理的改进

围手术期管理是指在手术前、手术中和手术后对患者进行综合性管理的过程。改进的围手术期管理可以通过优化患者的营养状态、提前进行康复训练、减少手术并发症等方式来促进术后快速康复。

3. 术后镇痛管理

有效的术后镇痛管理可以减轻术后疼痛，提升患者的舒适感，加快康复速度。采用各种镇痛方法，如局部麻醉和使用镇痛泵、镇痛药物等，有助于控制术后疼痛，减少并发症的发生，促进患者早日康复。

4. 早期康复计划

制定早期康复计划是术后快速康复的关键。通过早期启动康复措施，如主动功能锻炼、呼吸康复训练、康复护理等,可以促进患者的肺功能恢复、肌力增强和身体功能的恢复,有助于加快康复进程。

5. 团队合作和多学科管理

术后快速康复需要医疗团队的密切合作和多学科管理。包括外科医生、麻醉医生、护士、康复科医生等在内的多学科专业人员共同制定并执行术后康复计划,以确保患者获得最佳的康复效果。

七、微创胸外科的质量控制

微创胸外科的质量控制对于提高患者安全性、优化医疗资源利用、降低医疗成本、提升医疗服务水平以及促进学术研究和技术创新具有重要的意义,是医疗质量管理的重要组成部分,具有重大意义。

1. 质量控制的意义

1)患者安全和术后结果

质量控制能够确保微创胸外科手术的安全性和有效性,降低手术并发症的发生率,提高术后治疗效果。通过规范化手术操作流程、提高手术团队的技术水平和专业素养,可以最大程度地保障患者的安全和术后康复。

2)医疗资源的有效利用

微创胸外科手术通常需要较少的医疗资源和床位占用时间,可以减少医院资源的浪费,提高医疗资源的利用效率。通过规范的手术操作和术后管理,可以缩短患者住院时间,释放出更多的医疗资源,提高医疗服务的效率。

3)降低医疗成本

微创胸外科手术通常具有较低的并发症发生率和较少的术后康复时间,可以减少医疗费用的支出。通过优化手术流程和术后管理,可以降低患者的住院时间和医疗费用,减轻患者和医疗机构的经济负担。

4)提升医疗服务水平

质量控制有助于规范微创胸外科手术的操作流程和标准,提高医疗服务的水平和质量。通过持续改进和学习,医疗团队可以不断提升技术水平和服务质量,为患者提供更安全、更有效的医疗服务。

5)促进学术研究和技术创新

质量控制有助于积累临床数据和经验,为学术研究和技术创新提供基础和支持。通过对手术效果和患者满意度的评估,可以发现问题和改进空间,促进微创胸外科技术的不断创新和进步。

2. 质量控制要求

1）手术前评估和术前准备

在进行微创胸外科手术之前，医疗团队应进行全面的患者评估，包括患者的病史、体格检查、实验室检查和影像学检查等。此外，术前准备工作还包括确定手术适应证、评估手术风险、明确手术目标和制订术前计划。

2）手术团队的培训和认证

微创胸外科手术需要医疗团队具备高度的技术熟练度和专业知识。因此，手术团队成员需要接受系统的培训和认证，包括外科医生、麻醉医生、护士和手术室技术人员等。

3）手术过程中的质量控制

在手术过程中，医疗团队应严格遵循手术操作规范和标准操作流程，确保手术安全、准确和有效。此外，手术中应使用高质量的手术器械和设备，保证手术的顺利进行。

4）术后管理和随访

术后管理是微创胸外科手术质量控制的重要环节之一。医疗团队应对术后患者进行密切监测和管理，包括疼痛管理、并发症预防和处理、早期康复指导等。此外，定期的术后随访也是确保手术效果和患者康复的重要手段。

5）质量指标和绩效评估

制定和实施一套有效的质量指标和绩效评估体系，对微创胸外科手术的质量进行监测和评估，有助于发现问题并及时采取改进措施。这些指标可以包括手术并发症率、手术成功率、术后住院时间、术后生活质量等。

6）持续质量改进

微创胸外科手术的质量控制是一个持续改进的过程。医疗机构和团队应不断总结经验、分享经验，通过学习和培训不断提升技术水平和服务质量，以实现更好的临床效果和患者满意度。

八、南京市胸科医院胸外科微创发展

1. 南京市胸科医院胸外科

胸外科作为历史悠久的胸部专科医院临床重点专科，目前已成为集临床、科研、教学及管理于一体，在江苏省内外具有一定知名度的现代化特色专科。开放专科床位 90 张。开设普通门诊、专家门诊及专病门诊，近三年门诊人次 3 万人次，平均出入院 4 000 余人次，平均年手术量 3 500 余台次。承担南京医科大学、东南大学医学院及苏州大学医学院硕士临床医学专业以及全国各地进修医师的胸外科教学培养和训练工作，组织全国胸外科学习班。胸外科是《健康报》全国胸腔镜培训基地，每年举办国家级/省级继续教育学习班并进行网络手术直播,推广单孔胸腔镜技术。近年来为全国各地培养胸外科专业医师 50 多名,培养研究生近 10 名。

南京市胸科医院胸外科目前是南京市重点专科,学科人才梯队合理。胸外科四病区主任邵丰主任医师,现任美国胸外科医师协会(STS)国际会员、中国抗癌协会康复会胸科分会常务委员、中国整形美容协会肿瘤整复分会委员、中国医疗保健国际交流促进会肺癌预防与控制分会肺癌微创诊断与治疗学组委员、中国医药教育协会肺癌医学教育委员会委员、中国研究型医院协会胸外科学专业委员会青年委员、江苏省医师协会微无创医学专业委员会委员、江苏省抗癌协会肺癌专业委员会委员、江苏省医学会胸外科分会委员、南京市医学会胸心血管外科分会委员、江苏省医疗损害鉴定专家、南京医科大学肺部结节诊疗研究中心主任、南京市青年联合会委员、南京市心胸外科专业医疗质量控制中心成员。

由于地处省会城市,市内省级医院密布,如江苏省人民医院、江苏省肿瘤医院、鼓楼医院的水平都非常高。相比之下,市级专科医院发展的空间较窄,南京市胸科医院胸外科选择了"专科中的专科"作为突破方向,最早在市级专科医院里开始进行亚专科的建设,经过多年的不懈努力,胸外科继续巩固原有技术优势并紧跟学科发展前沿,科室目前已形成以单孔胸腔镜手术、保留自主呼吸麻醉手术、单孔荧光精准肺段手术等鲜明技术为中心、以更为精细的亚专科为特色、服务广大胸部疾病患者、拥有较全面技术的综合性专科,部分项目已达到省市领先水平甚至国内先进水平,在江苏省胸外科行列中属上等水平,科室具备了一定的核心竞争力。

2. 微创技术发展

1996 年南京市胸科医院开展电视胸腔镜手术,在华东地区一直处于领先水平。2004年成功地为两例终末期慢性阻塞性肺疾病患者实施了单肺移植、对侧肺减容术,填补了南京地区人体肺移植技术的空白。2004 年成功开展了电视纵隔镜手术。2008 年在华东地区就率先开展肺部磨玻璃样结节的诊治,并逐渐形成一套先进成熟的技术体系。2010年在江苏省最早开展零高值耗材胸腔镜肺叶切除,既让患者接受了微创手术,又明显减轻了患者的经济负担。2011 年在南京市最早开展胸腹腔镜联合食管癌根治术,明显减轻了手术创伤,减少了围手术期并发症。2012 年在江苏省最早开展完全胸腔镜袖状肺叶切除术,此手术的成功开展标志着江苏省的胸外科微创技术跻身全国领先行列,《健康报》《新华日报》《南京日报》《扬子晚报》等权威媒体对其进行了广泛报道。2013 年在南京市率先开展全胸腔镜解剖性肺段切除手术,并取得优异的疗效,为肺部微小早癌的治疗探索出较好的方案。2015 年创造性地应用超细支气管镜联合径向超声支气管镜,对肺部磨玻璃结节进行手术前的定位,此方法创伤小、方便快捷、并发症少,这项技术为国际上首次报道,相关文章在国际顶尖的胸外科杂志《胸外科年鉴》(*Annals of Thoracic Surgery*)上发表。同年,率先在江苏省成功开展国际领先的单孔胸腔镜肺叶切除手术,并成功举办了首届"金陵国际单孔胸腔镜论坛",在省内外同行中引起很大的反响。2016 年完成江苏省首例单孔胸腔镜气管肿瘤切除术,当时全国仅 3～4 家单位尝试开展这个术式。科室主任邵丰不断开拓创新,2017 年在全国较早开展单孔胸腔镜解剖性肺段切除术,与麻醉科同道一起,在华东地区最早开展非插管自主呼吸麻醉下胸腔镜手术,这项技术现已成熟应用并推广至江苏、安徽两省多家三级医院;2018 年设立纵隔亚专科,并开展剑突下纵隔肿瘤切除术,产生了较好的学术影响及社会影响;2019 年在全国率先开展荧光胸腔镜精准肺段切除术,并对多个技术环节进行探索、改进,发表了多篇重要论文,在浙江大学医学院附属第二医院、中南大学湘雅医院等全国数十家医院推广、示范该技术;2020 年在原有基础上改进荧光胸腔镜精准肺段切除术流程,并多次举办全国性微创胸外科学术会议、苏皖青年论坛推广微创胸外科技术;2021 年在国内外首次提出"荧光双显技术"在肺段切除术中的应用,解决了肺部结节术中无法定位结节位置、段间平面识别不清以及肿瘤切缘无法保证的技术瓶颈;2022 年设立了微创消融亚专科,为高龄不能耐受胸外科手术、肺癌术后复发、多发结节、肺转移瘤等患者提供肺部肿瘤无创微波消融治疗,结合现状引进的 BodyTom® 移动全身 CT,相较于传统固定 CT 可大幅度减少 5 倍散射线。针对不同年龄、不同体重的患者可设置相应的扫描方案,通过剂量降低软件控制扫描剂量,大大降低了患者受到辐射的风险。通过无线传输,可与 PICS(重症监护后综合征)、HIS(医院管理信息系统)系统无缝兼容。通过构建手术室内移动 CT＋基础麻醉＋多功能心电监护一体化微波消融治疗方案,实现精准、无痛、安全有效的治疗方案,为肺部肿瘤治疗提供了新的治疗途径。

3. 关键技术/特色技术

1) 早期肺结节全程无痛一体化超微创手术诊疗流程,实现快速康复

近年来,随着人们健康意识的提高以及低剂量螺旋 CT 应用的普及,早期肺癌(高危肺结节)检出率不断升高,这就需要我们不断探索安全、有效、微创地解决肺结节问题的方法。早期肺癌的诊断和治疗主要依赖手术,但由于手术会给患者带来身体的疼痛和创伤,导致患者对手术治疗产生恐惧、焦虑等不良情绪,降低了就医体验和生活质量,甚至部分患者延误治疗,错过了肺结节切除的最佳时间窗口,造成不可挽回的结果。

由于肺结节直径小、密度低,单孔微创下外科医生手指很难触及肺结节从而无法精准定位,这样有可能导致肺结节切缘不足肿瘤残留或切除过多的正常肺组织并延长手术时间。因此,为了更快捷、准确地找到要切除的肺部结节,医生需要在进行微创单孔胸腔镜肺结节切除手术前完成定位。目前大多数医院最常用的定位方法是先在放射科进行肺结节 CT 扫描确定位置,然后在局部麻醉状态下进行穿刺定位,完成后将患者再送至病房等待手术。然而该方法具有一定的局限性:需要多科室协调,临床难度比较大,增加了

医疗工作压力;需要多次转移定位患者,定位并发症(如气胸、出血、胸膜反应等)发生风险增加;手术等待时间较长,进一步增加了定位针脱钩、移位或者染料弥散的风险,导致术中无法准确识别肺结节位置;此外,患者在局麻清醒状态定位过程中常伴有精神高度紧张、恐慌、焦虑等不良情绪,部分患者疼痛较为剧烈,因此常常有患者术后主诉定位点疼痛程度大于手术的微创切口,我们称之为"记忆性疼痛"。

为解决这一关键问题,南京市胸科医院创新性地改良了术前定位流程。该院BodyTom移动CT在麻醉准备间旁,与手术室相邻,首先由麻醉医生依据患者的基础状态为患者选择合适的个体化基础麻醉方案。在移动CT引导下进行肺结节定位时可有效维持患者在定位过程中良好的镇静镇痛效果,提高患者的配合度和满意度,消除患者的疼痛不适及紧张焦虑。在定位完成后即转运至手术间进行双腔气管插管全身静脉麻醉,从定位结束到手术开始的平均时间为(12.63 ± 5.68) min,加快了手术进程,充分提高了手术效率,具有很好的临床应用价值,是该单位首创的定位方法。

在此基础上,团队不断创新改进,在国内率先提出"全程无痛一体化超微创手术诊疗流程",旨在通过整合医疗服务流程、提高效率和患者舒适度来优化患者的医疗体验。在这种新型治疗模式下,患者从入院到手术治疗再到出院的整个过程都在同一医疗机构内完成,并强调在整个治疗过程中实现无痛化管理。这种治疗模式通常涉及多学科团队的密切合作,包括胸外科医生、麻醉医生、护理团队、康复师和其他相关医疗专业人员,共同努力实现真正的全程无痛化肺结节切除,更好地体现了整体微创外科及加速康复外科理念。

无痛化超微创是这种治疗模式的核心理念,通过基础麻醉状态下联合移动CT术前肺结节精准无痛定位,术中设计超微创单孔胸腔镜切口避免肋间神经损伤疼痛,有效的疼痛维持控制策略最大限度地减少患者的疼痛和不适,进行术后护理快速康复指导和健康教育,优化治疗路径和缩短住院时间,提高医疗效率,提升医疗质量,以确保他们能够安全快速地回归日常生活。

这种治疗模式不仅改善了患者的整体满意度,还通过减少住院时间和提高床位周转率优化了医院资源的使用。总的来说,全程无痛化一站式出院模式是对传统医疗服务流程的一种革新,它通过提供连贯、高效和以患者为中心的服务来改善患者的治疗体验和治疗效果。

2) 精准荧光双显微创技术,兼顾肿瘤疗效和生活质量

全球两大顶级关于亚肺叶手术的前瞻性随机对照研究(JCOG0802 和 CALGB140503)结果相继公布:亚肺叶切除术肿瘤学效果不劣于肺叶切除术,使胸外科现有的临床指南发生了改变,亚肺叶切除术肿瘤学疗效得到认可,临床上应用愈加广泛。

胸腔镜亚肺叶切除术的主要目的是完整切除早期肺癌,同时尽可能多地保留正常肺

组织。保留肺实质体积是影响术后肺功能的主要因素,但只有足够的切缘才能保证亚肺叶切除的远期生存优于楔形切除,亚肺叶切除的肿瘤学效果不劣于肺叶切除。因此,亚肺叶切除术在完整切除肺结节和尽可能多地保留功能正常的肺实质之间存在明显的权衡。

南京市胸科医院创新性地提出了一种荧光双显可视化技术,即使用移动 CT 引导下术前经皮肺穿刺注射吲哚菁绿来定位肺结节。经吲哚菁绿荧光染色的肺结节可以通过荧光胸腔镜捕获,从而在术中实时显示定位的肺结节位置。术中首先精准识别并解剖离断靶段肺血管(靶段动脉或者靶段静脉)后,立即静脉注射吲哚菁绿显示出段间平面,根据段间平面识别和解剖剩余的靶段主要结构。这种新的改进技术结合了术前三维重建和段间平面术中识别的区域,更精准地识别靶段结构,可以实现更为精准的肺段切除术,是一种保证精确解剖靶段结构的"双重确认"方法。最终,将荧光染色的段间平面可视化和荧光染色的肺结节实时视觉定位相结合,保证直径≥2 cm 或大于等于肿瘤最大直径的足够切除边缘,进行精确的荧光胸腔镜下肺段切除术。该技术允许在术中使用吲哚菁绿荧光染色的同时显示靶段中肺结节的可靠定位和段间平面的明显分界,在胸腔镜肺段切除术中实时测量手术切缘,确保足够的肿瘤切缘,并且最大限度保留正常肺组织。这种方法可能有益于经验不足的年轻胸外科医生,避免因担心手术切缘阳性的潜在问题而进行不必要的扩大肺切除术。该技术在江苏省内外推广应用,通过手术演示和学术会议已推广应用到全国数十家医院。荧光精准肺段研究成果核心技术已发表在心胸外科专业 SCI 及国内核心期刊,共发表论文 9 篇(SCI 3 篇);在江苏省胸外科年会上多次进行大会发言,获得专利 2 项,江苏省新技术引进奖二等奖 1 项,南京市新技术引进奖二等奖 1 项,临床应用效果佳,大大促进了胸外科肺外科微创技术的发展,为肺结节患者提供了更优质的医疗服务。

3) 改良荧光技术,最大程度降低手术和麻醉创伤

目前,改良膨胀萎陷法是临床上最常用和简便的界定段间交界面的方法,但是膨胀的肺可能会阻挡手术视野,减少胸腔操作空间,给手术造成困难。近年来,荧光胸腔镜下注射吲哚菁绿显示段间平面的方法越来越多地被临床应用。但是,这两种方法产生的段间平面是否一致,是否接近真正的段间平面仍存在争议。为此,邵丰团队开展了国际上首个验证荧光法与改良膨胀萎陷法显露出段间交界面一致性和准确性的前瞻性、随机、对照研究并验证了荧光法与改良膨胀萎陷法显示的段间平面完全一致,包括细节的凹凸线均能完全重叠,揭示了两种方法的本质均为依赖肺动脉所形成的段间平面。该研究成果也被国际第一部胸外科荧光成像在胸外科应用专家共识(2022 年版)所录用。与传统的膨胀萎陷法相比,段间平面显示时间明显缩短(10.75 ± 3.78 s vs 988.00 ± 314.24 s,$p < 0.001$),界定段间平面更为迅速,可重复性强,且肺无需膨胀,手术操作便利,手术时

间缩短(108.75±31.28 min vs 138.00±32.47 min,$p=0.002$)。因此相比传统的膨胀萎陷法,荧光法术中可以快速、准确、清晰地显示段间线,降低手术难度,缩短手术时间,为胸腔镜解剖性肺段切除术提供可靠的技术保障。该研究成果同样也被国际第一部胸外科荧光成像在胸外科应用专家共识(2022 年版)所录用。此外,关于吲哚菁绿的注射时机仍存在争议。邵丰团队通过对临床经验的总结,推荐外科医生在临床上可根据术前3D-CTBA(三维 CT 支气管血管成像)模拟重建结果,初步选择注射时机:若术前三维重建结果满意,靶段解剖结构清晰,可考虑离断靶段动脉、支气管,在提起靶段支气管、动脉残端后寻找明确的靶段内静脉,也可在打开段门时判断段内静脉并予以离断,再进行外周静脉注射吲哚菁绿;若术前三维重建结果不满意,靶段解剖结构不是很清晰,可考虑在精准离断靶段内血管(靶段动脉或者靶段静脉)后即进行外周静脉注射吲哚菁绿,待吲哚菁绿经过肺动脉到达肺组织,需切除的靶段不显色,其余肺组织显示为绿色时,可在胸膜面形成清晰的段间平面,以电凝钩标记段间平面后即可退出荧光模式,而后联合段间静脉走向判断靶段静脉、靶段支气管等需要离断的靶段重要结构,可以达到事半功倍的效果。

过去的大多数国内外学者提出,段间平面精准识别的决定性因素在于靶段肺动脉的准确离断,认为肺段之间存在广泛的段间静脉交通支"非唯一性",仅离断靶段肺静脉无法形成段间平面。邵丰团队创新性地尝试在胸腔镜肺段切除中利用单一阻断靶段肺静脉后外周静脉吲哚菁绿荧光法识别段间平面,结果证实单一阻断靶段肺静脉后外周静脉吲哚菁绿荧光法可以识别清晰的段间平面,而且与阻断靶段肺静脉后形成的膨胀-萎陷的段间界线基本一致,意味着肺段切除术从靶段肺静脉入路单一切断后即可实现靶段肺循环的终止,形成准确可靠的段间平面,再次对静脉交通支"非唯一性"的理论提出了挑战。创新性地应用肺血管循环阻断法联合分子荧光显像技术判断肺段间交界面,实现了无论肺靶段动脉入路还是肺靶段静脉入路,均可以实施精准肺段切除术,在精准离断靶段肺血管后即注射吲哚菁绿,不需要离断靶段其余结构便可以产生颜色差异明显的段间平面染色区域,避免肺组织的不必要损伤和段间静脉的误断,从肺形态解剖学和肺血管灌注水平指导肺段手术,为外科医生在术前规划中根据肺结节所在靶段位置和解剖特点,采用阻断靶段肺动脉入路或靶段肺静脉入路提供了更加灵活的选择,更利于临床推广。胸外科邵丰作为主要成员之一参与制定国内首个吲哚菁绿近红外荧光成像在胸外科应用的中国专家共识。

4) 基于移动 CT 下手术室内一站式安全、无痛、舒适化肺部结节微波消融术

外科手术成为高龄、心肺功能差、既往肺切除史的肺结节/肺癌患者的禁忌;多原发肺结节/肺癌手术仅能切除主病灶,残余肿瘤无法再次行手术切除,引发患者的紧张焦虑。而消融对心肺功能要求较外科手术低,成为除手术治疗以外的重要的肺结节/肺癌

局部治疗方式。

微波消融(microwave ablation，MWA)是利用 CT 或在超声等影像技术定位引导下，把一根直径不到 2 mm 的微波消融针插入肿瘤中心，微波能量转化为热能后作用于肿瘤组织，使之发生凝固性坏死，而周围组织极少或不受损伤。5~10 min 就把一个近鸡蛋大小的肿瘤完全"烧死"，以达到灭活肿瘤组织的目的。该技术创伤小、费用低、住院时间短、可重复、对肺功能损伤小，应用于上述患者，其治疗效果较好，无明显不良反应或严重并发症，已在南京市胸科医院广泛开展。

南京市胸科医院的微波消融术具有鲜明的特点：① 引进 BodyTom 移动全身 CT，安装于手术室内，相较于传统固定 CT 可大幅度减少散射线。针对不同年龄、不同体重的患者可设置相应的扫描方案，通过剂量降低软件控制扫描剂量，大大降低患者受到辐射的风险。通过无线传输，可与 PICS、HIS 系统无缝兼容。消融治疗的所有操作过程均在手术室内完成，术前进行精确定位，术后及时查看消融范围，如术中术后出现出血、气胸等并发症可随时处理，确保患者安全。② 通过引进基于 CT 数据的医学影像处理软件，利用患者胸部 CT，术前对肺组织、病灶和邻近重要脏器进行三维重建，可实现消融边界定量评估、疗效三维显示、误差综合分析从而实现个体化精准消融治疗。③ 术中全程给予基础麻醉及多功能心电监护，确保患者治疗过程舒适无痛，配合度极佳，避免因患者躁动出现消融天线移位而影响治疗效果。

5) 局部晚期肺癌新辅助转化手术，从绝症到治愈

肺癌是我国第一大癌种，其中约 85% 为非小细胞肺癌(NSCLC)，其中约 30% 的 NSCLC 患者在就诊时已为局部晚期。局部晚期 NSCLC 具有高度异质性，肿瘤大小及淋巴结受累情况差异极大，导致患者生存、预后及治疗方式均存在很大差异。局部晚期 NSCLC 肿瘤大小及淋巴结受累情况差异极大，是一组异质性较强、预后差异较大的疾病，患者能否接受根治性手术切除对预后有极大的影响，且实现 R0 切除的患者也存在较高的术后复发风险。故在临床实践中，医生会考虑采用新辅助治疗方案，尝试降期缩瘤，为患者争取更大的手术机会，创造进行微创手术的条件和保留更多肺组织的可能性，术后继续辅助治疗，从而降低患者的复发风险。这种围手术期全程治疗方案不仅可以带来手术获益，也有望让患者获得更长的生存获益。但传统新辅助化疗缩瘤降期效果欠佳，在长期生存方面，新辅助化疗和辅助化疗仅能提升仅 5% 的 5 年生存率，整体获益不尽如人意。近年来，研究学者在早中期 NSCLC 围手术期治疗领域对免疫治疗进行了大量探索，结果显示免疫联合化疗围手术期治疗相较化疗有更高的影像缓解率和病理缓解率，可以提升手术可行性和微创手术比例，并带来患者生存获益，成为早中期 NSCLC 患者的首选。

目前，单孔胸腔镜手术在早期 NSCLC 治疗中的安全性和可行性已经得到了肯定，被

视为早期 NSCLC 的标准治疗方法之一。然而,针对局部晚期 NSCLC 尤其是新辅助免疫治疗后的患者,临床对开展单孔胸腔镜手术的可行性和难度有所顾虑。南京市胸科医院开展的一项"单孔胸腔镜手术在局部晚期 NSCLC 患者新辅助免疫治疗后的可行性研究"的结果显示,局部晚期 NSCLC 患者在新辅助免疫治疗后行单孔胸腔镜手术相较于开放手术出血量更少,手术时间更短,术后出院时间更短。两者术后拔管时间、术后并发症发生率等均无统计学差异。在手术操作流程中有一些值得注意的技巧:如尽量减少病肺的翻动,避免不必要肿瘤破裂及肺组织损伤;充分游离,空间换角度,后纵隔—叶裂—肺门—叶裂,提高手术效率;先清扫纵隔淋巴结,灵活处理肺门结构;做好肺动脉的预阻断准备;肺切除完成后先止血。通过术前 MDT(多学科会诊)讨论,在选择合适的病例且熟练掌握单孔胸腔镜技术的前提下,在单孔胸腔镜下完成局部晚期非小细胞肺癌新辅助免疫治疗后肺切除是安全可行的,这也是对胸部微创化技术的有益探索。术后进行辅助治疗以降低复发转移风险,将极大改善患者预后,为患者的长期生存保驾护航。

胸科医院团队对局部晚期肺癌诊疗的探索从未止步,"以患者为中心""新辅助＋手术＋辅助"围手术期治疗模式,让更多局部晚期肺癌患者从身患绝症到被治愈,从不可手术到降期转化手术,从开胸大创伤手术到单孔胸腔镜微创手术,从肺组织大范围切除到高难度精准保肺功能手术,收获了生存获益与可期未来,有效兼顾肿瘤综合治疗和生活质量。

第四节

肺癌的流行病学

肺癌是全球范围内最常见的恶性肿瘤之一,其发病率和死亡率一直处于较高水平,给人类健康带来了巨大负担。我国肺癌流行病学特征显著,与西方存在明显差异。据我国癌症中心 2022 年颁布的数据,肺癌在我国仍是最常见的恶性肿瘤,其发病率和死亡率均位居首位,严重威胁我国公众健康。此外,我国肺癌还表现出年龄与吸烟情况的差异。既往世界卫生组织(WHO)认为,肺癌是最有可能预防的疾病,因为大约80%的肺癌病例都与吸烟有关。然而,我国自十几年前开始进行肺癌筛查以来,发现除了吸烟者外,传统非高危人群中的年轻女性和不吸烟者中也出现了大量肺癌患者[13]。

近年来,肺癌在流行病学和诊疗方面均经历了巨大变化。从肺癌流行现状和危险因素的研究到多组学技术在个体化风险评估中的应用,再到循环标志物在早期筛查中的潜在作用,以及大数据和人工智能在肺癌精准诊断中的应用,都为肺癌的预防、诊断和治疗提供了新的思路和方法。本节将对这些方面的内容进行详细阐述,并展望未来的发展方向。

一、肺癌流行现状和危险因素研究

肺癌是全球范围内最常见的癌症之一,也是导致癌症相关死亡的主要原因之一。了解肺癌的流行现状和危险因素对于预防和治疗该疾病至关重要。在研究肺癌流行现状和危险因素时,发现吸烟、环境因素、遗传因素、职业暴露等多种因素与肺癌的发病风险密切相关。这些研究为肺癌的预防、筛查和治疗提供了重要的参考依据。

1. 肺癌的全球流行现状

肺癌的发病率在全球范围内呈现出明显的地域差异。根据世界卫生组织(WHO)的数据,截至最近一次统计,2022 年全球约有 250 万例新发肺癌病例,占所有癌症新病例的 12.4%。发达国家的肺癌发病率通常较高。欧美、日本等国的肺癌发病率较为突出。例如,美国每年有数十万例新发肺癌病例报告,占据总癌症病例的很大比例。尽管肺癌在发达国家的发病率较高,但随着经济发展和生活方式改变,发展中国家的肺癌发病率也在逐渐上升。中国、印度、巴西等国家的肺癌发病率呈现出增长的趋势。

中国的肺癌发病率长期居高不下。根据中国国家癌症中心发布的数据,肺癌一直是中国男性和女性最常见的癌症之一。与世界其他地区一样,中国男性的肺癌发病率远高于女性。然而,随着女性吸烟率的上升和环境污染的恶化,女性肺癌病例也呈逐渐增加的趋势。在中国,东部地区的肺癌发病率通常高于中西部地区。这与东部地区的工业化程度和城市化程度较高、环境污染较严重等因素有关。肺癌在中国的发病年龄呈现出年轻化趋势,即有越来越多的年轻人患上肺癌。这可能与年轻人的吸烟率上升、环境污染加剧等因素有关。

肺癌的死亡率在全球范围内也存在显著差异。肺癌是导致癌症相关死亡的主要原因之一。根据世界卫生组织(WHO)的数据,截至最近一次统计,2022 年全球约有 180 万人死于肺癌,占所有癌症相关死亡的 18.7%。发达国家的肺癌死亡率通常较高,这主要是由高吸烟率、环境污染程度和较好的癌症筛查诊断水平等因素导致的。例如,美国每年有数十万人死于肺癌,发展中国家的肺癌死亡率也在逐渐上升。虽然发展中国家的肺癌发病率可能不如发达国家那么高,但由于医疗资源有限、癌症早期筛查率低等原因,肺癌的死亡率较高。作为全球人口基数第二大的国家,中国在肺癌防治方面面临着前所未有的挑战。2022 年中国新发肺癌病例约 87.1 万,新增肺癌死亡病例约 76.7 万,分别占所有恶性肿瘤发病和死亡病例的 18.1% 和 23.9%。肺癌新增和死亡病例均位居我国恶性肿瘤的首位。当前,肺癌仍是全球范围内人类的重大健康挑战,其发病率和死亡率仍然居高不下。吸烟、环境因素、遗传因素等是导致肺癌的主要原因,针对这些因素采取有效的控制和干预措施至关重要。通过加强吸烟控制、环境治理、癌症筛查和早期诊断以及改善医疗条件等措施，可以有效降低肺癌的发病率和死亡率，提高人们的生活质量和健康水平。

2. 影响肺癌发病和死亡的因素

肺癌的发病和死亡受到多种因素的影响，主要包括以下几个方面：

1）吸烟

吸烟是导致肺癌的主要危险因素，约85％的肺癌病例与吸烟有关。长期吸烟会导致肺部组织发生恶性变化，增加罹患肺癌的风险。不仅是主动吸烟者，被动吸烟也与肺癌发病风险增加相关。大量的流行病学研究表明，吸烟与肺癌之间存在明显的相关性。吸烟者的肺癌发病率远远高于非吸烟者，而且吸烟者的肺癌患病风险与吸烟量和持续时间成正相关关系。烟草烟雾中含有多种致癌物质，如苯、丙烯酰胺、烯丙基脱氧胞苷、烟碱和多环芳烃等。这些物质可以通过吸入进入肺部组织，引发DNA损伤和突变，从而导致正常细胞发生恶性转化形成肿瘤。吸烟量越大、吸烟时间越长的人群患肺癌的风险越高。而且，戒烟后的肺癌患病率会逐渐下降，进一步证明了吸烟与肺癌之间的因果关系。

2）环境因素

空气污染、工业化程度、放射性物质暴露等环境因素也与肺癌发病率密切相关。空气中的污染物质，如颗粒物、臭氧、一氧化碳、二氧化氮等，是导致肺癌的重要环境因素之一。这些污染物质中的某些成分具有致癌性，例如，细颗粒物（$PM_{2.5}$）中的多环芳烃等物质可以通过吸入进入肺部组织，引发DNA损伤和突变，从而促进肺癌的发生。室内空气中的污染物质也会增加肺癌的发病风险。例如，室内吸烟、室内燃烧生物质燃料产生的烟雾等都含有致癌物质，长期暴露会增加患肺癌的风险。

3）遗传因素

肺癌在一定程度上也具有遗传倾向。多项研究表明，有家族史的人患上肺癌的风险比一般人群更高。据估计，如果一个人的一级亲属（如父母、兄弟姐妹）患有肺癌，那么他患肺癌的风险将明显增加。孪生研究是研究遗传因素的重要方法之一。通过比较一卵双生子（拥有相同基因）和双卵双生子（基因不完全相同），研究者可以确定肺癌发病中遗传因素的贡献。这些研究表明，一卵双生子患上肺癌的风险比双卵双生子更高，这暗示了遗传因素在肺癌发病中的作用。近年来，随着基因组学技术的发展，科学家们已经发现了与肺癌风险相关的一些基因变异。例如，一些研究发现，特定基因的变异与肺癌发生的增加风险有关。这些基因变异可能影响肺癌的发展。因此，有家族史的人更容易患上肺癌，但具体的遗传机制还在研究之中。

4）职业暴露

职业暴露因素是指在工作场所接触到的致癌物质或环境，长期接触这些物质可能增加患肺癌的风险。例如石棉，石棉是一种常见的职业致癌物质，长期暴露于石棉纤维可能导致肺部组织的损伤,增加患肺癌的风险。石棉通常用于建筑材料、隔热材料、汽车零部件等制造业中。镍和铬,在一些工业生产过程中,如金属加工、焊接、镀铬等过程中可能产生镍和铬的粉尘或气体,长期暴露可能增加患肺癌的风险。放射性物质,某些职业环境中存在放射性物质,如放射性矿石开采、医疗放射治疗、核工业等,长期接触可能增加患肺癌的风险。化学物质,许多化学物质都具有致癌性,如苯、氯乙烯、甲醛等。这些物质在化工、制药、染料、油漆等行业中广泛使用,长期暴露可能增加患肺癌的风险。焦油和烟雾,在一些职业中,如焊接、炼油、柴油发动机排放等,可能会产生焦油和烟雾,长期暴露可能增加患肺癌的风险。农药和化肥,在农业生产中使用的农药和化肥中可能含有致癌物质,如氯乙烯、苯胺等,长期暴露可能增加患肺癌的风险。长期暴露于工作环境中的致癌物质可能会增加患肺癌的风险。因此,职业安全和健康管理对预防职业性肺癌至关重要。

5) 性别和年龄

以往男性肺癌发病率高于女性,目前女性患肺癌的趋势确实呈上升趋势,而且相对于男性,女性更容易受到一些特定风险因素的影响。女性更易患肺癌的原因是多方面的。第一,吸烟率的增加是女性肺癌患病率上升的主要因素之一。随着社会文化和经济条件的改变,一些地区女性吸烟率逐渐增加,长期吸烟是导致肺癌的主要危险因素之一。第二,女性可能更容易接触到环境污染物质,如室内空气中的二手烟、空气污染物等,增加了患肺癌的风险。第三,激素因素也可能与女性患肺癌的风险有关,例如雌激素可能会影响肺部细胞的生长和分化。第四,肺癌的发病率随着年龄的增加而增加,60 岁以上的人群更容易患上肺癌。随着年龄的增长,人体的免疫功能会逐渐下降,这使得身体更容易受到肿瘤的侵袭。免疫系统的衰老可能导致对肿瘤细胞的识别和清除能力降低,增加了肺癌的发生风险。另外,随着年龄的增长,人体的细胞修复和再生能力逐渐减弱,这使得细胞受到损伤后更难以恢复正常状态。如果肺部细胞受到损伤,例如由吸烟引起的DNA 损伤,如果修复能力下降,就会增加细胞发生恶性变异的可能性,从而增加患肺癌的风险,个体长期暴露于各种致癌物质的机会也会增加。例如,长期吸烟、职业暴露于化学物质、环境污染等都是导致肺癌的危险因素,而这些暴露通常是在长时间内积累的,因此随着年龄的增长,肺癌的发生风险也相应增加。

二、 多组学技术助力完善肺癌个体化风险评估

评估个体发生肺癌的风险,明确高危人群是提高肺癌筛查或预防性治疗效果的关键。多组学技术(Multi-omics)是一种综合利用多种生物学信息来研究生物系统的方法,包括基因组学、转录组学、蛋白质组学和代谢组学等。在肺癌个体化风险评估中,多组学技术具有明显优势,如利用多组学技术可以鉴定与肺癌发病相关的生物标志物,这些标

志物可以用于早期筛查、诊断和预后评估。通过整合不同组学层面的数据，可以更精准地确定与肺癌相关的生物标志物，并加强其在临床应用中的可靠性和准确性。通过分析肿瘤的基因组、转录组和蛋白质组等信息，可以识别个体化的治疗靶点，并为患者提供更有效的靶向治疗方案，从而提高治疗效果和生存率。

1. 遗传基因组标志物

遗传基因组标志物的发现和应用为肺癌个体化风险评估提供了重要依据。通过分析个体的遗传基因组信息，可以更准确地评估其患肺癌的风险，并采取相应的预防措施。

2. 嵌合基因组标志物

嵌合基因组标志物是近年来备受关注的研究方向之一。通过对肺癌细胞基因组的深入研究，已发现了许多与肺癌发生相关的基因突变和嵌合事件，为肺癌的个体化治疗提供了新的靶点。

3. 表观遗传学标志物

表观遗传学标志物是指在基因组水平上的表观遗传修饰变化，在肺癌的发生和发展过程中起着重要的调控作用。研究人员已经发现了许多与肺癌相关的表观遗传学标志物，并探索了其在肺癌个体化治疗中的应用前景。

三、分子生物学应用于肺癌早期筛查

1. 液体活检辅助诊断

肺癌早期诊断意味着早期干预与更好的预后，液体活检技术为肿瘤的早期肺部小结节筛查提供了可能。液体活检是指通过采集肺部小结节患者外周血或其他体液样本进行可反映肿瘤分子谱特征的无创检测技术，被认为是一种更简单、更安全、更具成本效益且侵入性更小的良恶性肺部小结节诊断和监测的方法。循环肿瘤 DNA（ctDNA）、循环肿瘤细胞（CTC）甚至外泌体（exosome）是目前受关注的液体活检指标，尤其是 ctDNA 和 CTC 的临床价值和检测方法日趋完善，而外泌体尚处于临床转化研究阶段。外泌体中含有 DNA、mRNAs、miRNA 以及蛋白类物质，特别的是外泌体中含有的 miRNA 及 mRNA 可通过突变、剪接变异体以及基因融合等的检测从不同角度监测肿瘤的进展与转归预后等的关系，相对于 ctDNA 每个细胞仅有 2 个拷贝的数量来说，高表达的基因其 mRNA 拷贝数较高，通过外泌体进入外周血及其他体液，其较高的丰度使外泌体有望成为理想的肿瘤标志物。

2. 无创多元分析诊断

使用单一技术平台筛查早期肺癌，敏感性和特异性均较低。考虑到肺部小结节生物学的复杂性,我们希望联合更多的无创辅助诊断技术,提高肺部小结节恶性诊断率。我们通过整合肺部小结节数据库,包括 CT 影像学肺部小结节临床特征、蛋白质生物标志物、外泌体、ctDNA 突变和 ctDNA 甲基化等在内的多种无创检测方法来提高恶性肺部小结节的诊断效率。旨在通过多元无创联合检测提高肺部小结节的诊断特异性,更好地服务于临床胸外科医生,筛查出需要手术干预的早期肺癌的肺部小结节,而将阴性的肺部小结节排除在外,避免不必要的手术切除。

四、大数据和人工智能助力肺癌的精准诊断

随着大数据和人工智能技术的快速发展,越来越多的研究致力于将这些先进技术应用于肺癌的精准诊断中。利用大数据分析肺癌患者的临床表现、影像学特征和分子标志物数据,结合人工智能算法进行模式识别和预测,可以大大提高肺癌的诊断准确性和精准度。

1. 早期筛查和诊断

人工智能技术可以通过分析影像数据,如 X 光、CT 扫描和磁共振成像,快速而准确地检测出肺部异常,有助于早期发现肺癌病变。深度学习算法可以帮助医生识别图像中的微小细节和特征,提高了早期诊断的准确性和敏感性。

2. 影像特征分析

人工智能技术能够对肺癌患者的影像数据进行精细的特征分析,包括肿瘤大小、形状、位置等信息,为医生制定个性化的治疗方案提供重要参考。

3. 辅助决策制定

人工智能可以根据患者的临床数据、基因组信息、影像学特征等多种信息,辅助医生制定最佳的治疗方案。例如,结合机器学习算法的临床决策支持系统,可以根据患者的病情和个体特征推荐最合适的治疗方案。

4. 预后评估和治疗监测

人工智能技术可以通过监测肿瘤的生长速度、代谢活性等指标,预测患者的预后情况,并及时调整治疗方案。此外,人工智能还可以利用机器学习算法分析患者的临床数据,监测治疗效果和患者的生存率,为临床医生提供及时的反馈和建议。

5. 个体化治疗

基于人工智能技术的个体化医疗平台可以结合患者的基因组信息、临床表现等多种数据,为患者提供个性化的治疗方案。例如,通过分析肿瘤的基因突变情况,人工智能可以帮助医生选择最有效的靶向治疗药物,提高治疗的有效性和安全性。

6. 临床研究和知识发现

人工智能技术可以对大规模的临床数据进行分析和挖掘，发现新的治疗靶点、预测生存风险因素等，为肺癌治疗的研究和临床实践提供新的思路和方法。

五、肺癌的科学筛查

科学合理的筛查策略需要平衡个人风险因素、筛查的普适性与可及性、CT 对个人健康的潜在风险以及医疗资源的合理配置等问题。总的来说，建议高危人群每 2 年进行一次 CT 筛查；对于传统的非高危人群，则可采取低龄低频策略，即任何年龄可以做第一次低剂量 CT 筛查，如果没问题，再将筛查间隔延长至 5 年或 10 年。

1. 高危人群

对于传统高危人群，即重度吸烟者和年长者，许多专业指南推荐每年进行一次 CT 筛查。一项前瞻性研究对比了每年筛查和两年筛查的效果，结果显示两者相当。此外，频繁的 CT 检查可能增加射线对人体的损伤。已有研究表明，血液系统肿瘤风险增加可能与过多的 CT 检查有关。因此，权衡利弊后，更推荐 2 年进行一次筛查。

2. 非高危人群

对于传统的非高危人群，即除了吸烟者和年长者以外的其他人群，可以采取低龄低频的筛查策略。目前肺癌的发病年龄正在年轻化，甚至在十几岁的孩子中也出现了肺癌病例。因此建议任何年龄段的人都应该至少进行一次 CT 筛查。同时，为了避免过度筛查和射线损伤，若初筛结果正常，可将筛查间隔延长至 5 年甚至 10 年。特别是对于无家族病史、无不良嗜好或无职业暴露史人群，甚至建议可以在 10 年后再进行筛查。

六、未来肺癌防治发展方向

未来肺癌防治的发展方向是个体化、精准化、多元化和智能化。不断进步的科学技术、医疗研究和创新治疗方法使得人们对未来肺癌的治疗充满希望。

1. 个体化治疗

未来肺癌治疗将更加注重个体化。通过基因组学、转录组学等技术，可以更精准地了解肺癌患者的分子特征，从而选择最适合的治疗方案，如靶向治疗、免疫治疗等。个体化治疗可以提高治疗效果，减少副作用，延长患者的生存时间。

2. 免疫治疗的发展

免疫治疗是近年来肺癌治疗的一大突破，未来将进一步发展。包括检查点抑制剂、CAR-T 细胞疗法等在内的免疫治疗手段有望取得更好的疗效，并且可能会拓展到更广泛的肺癌患者群体。

3. 新药物的开发

随着对肺癌生物学的深入了解,将有更多新药物被开发出来,包括针对特定分子靶点的靶向药物、抗血管生成药物等。这些新药物有望提高患者的生存率,改善其生活质量。

4. 液体活检和循环肿瘤 DNA 检测

液体活检和循环肿瘤 DNA 检测是无创的肺癌诊断和监测方法,可以通过患者的血液样本检测肿瘤相关的 DNA 片段和其他标志物。未来这些技术可能会更加成熟和普及,为肺癌患者提供更方便、及时的监测和治疗选择。

5. 智能辅助决策系统

未来可能会出现更加智能化的辅助决策系统,结合大数据和人工智能技术,帮助医生更准确地制定治疗方案,预测患者的治疗反应和预后情况。

6. 综合治疗模式

未来肺癌治疗可能会更加强调综合治疗模式,包括手术、放疗、化疗、靶向治疗、免疫治疗等多种治疗手段的结合应用,以最大限度地提高治疗效果和生存率。

第五节

肺部结节诊疗进展

在全世界范围内,不管在男性还是女性患者中,肺癌已成为发病率和癌症相关死亡率最高的恶性肿瘤,大约 85% 肺癌患者为非小细胞肺癌,其中又以肺腺癌居多。大多数肺癌患者因缺乏典型临床症状,在就诊确诊时已属于中晚期,平均 5 年生存率仅有 16.8%,然而局限性病灶未发生淋巴结及远处转移时的肺癌患者,平均 5 年生存率可达到 52.2%,以肺结节为表现的早期肺癌,平均 5 年生存率可达到 100%。由此可见,肺癌的早发现、早诊断、早治疗有利于改善预后,提高肺癌患者的总体生存率。

2011 年,美国国家肺癌筛查试验(National Lung Screening Trial,NLST)首次报道低剂量计算机断层扫描筛查在高危人群中可降低肺癌的死亡率。因此,肺癌最有效的控制手段仍然在于早期筛查、早期诊断和早期治疗。肺部小结节可能是肺部疾病进展的初始阶段,肺部磨玻璃样变可能是肺癌的早期病变。正确诊断肺部小结节并判断其良恶性,对开展相应的临床治疗具有重要意义。但肺部小结节的过度诊断、过度治疗也会增加社会医疗费用和患者的心理负担。本节聚焦我国肺部结节的早期筛查以及精准诊断的现状和研究进展。

一、肺部结节的初检和筛查方法

肺结节是指在肺实质内而不属于正常肺组织的结节状阴影,直径≤3 cm。其中,直径在 5～10 mm 的称为小结节,直径小于 5 mm 的称为微小结节,而大于 3 cm 的称为肿块。肺结节可以表现为单独一个,也可以是多个。80% 以上的肺结节都是良性的,比如说肺的良性肿瘤、肺炎、肺结核、肺动静脉畸形、陈旧性病灶等。当然也有一部分结节是恶性的,而少数肺良性结节在随访的过程中可能会出现恶变,我们称之为高危肺结节。高危肺结节是可能为肺癌或可能转变为肺癌风险较高的肺结节。如同时有长期吸烟史、肺癌家族史、身体别的器官有明确恶性肿瘤等多个危险因素,肿瘤直径≥1.5 cm 或者直径介于 0.8～1.5 cm 之间但表现出分叶、毛刺、胸膜牵拉、含气细支气管征和空泡征、偏心厚壁空洞等恶性 CT 征象的结节,以及直径大于 0.8 cm 的部分实性结节为高危结节。是否为高危结节需要经验丰富的影像科医生、呼吸科医生或胸外科医生综合判断[14-16]。

常用的有胸部 X 射线、CT(计算机断层扫描)、PET-CT(正电子发射体层成像-计算机断层扫描)等。在选择筛查方法时,需要综合考虑其准确性、成本、辐射剂量以及患者的健康状况和个人偏好等因素。

1. X 射线胸片

胸部 X 射线是最常见的初筛方法之一。它的优势在于简便、价廉,可以用于初步筛查大多数肺部结节。通过 X 射线胸片,医生可以初步了解患者肺部的情况,包括是否存在结节、结节的大致位置和形态。然而,胸部 X 射线的缺点也比较明显。首先,它对小尺寸或位置隐蔽的结节不够敏感,容易产生假阴性结果,这意味着有些患者可能被漏诊。其次,X 射线辐射剂量较高,不适合作为频繁的筛查手段,特别是对于年轻人或者需要多次筛查的高风险人群而言,辐射的影响可能会受到他们的关注。

2. 胸部 CT 扫描

CT(计算机断层扫描)是一种更为精确的筛查方法。CT 扫描可以提供更精细的图像,有助于确定结节的性质和位置,对于小尺寸结节的检测更为敏感。相比于 X 射线,CT 扫描可以更准确地检测到潜在的肿瘤病变。然而,CT 扫描也有一些缺点。首先,相比于 X 射线,CT 扫描成本更高,需要更多的时间和资源。其次,CT 扫描的辐射剂量也较大,可能增加患癌风险,尤其是在长期进行频繁检查的情况下。此外,CT 扫描结果可能会产生假阳性,需要进一步检查以确认,这可能会增加患者的焦虑和不必要的医疗费用[17]。

3. PET-CT 检查

PET-CT(正电子发射体层成像-计算机断层扫描)结合了正电子发射体层成像和计

算机断层扫描的优势。PET-CT 可以提供更全面的信息,包括代谢活性和结构特征,有助于区分良性和恶性结节。因此,PET-CT 在肿瘤诊断和评估方面具有很高的准确性。然而,PET-CT 也有一些缺点:① 与 CT 相比,PET-CT 的成本更高,需要更多的资源和时间。② PET-CT 的辐射剂量更大,可能会对患者的健康产生一定影响。③ PET-CT 在区分肿瘤的性质方面可能存在一定的局限性,有时候也可能产生假阳性或假阴性结果。

二、肺部结节的辅助检查

肺部结节的良恶性判断对于患者的治疗和预后至关重要。除了传统的组织活检方法外,近年来涌现出多种新的液体活检辅助技术,为肺结节的良恶性判断提供了更多的选择。这些液体活检技术包括血液标志物检测、体液分析、基因组学和蛋白质组学等,具有非侵入性、快速、准确的特点,为临床医生提供了更多的信息来指导治疗决策。

1. 血液标志物检测

血液标志物检测是通过分析患者血液中的特定蛋白质、细胞因子、DNA 片段等来间接反映肿瘤的存在和性质。这些标志物的水平可以受到肿瘤细胞产生、释放或免疫反应的影响。血液标志物检测简单、具有非侵入性,适用于大规模筛查和长期监测。部分标志物如 CEA(癌胚抗原)、CYFRA 21-1 在某些肺癌类型中具有较高的敏感性和特异性,能够为肺结节的良恶性判断提供辅助信息。血液标志物的特异性和敏感性可能存在局限性,尤其是对于早期肿瘤和非特异性标志物。此外,某些标志物在其他疾病或炎症状态下也可能升高,可能导致假阳性结果。因此,血液标志物通常需要结合其他检查手段来进行综合评估。

2. 体液分析

体液分析是通过检测患者呼吸道分泌物、唾液等体液中的细胞、DNA、RNA 等生物标志物来间接反映肺结节的性质。例如,痰液中的癌细胞、DNA 突变等可以提供重要信息用于诊断和分型。体液分析是一种非侵入性的检测方法,对无法进行组织活检或者不适合手术的患者尤其有价值。此外,体液样本相对容易获取,可反复采集,适用于长期监测和动态观察。体液分析的标本获取和分析的标准化和规范化仍然面临挑战,样本中的细胞或分子可能受到采集技术、处理过程等因素的影响。此外,体液分析结果的临床意义仍需进一步研究和验证。

3. 基因组学

基因组学技术通过检测肿瘤细胞中的基因组变异,如突变、融合基因等,来进行肿瘤诊断和分型。例如,利用下一代测序技术可以检测到肿瘤细胞中的特定基因突变,从而帮助鉴别肿瘤的性质。基因组学技术具有较高的准确性和灵敏度，能够发现肿瘤的潜在驱动基因变异，为个体化治疗提供指导。此外，随着技术的发展，基因组学分析的成本不断降低，已逐渐成为临床常规的检测手段。基因组学技术对设备和技术要求较高，需要专业的实验室和操作人员。此外，某些肿瘤类型的基因变异可能较为复杂，对其的解读和识别可能存在一定困难。

4. 蛋白质组学

蛋白质组学技术是通过分析肿瘤组织或体液中的蛋白质表达水平，来进行肿瘤诊断和分型。例如，质谱技术可以快速、准确地检测肿瘤标志蛋白，从而为良恶性判断提供支持。蛋白质组学技术能够直接反映肿瘤组织或体液中蛋白质的表达情况，具有较高的准确性和灵敏度。此外，一些新兴的蛋白质组学技术如蛋白质芯片、质谱成像等也为肿瘤诊断提供了新的途径。蛋白质组学技术对设备和技术要求较高，需要专业的实验室和操作人员。此外，样本的处理和分析过程中可能存在一定的干扰因素，需要对其谨慎处理。

在临床实践中，通常会将多种液体活检技术结合起来，综合分析患者的临床资料、影像学检查结果以及液体活检结果，以提高对肺结节良恶性的判断准确性。未来随着技术的不断进步和临床数据的积累，液体活检辅助技术有望成为肺部结节良恶性判断的重要手段之一，为患者提供更加个性化、精准的治疗方案。

三、肺部结节良恶性鉴别和精准评估

肺结节的良恶性鉴别和精准评估对于患者的诊断、治疗和预后至关重要。通过精准评估，可以实现早期发现、个体化治疗、减少不必要的检查和治疗，并指导患者的随访和监测，从而提高患者的生存率和生活质量。

1. 影像学特征评估

恶性肺结节的影像学特征主要包括边缘不规则、大小形态多变、密度不均匀、周围模糊或毛糙征、空泡征、边缘毛刺征、淋巴结转移、邻近器官浸润和血管征等。根据这些特征并结合临床表现和病理检查可以帮助医生做出准确的诊断和评估，指导患者的治疗和管理。

1）边缘不规则

恶性肺结节的边缘通常不规则，缺乏光滑的界限，可能呈现锯齿状或分叶状。这种不规则边缘可能反映了肿瘤细胞的浸润性生长，与周围正常肺组织难以区分。边缘不规则是肺结节恶性程度的一项重要指标，但并非绝对。一些良性结节也可能呈现不规则边缘，特别是在结节周围存在瘢痕组织或纤维化时。因此，边缘不规则通常需要结合其他影像学特征和临床资料来综合评估。

2）大小和形态多变

恶性肺结节的大小和形态可以呈现多样化，包括圆形、卵圆形、分叶状等。此外，恶性肿瘤通常呈现较快的生长趋势，因此可能在短时间内出现明显的尺寸变化。结节的大小和形态多变性并不具有特异性，因为良性结节也可能具有相似的特征。因此，单纯通过大小和形态评估结节的良恶性并不准确。结合其他影像学特征和临床资料进行综合评估更为重要。

3）密度不均匀

恶性肺结节的密度通常不均匀，可能表现为结节内部的坏死、囊变、出血等不同密度的区域。这种不均匀密度的分布反映了肿瘤内部组织的异质性。密度不均匀是恶性肺结节的常见特征，但并非具有特异性。良性结节如感染性肺炎、炎症性假瘤等也可能呈现不均匀密度。因此，密度不均匀需要结合其他影像学特征和临床资料来进行综合评估。

4）周围模糊或毛糙征

恶性肺结节的边缘常可见模糊不清或毛糙征象，与周围正常肺组织呈现不规则过渡。这种模糊或毛糙征象反映了结节与周围组织的浸润、破坏或纤维化。周围模糊或毛糙征象是恶性肺结节的常见特征，但并非绝对。一些良性结节也可能伴有类似的特征，特别是在结节周围存在瘢痕组织或纤维化时。因此，需要结合其他影像学特征和临床资料进行综合评估。

5）空泡征

部分恶性肺结节可出现内部部分或完全空虚的区域，称为空泡征。这些空泡区域可能是由肿瘤内部坏死所致。空泡征是恶性肺结节的常见特征之一，但并非具有特异性。良性结节如肺脓肿、空洞性肺炎等也可能出现类似的表现。因此，需要结合其他影像学特征和临床资料来对空泡征进行综合评估。

2. 动态密切随访对比

密切随访犹如警察盯嫌疑人，得通过长期的观察最后确定对方的好坏。CT 检查就是那个警察，而肺结节就是那个嫌疑人。判断的方法就是在一段时间内再次做 CT 检查（最好是薄层 CT），与之前的 CT 进行对比，判断大小、密度、位置等是否出现变化。良性结节一般在长期随访中均不会出现明显变化，而恶性结节可以在短期内生长。具体随访间隔的时长应由经诊医生根据病史及检查结果综合判断，高危肺结节应该缩短随访时间。

1）选择合适的时间间隔

在进行胸部 CT 检查时，通常需要在一定的时间间隔内重复检查，以便比较结节的变化。时间间隔的选择可能因患者的具体情况和医生的建议而异，但通常为数月至一年之间。

2）保持一致的扫描条件

在进行两次 CT 检查时，要尽量保持扫描条件的一致性，包括设备参数、扫描方式、扫描范围等，以确保结果的可比性。

3）结节大小和形态变化

比较 CT 检查中结节的直径或体积变化。恶性结节通常在较短的时间内增大较快，而良性结节的增长速度较慢或者保持稳定。观察结节的形态是否发生改变，如边界是否变得更加模糊、结节是否出现分叶状或凹凸不平等特征。

4）结节密度和边缘特征

比较 CT 检查中结节的密度变化情况。恶性结节通常具有不均匀的密度，内部可能出现坏死、囊变或出血等情况，而良性结节的密度通常较为均匀。观察结节边缘的特征，如边界是清晰、光滑，还是毛糙。恶性结节的边缘通常不规则、毛糙，与周围组织交界不清晰。

5）增强扫描的变化

比较 CT 增强扫描中结节在动脉期和延迟期的增强情况。恶性结节通常在动脉期或延迟期呈现明显的强化，而良性结节的强化程度较低或无强化。

6）其他特征

观察结节是否有钙化，并对比 CT 检查中的钙化情况是否有变化。一些良性结节可能会出现钙化，但恶性结节通常不会出现钙化或者有较少的钙化。评估结节是否影响周围肺组织或器官，并观察是否有扩散、侵袭等情况。

7）综合其他因素进行评估

除了直接比较 CT 影像外，还应考虑患者的临床症状、病史、生物标志物检测结果等其他因素，进行综合评估。

3. 口服抗生素后短期复查

肺炎或不典型肺炎表现为肺结节的增多，很多患者经过短期口服抗生素治疗后肺结节就消失或明显变小。特别是首次发现磨玻璃结节，抗生素治疗尤为重要。

1）感染性疾病排除

有时候，肺部结节可能是由于感染引起的，如细菌、真菌或寄生虫感染所致。在评估肺结节时，首先需要排除感染性疾病，因为感染可能导致结节的形成和增大。在怀疑感染的情况下，给予适当的抗生素治疗可以帮助确定结节是否与感染有关。

2）治疗试验

在无法确定肺结节良恶性的情况下，有时医生会采取抗生素治疗试验。如果结节是由感染引起的，那么抗生素治疗应该会导致结节的缩小或消失；反之，如果结节不受抗生素治疗影响,可能是恶性病变。这种治疗试验可以提供一种间接的方法来评估结节的性质。

4. 有创穿刺活检

组织病理学是肺结节确诊的金标准和精准治疗的依据,肺结节的有创穿刺活检是一种常用的确诊方法,可以通过获取组织样本来确定结节的性质,包括良恶性。

1) 经皮穿刺活检(经皮穿刺肺穿刺活检,TTNA)

在 CT 引导下,医生通过皮肤在胸壁上穿刺进入肺组织,直接取得肺内结节的组织样本。经皮穿刺活检对于位于肺组织周围的结节诊断较为准确,特别适用于较大的深部结节。操作相对简单,无需手术切口,患者恢复快,较为适用于不能耐受手术的患者。但无法获得足够的组织样本可能导致检测失败或无法确诊,对于位于肺组织深部或较小的结节的诊断准确性较低,有一定的并发症风险如气胸等。

2) 纤维支气管镜下活检(EBUS-TBNA)

通过纤维支气管镜引导下的穿刺,将穿刺针经过支气管进入肺组织,直接取样结节组织。EBUS-TBNA 对于位于气道旁边或内部的肺结节有较高的准确性。可以在同一次检查中进行结节定位和活检,操作相对精确;可以获取到较大的组织样本,提高确诊率。需要经验丰富的医生操作,对于较小的结节或位于深部的结节准确性有限。

3) 超声内镜引导下细针穿刺活检(EUS-FNA)

在超声内镜引导下,通过食管或支气管直接穿刺进入肺组织,取得结节组织样本。EUS-FNA 对于纵隔和肺门区域的结节诊断有较高的准确性。能够准确定位深部结节,避免了胸壁穿刺可能的并发症;能够获取到足够的组织样本。但需要内镜和超声设备,操作相对复杂;存在食管或支气管损伤的风险。

四、肺部结节的治疗

1. 心理治疗

肺部结节患者随着病情持续发展,通常伴有焦虑与抑郁等负面情绪,因此需要在此类患者中进行必要的心理干预:① 确诊肺部小结节在 5 mm 以下的患者,对其进行健康教育,通过知识问答与发放知识手册以及理论讲座等方式讲解疾病相关知识,以提升病人对自身疾病的认知,消除病人对未知病症的恐惧与焦虑等负面情绪。② 增加与患者的沟通和交流,进而评估其心理状态,也能及时知道家属与病人的心理顾虑。给予有负面情绪的患者心理疏导,以便及时纠正病人的错误认知和错误行为。③ 加强家属的知识普及,告知此病症无传染性,让其多给予病人关心与鼓励,以增加病人治愈疾病的信心,消除不良情绪。④ 每日保持病房的温度与湿度以及采光适宜,定时进行打扫与清理。叮嘱病人及其家人在日常要养成良好的卫生习惯,勤于换洗,以提升病人的生活质量与治疗效率。⑤ 在病人回家前,告知随访的必要性与重要性等,并进行随访依从性与注意事项、预防措施等相关知识的教育工作。

2. 手术治疗

对于肺部结节手术方式的选择,国外的大型非随机对照临床研究显示早期肺癌患者解剖性肺段切除的术后复发率和 5 年生存率与肺叶切除远期效果接近。近年对于肿瘤直径小于 20 mm 的非小细胞肺癌施行肺段切除的系列报道结果显示,其无复发生存率和总生存率并不低于肺叶切除术。病理类型为原位腺癌、微浸润腺癌的纯磨玻璃样病变的手术方式已推荐为亚肺叶切除(肺段或楔形切除)而非肺叶切除。在肿瘤的病理学分期早期,外科医师对疾病的理解尚不透彻,因此对原位腺癌手术方式的选择过于保守,多为肺叶切除。随着对原位腺癌的深入认识,选择术式应尽量避免肺叶切除,尽量保留正常肺组织。

南京市胸科医院胸外科术中应用胸腔镜微创技术尤其是单孔胸腔镜或剑突下单孔技术,优化麻醉方案(要求术中麻醉效果稳定,术后应激反应轻,麻醉后恢复快),在手术操作不困难的前提下可以适当采取无插管技术,即以胸段硬膜外麻醉+静脉镇痛镇静+迷走神经阻滞的麻醉方式代替传统全身麻醉应用于非气管插管胸腔镜手术中。术后加强管道管理,并倡导有效镇痛和多模式镇痛。胸外科逐渐形成以单孔荧光胸腔镜肺段切除术为特色,以术中移动 CT 指导肺部结节手术为亮点,以 Tubeless 保留自主呼吸麻醉为重点的肺部结节手术原则,遵循微创手术原则、精准治疗原则、加速康复原则,实现了真正用微创手术治疗肺部结节,在国内外处于领先地位,发展前景可观。

3. 立体定向放疗

肺癌立体定向放疗(Stereotactic Body Radiation Therapy,SBRT)是一种精准放疗技术,用于治疗早期非小细胞肺癌或不能手术切除的局部进展性非小细胞肺癌(NSCLC)或部分合并严重心肺疾病不宜手术治疗或对手术恐惧、排斥而不愿接受手术治疗的肺结节患者。

SBRT 的操作需要进行准确的肿瘤定位和治疗计划设计。首先,通过影像学检查确定肿瘤的位置和大小,然后使用影像引导技术进行治疗计划设计。在治疗过程中,患者通常需要躺在治疗床上,定位系统会将患者的位置与治疗计划对准,然后通过加速器或质子装置释放高能量的射线束,精确照射到肿瘤组织上。

SBRT 利用先进的影像引导技术(如 CT、MRI、PET-CT 等)精确定位肿瘤,并使用高能量的 X 射线束或质子束直接照射肿瘤组织。与传统放疗相比,SBRT 的特点是给予少量的但非常强烈的辐射,通常在几次到十几次治疗中完成。由于立体定向放疗可能导致放射性肺炎、呼吸衰竭等并发症,因此治疗前应该对患者进行严格筛选,严密监控不良反应的发生。

4. 化疗

肺癌化疗通常用于晚期非小细胞肺癌（NSCLC）和小细胞肺癌（SCLC）患者，以及一些早期 NSCLC 患者手术后辅助治疗或放疗后的维持治疗。化疗的具体方案会根据患者的病情、身体状况、肿瘤特征和治疗目标进行个体化设计。尽管化疗可能会导致一些副作用，如恶心、呕吐、脱发等，但对于一些肺癌患者来说，化疗仍然可以带来明显的获益，延长生存期和提高生活质量。因此，化疗的适应证是一个综合考量的结果，需要医生根据患者的具体情况进行综合评估和决策。

5. 分子靶向治疗

通过对肺癌患者进行基因检测，根据获得的基因突变结果采取靶向药物治疗也是当下肺癌治疗的有效措施之一。目前，继第一代、第二代靶向药物之后，针对 EGFR 基因敏感突变及 T790M 耐药突变非小细胞肺癌的不可逆性 EGFR-TKIs 第三代靶向药物 AZD9291、CO1686、HM61713 已进入临床研究并取得了一定成果。尽管如此，第三代靶向药物也会不可避免地出现耐药情况，出现耐药情况后则需要进行更为准确的血液、组织学检测，寻找可能的耐药机制，为临床下一步治疗提供线索。

6. 免疫治疗

随着肺癌免疫治疗方法的不断发展，免疫治疗已成为继手术、放疗、化疗和分子靶向治疗之后的又一重要治疗手段。然而，免疫治疗也存在一定的局限性。因此采取免疫治疗与现有或新的治疗模式结合的治疗方案将是今后肺癌治疗的方向。

7. 消融治疗

消融治疗是近年来肺癌非手术治疗方式的又一大补充。目前，国内外常用的消融治疗手段包括激光消融、冷冻消融、微波消融及射频消融。但其是否可以达到手术治疗早期肺癌的效果仍需要进一步研究。

五、肺部结节早筛的 CT 选择

1. 低剂量 CT

目前证据显示，低剂量 CT 是筛查肺癌的有效手段，主要优点是辐射剂量小，其辐射剂量大约是普通 CT 的 1/4 左右。

2. 普通 CT 平扫

普通 CT 平扫是目前临床应用最广泛的 CT 检查，绝大多数基层医院都有配备，普通 CT 平扫扫描的层距通常为 8～10 mm。低剂量 CT 和普通 CT 平扫都常用作体检中的胸部检查,优点是检查快、设备要求低,缺点是层距过宽,可能造成小结节的漏诊。

3. 高分辨 CT

高分辨 CT 是指层距较小的 CT,一般层距小于 5 mm。与常规 CT 相比,高分辨 CT 精度更高,分辨率更强,可以看清肺内细小结构,可用作肺小结节特别是磨玻璃结节的随访。

4. 肺小结节薄层 CT/1024 靶扫描

肺小结节薄层 CT 是南京市胸科医院放射科专门针对肺结节开设的检查项目,层距可低至 1 mm,对肺小结节的分辨率更高,还可以精确测定结节的密度,通过三维重建可精确测量结节的体积、与血管的关系、边缘等,有利于对良恶性的判断,可用于肺小结节的明确诊断及随访检查。目前是检查肺结节的首选方法。

六、肺癌危险因素的预防——戒烟教育

戒烟教育是预防肺癌的关键措施之一,因为吸烟是导致肺癌发生的最主要危险因素之一。通过全面的戒烟教育和支持系统,可以帮助吸烟者更好地认识到吸烟的危害,提高他们戒烟的意愿和信心,从而降低患肺癌等吸烟相关疾病的风险。

1. 教育意识

向公众传达吸烟与肺癌之间的密切关系,提高人们对吸烟危害的认识,增强戒烟的自觉性和紧迫性。

2. 提供信息

向人们提供关于吸烟对健康的危害、肺癌的发病机制、戒烟的好处等方面的科学信息,让他们明白戒烟对健康的重要性。

3. 建立支持系统

建立戒烟支持系统,包括提供戒烟咨询服务,建立戒烟辅导组织,开展戒烟医疗辅助项目等,帮助吸烟者更容易地戒烟。

4. 制订戒烟计划

帮助吸烟者制订个性化的戒烟计划,包括设定戒烟日期,逐步减少吸烟量,找到替代行为等,以逐步戒除尼古丁成瘾。

5. 提供戒烟辅助工具

提供戒烟辅助工具,如使用含尼古丁的口香糖、贴片,使用戒烟药物(如尼古丁受体拮抗剂)等,帮助吸烟者缓解戒烟时的不适和戒断症状。

6. 持续监测和支持

持续监测戒烟者的戒烟进展,提供持续的支持和鼓励,帮助他们克服戒烟过程中的困难和挑战。

七、社区医院肺结节首次筛查的全程化管理建议

随着大众健康体检意识的增强、筛查的普及,越来越多的肺小结节、磨玻璃结节在社区医院被检出,社区医生对磨玻璃结节的认识在不断进步,从陌生到熟悉,再到深入探索磨玻璃结节的性质,取得了相当成熟的经验。然而,近年来对肺结节的过度检查、过度诊断、过度治疗的三大行为日益加剧。肺癌已经成为威胁人类健康和生命的第一大癌种。近年来,随着分子生物学研究的不断深入,现代影像技术、第二代测序技术的成熟,肿瘤防治策略正在发生变化,基于第二代测序技术为患者提供更加多元化的肿瘤相关信息,其预防、诊断和治疗全面步入"量身定制"的精准医疗时代。然而,我国的优质医疗资源和医疗技术分布非常不均衡,基层社区医疗机构的医生通常给予患者第一诊疗意见,但对于患者而言,寻求第二诊疗意见又是十分必要的。第二诊疗意见是指患者去看社区医生以外的另一个医生,寻求更多诊疗信息或者听取不同意见。在第二诊疗意见和原始诊疗意见一致时,患者会更放心也更信任尊重自己的社区主诊医生,在治疗过程中会更配合;当第二诊疗意见和原始诊疗意见不同时,进一步的讨论和分析自然也会有助于避免错误或不必要的治疗,最终让更多患者受益。

肺癌的治疗有重要的时间窗口期,越早得到科学的治疗,越有机会得到良好的治疗效果。一旦时机错过了,或者选择做错了,错过的可能就是最佳的救治机会。社区肺结节患者的全程管理为患者规划、协调、监测和评估医疗服务,让患者获得多方位肺结节信息,第一时间享受优势可靠的医疗服务。全程管理团队应致力于引导肺结节患者正确认识和诊疗疾病,以患者利益为中心,全方位、个体化地服务管理病患,让广大肺结节患者能够真正认识肺结节,用最科学、合理的方式对待,避免过度诊断、检查、治疗,无论是身体健康还是经济获得最大收益。全程管理团队在个案管理实践中居于主导地位,参与肺结节患者的常规随访、入院、诊断、治疗、出院、返家的全过程,通过合作协调利用多方医疗资源,制订相关医疗诊治计划,提供以"个案"为中心的整体性诊疗服务,以便达成期望的治疗目标。

1. 肺结节全程管理的意义

(1) 为肺结节患者提供精准、明晰、合理的第二诊疗建议,协助制定最佳诊疗方案;

(2) 以患者为中心,全程答疑解难;

(3) 提高肺结节型早期肺癌的治愈率,减少并发症,提高生存率;

（4）提高生活质量，提升患者社区就医满意度；

（5）优化医疗分配，提高治疗性价比，避免过度医疗，降低医疗支出；

（6）减少信息不对称，促进患者、社区医生和上级医生之间的沟通。

2. 肺结节全程化管理的目标

（1）基于权威诊疗指南和前沿进展，促进社区医院与上级医院的交流，并实时更新社区医疗诊治理念；

（2）协助社区医生，为患者提供精准、明晰、合理的第二诊疗建议，帮助患者制定和解析主治的诊疗方案；

（3）协助疾病宣教，预防、监测不良反应，及时记录问题，反馈问题，协助优化患者医疗支出，节约医疗费用，提高治疗性价比。

3. 建议针对肺结节数据做好随访追踪

（1）首诊社区医生，收集肺部结节患者资料（可以设计一个 Excel 表格），主要包括以下信息：采集和输入肺部小结节鉴别诊断相关信息等；在进行胸部 CT 检查时需描述肺结节所在部位（叶、段以及是否位于胸膜下）、大小（测量最长径，有条件的单位可计算结节体积）、密度（实性、混合性、磨玻璃样）、钙化（有、无，中央、偏心，爆米花样、同心环形、分散点状）、形状（圆形、卵圆形、片状、不规则）、边缘（光滑、分叶、毛刺）等；有无失眠史、有无焦虑史、有无恐惧史等。

（2）全程管理团队有专人进行肺部结节随访，上级医生可以协助进行对比评估，做好 Excel 数据登记更新：① 深度挖掘，精细计算密度体积，详细评估周边和浸润，探查结节内部结构，评估血管及其生长状态；② 对同一患者，匹配不同时间序列，配对相同部位病灶；③ 计算体积倍增时间；④ 对历史影像学资料进行比较，若结节无明显变化，则注明病灶稳定时间；⑤ 若结节有变化，则注明目前结节数量、大小、密度等与基线特征；⑥ 患者心理变化，有无恐惧、焦虑症状加重，影响生活工作。

4. 肺结节随访注意事项

（1）首次在社区医院通过体检或肺癌筛查项目做胸部 CT 发现的肺部小结节，95％以上都为良性且良性的肺小结节是不需要临床干预，更不需要外科手术处理。

（2）直径小于 5 mm 的小结节：其恶性的可能性小于 1％，不用过于紧张和担心，定期做 CT 检查观察它的变化情况即可。5～8 mm 的肺结节：恶性概率在 2％～6％之间。8～20 mm 的肺结节：恶性概率在 18％左右。超过 20 mm 即 2 cm 以上的肺结节：恶性概率会明显增高，可高于 50％。

（3）嘱咐患者戒烟或避免吸入二手烟。

（4）及时进行心理干预，调整好心情，别因此烦心、担惊受怕，注意避免劳累，适度进行体育锻炼。

（5）一定要遵医嘱定期复查，低剂量计算机体层摄影（LDCT）能够很好地筛查早期肺癌。肺结节的发现对肺癌的早诊、早治是有巨大贡献的。

（6）定期随访的目的是比较肺结节的外部结构和内部特征，对肺结节的良恶性鉴别诊断具有重要意义。随访时要注意和保证每次检查的扫描方案、扫描参数、图像显示、重建方法和测量方法一致，建议最好在同一家社区医院进行肺结节随访。

5. 评估肺结节

（1）判断一下肺部结节的影像学表现，区分纯磨玻璃结节、混合性磨玻璃结节、实性肺结节等。纯磨玻璃结节通常是指 CT 检查时存在密度轻度增加，可能会形成密度阴影，而阴影内部密度均匀。可能为腺癌或癌前病变，但多数是良性病变，没有其他不适症状，可以定期到医院复查。混合性磨玻璃结节是指通过 CT 检查，发现肺上有直径≤3 cm，密度不均，呈磨玻璃样的结节。结节呈磨玻璃样，主要是由于构成磨玻璃结节的病灶中可能既有细胞浸润，也有水分渗出。因此，导致磨玻璃结节的密度不均，也导致在胸部影像学检查上的一种形态学改变。同样是混合性磨玻璃结节形态学特征，病因既可以相同，也可以不一样。在大多数情况下，混合性磨玻璃结节提示肺癌的发生率可以高达 70%～80%，比较高，但并不是 100%。实性肺结节是做胸部 CT 或胸片时观察到有阴影且直径≤3 cm，可以称之为结节，直径 5～10 mm 为小结节，直径<5 mm 为微小结节。结节是密度增高的影像，密度比较高时为实性结节，实性肺结节有可能是炎性结节、肺结核、早期腺癌及恶性肿瘤所致。

（2）评估肺结节生长速度：肿瘤的体积倍增时间，也就是肿瘤生长的速度就需要通过随访观察判断。一般情况下，纯磨玻璃结节肿瘤体积倍增时间大多大于 600 天，也就是我们常说的惰性肿瘤。惰性肿瘤属于低度恶性的肿瘤，可以说病情不算严重。临床上常见的惰性肿瘤，病情发展比较缓慢，肿瘤在很长的一段时间里没有变化。也就是说大部分纯磨玻璃结节不需要着急手术，可以随访观察。但是随着肿瘤的进展，就像滚雪球一样，肿瘤体积倍增时间也会越来越短。一般当肿瘤体积倍增时间缩短到 600 天左右时就要引起重视了。

（3）关注肺结节的平均密度值：最好是持续比较稳定，但评估过程中密度增高，且病灶内出现直径<5 mm 的斑点状高密度影需引起重视。肺磨玻璃结节的 CT 值在−700～−600 HU 范围，提示是良性阶段，处在安全区；肺磨玻璃结节的 CT 值在−600～−500 HU 范围，提示恶性概率较低，处在中间灰色区；肺磨玻璃结节的 CT 值在−500～−400 HU 范围且进行性增高，提示恶性概率增加，处在风险区。

6. 肺结节的分层管理

高危险因素评估。我国肺癌高危人群定义为年龄≥40 岁，且具有以下任一危险因素者:① 吸烟指数≥400,或曾经吸烟指数≥400,戒烟时间<15 年;② 有环境或高危职业暴露史(如石棉、铍、铀、氡等接触者);③ 合并慢性阻塞性肺疾病、弥漫性肺纤维化或既往有肺结核病史者;④ 既往罹患恶性肿瘤或有肺癌家族史者,尤其一级亲属家族史。

1) 孤立性直径<8 mm 实性结节的管理

(1) 建议 1:结节直径≤8 mm 且低危险因素者。

① 结节直径≤4 mm,依临床判断和患者意愿行社区医院年度 CT 随访;

② 结节直径>4 mm 且≤6 mm,每年进行 LDCT 评估,如无变化,可依临床判断和患者意愿行年度随访;

③ 结节直径>6 mm 且≤8 mm,应分别在 6～12 个月和 18～24 个月行 LDCT 评估,如无变化,依临床判断和患者意愿行年度随访。

(2) 建议 2:中高危险因素,结节直径≤8 mm,依结节大小行 LDCT 随访。

① 直径≤4 mm,12 个月行 LDCT 重新评估,此后依临床判断和患者意愿决定;

② 直径>4 mm 且≤6 mm,如 6～12 个月随访没变化,在 18～24 个月随访;如稳定,则依临床判断和患者意愿转为年度检查;

③ 结节直径>6 mm 且≤8 mm,分别在 3、6、12 个月行 LDCT 评估;如稳定则依临床判断和患者意愿转为年度检查。

2) 孤立性直径 8～30 mm 实性结节的管理

(1) 建议 1:由具备 PET-CT、鉴别诊断(如肺结核)等检查项目、活检(外科手术或微创)等诊断能力的医院管理,社区医院可考虑转上级医院。

(2) 建议 2:直径>8 mm 的未定性孤立实性结节,在下述情况时进行系列 LDCT 扫描随访。

① 临床恶性肿瘤概率很低(<5%);

② 穿刺活检未确诊和 PET-CT 显示为非高代谢病灶;

③ 充分告知存在进展的风险后,患者选择非侵袭性管理方法。

(3) 建议 3:随访期在 3～6 个月、9～12 个月、18～24 个月行薄层或 LDCT 评估,此后依临床判断和患者意愿决定。

(4) 建议 4:对恶性肺癌概率为中度(5%～65%)者可考虑 PET-CT,以便在手术切除或持续随访前明确结节特性。

(5) 建议 5:对直径>8 mm 未定性孤立实性结节,且为高度恶性概率(>65%)者可考虑 PET-CT。PET-CT 有术前疾病分期、排除转移的作用。

(6) 建议 6:对直径>8 mm 未定性孤立实性结节,有以下情况建议行非手术活检。

① 临床(预测)恶性肿瘤概率为中度(5%～65%);

② 临床(预测)恶性肿瘤概率和影像学特征不一致;

③ 疑诊为需特定治疗的良性疾病,如结核;

④ 患者被充分告知后,仍希望在术前证明是恶性肿瘤,尤其是当手术的并发症风险高时。

(7) 建议 7:对直径>8 mm 未定性孤立实性结节,中低手术风险,有以下情况者建议手术诊断。

① 临床恶性肿瘤概率高(>65%);

② 系列影像学证据显示结节生长;

③ PET-CT 上显示为高代谢病灶;

④ 非手术活检为可疑恶性肿瘤;

⑤ 患者在被充分告知后,愿意接受手术诊断。

(8) 建议 8:对直径>8 mm 未定性孤立实性结节,若患者选择手术活检,建议转上级医院行微创手术。

(9) 建议 9:社区医师在提出备选方案前,应表明倾向性建议,并酌情考虑家属意见。

3) 孤立纯磨玻璃结节管理

(1) 建议 1:直径≤5 mm 纯磨玻璃结节,依临床判断和患者意愿行社区医院年度 CT 随访。

(2) 建议 2:直径>5 mm 纯磨玻璃结节,每年行 CT 随访,至少持续 3 年,此后依临床判断和患者意愿决定。

4) 孤立性混合性磨玻璃结节管理

(1) 建议 1:直径≤8 mm 的孤立性混合性磨玻璃结节,3、12 和 24 个月行 LDCT 随访;无变化者依临床判断和患者意愿行 LDCT 年度随访;如有症状或有细菌感染征象时,应考虑经验性抗菌治疗后随访。

(2) 建议 2:直径>8 mm 孤立性混合性磨玻璃结节,3 个月行 CT 随访,适当考虑经验性抗菌治疗;如结节持续存在,可采用非手术活检和/或手术切除评估,另选择 PET-CT 扫描进行术前疾病分期。

5) 肺多发性结节管理

建议:

① 每个结节需分别评估其恶性度,评估要求同上;

② 尽管 PET 较难鉴别直径≤8 mm 结节的性质,但有助于指导术前评估;

③ 新技术,可转上级医院,如电磁导航支气管镜,可以在一次操作中对多个较小周边病灶进行活检和组织病理学评估;

④ 对于有 1 个主病灶结节伴随 1 个或多个其他小结节,建议对每个结节进行单独评估;

⑤ 不轻易排除根治性治疗可能；

⑥ 酌情行病理学检查以确认是否为转移灶。

综上所述,患者在社区医院检查发现肺结节就诊时,肺结节全程化管理化团队应该做好及时沟通与分层评估,做好数据登记,通过密切随访尽早区分出惰性增长和快速增长的持续性存在的肺结节,有利于减少过度诊断和过度治疗的问题。关于肺结节的随访时间,应制定个体化的随访方案,需结合结节大小、结节形态、结节密度、容积倍增时间、实性成分占比,以及有无合并高危因素等进行综合评定。通过多学科团队工作模式和医患共同决策,提高工作效率,提高肺结节的诊治水平,缓解过度诊治和诊治不足的问题,让在社区筛查的肺结节患者享受到优质可靠的医疗服务。

参考文献

[1] Hsieh J,Flohr T. Computed tomography recent history and future perspectives[J]. J Med Imaging (Bellingham),2021,8(5):052109.

[2] Bosch O E. Sir godfrey newbold hounsfield yla tomografia computada,Su contribucion a la medicina moderna[J]. Revista Chilena De Radiologia,2004,10(4):183 - 185.

[3] Alfidi R J,Macintyre W J,Meaney T F,et al. Experimental studies to determine application of CAT scanning to the human body[J]. The American Journal of Roentgenology, Radium Therapy, and Nuclear Medicine,1975,124(2):199 - 207.

[4] Rigauts H,Marchal G,Baert A L,et al. Initial experience with volume CT scanning[J]. Journal of Computer Assisted Tomography,1990,14(4):675 - 682.

[5] Siegel M J,Kaza R K,Bolus D N,et al. White paper of the society of computed body tomography and magnetic resonance on dual-energy CT, Part 1: Technology and Terminology[J]. Neuroimaging Clinics of North America,2016,40(6):841 - 845.

[6] Forghani R,De Man B,Gupta R. Dual-energy computed tomography:Physical principles,approaches to scanning,usage,and implementation:Part 1[J]. Neuroimaging Clinics of North America,2017,27(3):371 - 384.

[7] Forghani R,De Man B,Gupta R. Dual-energy computed tomography:Physical principles,approaches to scanning,usage,and implementation:Part 2[J]. Neuroimaging Clinics of North America,2017,27(3):385 - 400.

[8] Higashigaito K,Euler A,Eberhard M,et al. Contrast-enhanced abdominal CT with clinical photon-counting detector CT:Assessment of image quality and comparison with energy-integrating detector CT[J]. Academic Radiology,2022,29(5):689 - 697.

[9] 王国斌,韩高雄. 微创外科技术的历史与变革[J]. 腹部外科,2010,23(1):4 - 5.

[10] 张勇,包润发,翁明哲,等. 微创外科的历史与发展[J]. 上海医药,2018,39(19):24 - 26.

[11] 孙清华,于静,杨菁. 机器人手术系统的发展历史与未来[J]. 科技资讯,2013,11(19):6.

［12］Cheng X，Onaitis M W，D'amico T A，et al. Minimally invasive thoracic surgery 3. 0：Lessons learned from the history of lung cancer surgery［J］. Annals of Surgery，2017，267(1)：1.

［13］中华预防医学会. 中国肺癌筛查标准(T/CPMA 013—2020)［J］. 中国慢性病预防与控制，2021，29 (1)：1 - 8.

［14］Jacobs C，Setio A a A，Scholten E T，et al. Deep learning for lung cancer detection on screening CT scans：Results of a large-scale public competition and an observer study with 11 radiologists［J］. Radiol Artif Intell，2021，3(6)：e210027.

［15］中华医学会肿瘤学分会，中华医学会杂志社. 中华医学会肿瘤学分会肺癌临床诊疗指南(2021 版) ［J］. 中华肿瘤杂志，2021，43(6)：591 - 621.

［16］Ardila D，Kiraly A P，Bharadwaj S，et al. End-to-end lung cancer screening with three-dimensional deep learning on low-dose chest computed tomography［J］. Nat Med，2019，25(6)：954 - 961.

［17］中国肺癌早诊早治专家组，中国西部肺癌研究协作中心. 中国肺癌低剂量 CT 筛查指南(2023 年 版)［J］. 中国肺癌杂志，2023，26(1)：1 - 9.

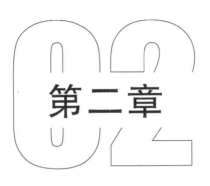

第二章

移动 CT 介绍

第一节

移动 CT 的发展史

一、CT 的诞生

CT 是由英国的一名叫亨斯菲尔德的电子工程师在 1971 年发明的。他发明了世界上第一台 CT 原型设备 EMI Mark Ⅰ,这台设备主要用于头部的扫描。从图像上可以看到当时的扫描参数十分低,整个头部扫描时间需要经历 4.5 min,整个重建时间高达 20 s,它的层厚只能达到 13 mm 的图像层厚,所以图像基本上十分不清晰。但是它所带来的意义可以说是里程碑式的。它能让我们能看到头部软组织的情况,与此同时图像也可以进行三维的重建。亨斯菲尔德也因此而获得了 1979 年的诺贝尔生理学或医学奖。

二、X 光机和 CT 成像特点对比

X 光机最早主要用于硬组织的成像,特别是通过 X 光机扫描成像,它是直接通过 X 射线透过人体再打到平板探测器上面,来实现一个很直观的成像。这个成像主要是针对硬组织,而且它只是一个 2D 的平面成像。CT 的成像是切片式的成像模式,能让医生更加直观地看到身体包括颅脑内部的一些硬软组织病变的一些情况,这也是它最大的价值所在(图 2 - 1 - 1)。

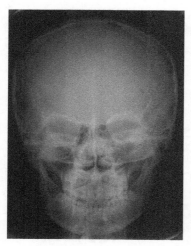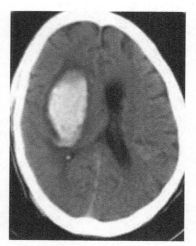

图 2 - 1 - 1　X 光机和 CT 的头颅成像对比(左:X 光,右:CT)

1. 成像原理

X 光机：使用 X 射线通过人体组织，不同密度的组织会吸收不同程度的 X 射线，形成影像。

CT 扫描：通过旋转式 X 射线和计算机算法来获取人体不同方向上的多个切面图像，这些图像可以合成三维图像。

2. 图像质量

X 光机：提供二维影像，适用于检查骨骼结构和肺部情况等。

CT 扫描：提供更为详细的三维图像，可以更清晰地显示器官和组织的结构，包括软组织、血管等，对于病变的检测更为敏感。

3. 辐射剂量

X 光机：通常辐射剂量较低，适用于常规的骨骼检查和胸部 X 光等。

CT 扫描：辐射剂量较高，因为需要进行多个 X 射线扫描来获取多个角度的图像，因此更适用于特定情况下的诊断或手术规划。

4. 用途

X 光机：常用于骨折检查、肺部感染检查、胸部 X 光等。

CT 扫描：适用于更复杂的情况，如头部和脑部损伤、脊柱问题、肿瘤检测、血管疾病等。

5. 检测能力

X 光机：主要用于检测骨骼结构和某些肺部情况，对软组织的分辨率较低。

CT 扫描：对软组织和血管等细节结构的检测能力更强，可以发现更小的异常。

三、目前临床上常见 CT 扫描仪的特点

1. 多层螺旋 CT（Multi-slice Spiral CT）

特点：具有多个排列在环形轨道上的 X 射线源和检测器，能够同时获取多个切片图像，提高了成像速度和分辨率。

组成：X 射线源、旋转式检测器、数据采集系统、计算机处理系统、显示器等。

原理：X 射线通过患者体内，被检测器接收后转换为数字信号，计算机将这些信号处理成图像。

适用疾病：适用于全身各部位的扫描，如头部、胸部、腹部、盆腔等。

优势：快速成像、高分辨率、多重切面图像，适用于多种病灶。

缺点：辐射剂量较高、对患者要求较高（如需要保持呼吸、身体不动）。

2. 高分辨率 CT(High-resolution CT,HRCT)

特点：具有更高的空间分辨率和对软组织的更好成像能力。

组成：与常规 CT 相似，但通常使用更高分辨率的检测器和优化的图像重建算法。

原理：同常规 CT，但优化了成像参数以提高对细微结构的显示。

适用疾病：主要用于肺部疾病的检测和评估，如肺纤维化、肺结节、肺气肿等。

优势：对肺部结构的高分辨率成像能够更准确地显示肺部病变。

潜在缺点：辐射剂量较高，成像时间较长。

3. 双能量 CT(Dual-energy CT)

特点：同时使用两种不同能量的 X 射线进行扫描，提供更丰富的组织信息。

组成：与常规 CT 相似，但有两个不同能量的 X 射线源。

原理：通过测量不同能量 X 射线的吸收情况，区分不同组织类型。

适用疾病：适用于肿瘤、结石等病变的检测和评估。

优势：提高了病变的诊断准确性，有助于区分不同类型的组织。

潜在缺点：设备成本较高，操作复杂，辐射剂量较高。

4. 64 层以上的多层螺旋 CT

特点：具有更多排列在环形轨道上的 X 射线源和检测器，提供更高的分辨率和更快的扫描速度。

组成：与普通多层螺旋 CT 相似，但拥有更多排列的 X 射线源和检测器。

原理：同常规多层螺旋 CT，但有更先进的硬件和软件提供更高质量的图像。

适用疾病：适用于各种身体部位的高分辨率扫描，对于复杂病变的诊断更为准确。

优势：提供更详细的解剖信息，对复杂病变的诊断和治疗规划更有帮助。

潜在缺点：成本较高，辐射剂量相对较高。

5. 便携式 CT 扫描仪/移动 CT

特点：小型、轻便，可在临床现场进行快速扫描。

组成：通常集成了 X 射线源、检测器和数据处理系统。

原理：与传统 CT 相似，但设计更紧凑，适合于急救、手术室等场景。

适用疾病：适用于急性损伤、手术前后的评估等场景。

优势：快速便捷，可在临床现场进行检查，有助于快速诊断。

潜在缺点：分辨率可能较低，适用范围有限，无法替代传统 CT 扫描仪的所有应用。

四、移动 CT

世界上首台移动式床旁 CT 是由美国的 NeuroLogica 公司在 2005 年正式发明的，名为 CereTom 移动 CT(图 2-1-2)。它主要用于床旁检查,特别是在神经外科的重症监护室和手术室门急诊中,为床旁重症和急危重症病人进行头部和颈部的 CT 扫描。这款产品开启了 CT 的移动式使用场景,具有划时代的意义。

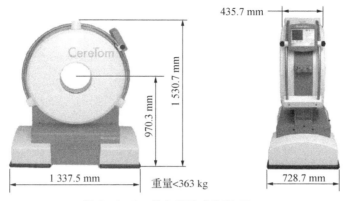

图 2-1-2　首台移动式床旁 CT

早在 2009 年,为了适应现代化的军事需求,军方开始着手研发国产小型移动 CT。在 2016 年,工程样机研发成功并在 2019 年完成了军方的海陆空三军的载具测试和临床试验。2020 年,第一款 MCT 机器获得了国家药监局(NMPA)的三类医疗器械注册证并正式上市。2022 年,这款机器还作为北京冬奥会五棵松冰球馆的医疗保障设备。目前,最新的一款产品是 MCT-Ⅱ,即二代机,它是目前全球最小、最轻的 16 排移动 CT,整体重量只有 240 kg,占地面积不到 1 m²,高度只有 1.2 m,长度和宽度都只有 88 cm,具有体积小、重量轻、自屏蔽、低辐射剂量、低能耗的特点,并实现"人机对话、语音控制、路线规划、目标定位、自动避障、三维成像、5G 通信、智能诊断及自动归位"等高级功能,打破了国外对移动 CT 生产核心技术的垄断,实现了中国小型智能移动 CT 从 0 到 1 的突破(图 2-1-3)。

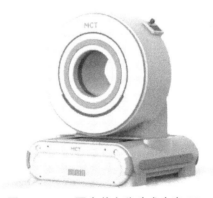

图 2-1-3　国产首台移动式床旁 CT

五、移动 CT 在我国的发展

近年来,我国移动 CT 市场呈现增长态势,主要得益于新冠疫情防控带来的市场需求。此外,由于医疗资源不均衡的问题,一些偏远地区或一些特殊环境(如地震灾区、野外医疗救援)需要快速、准确的影像诊断支持,移动 CT 的应用具有很大的潜力。

中国的医疗设备制造业发展迅速,一些国内企业开始研发和生产移动 CT 设备,如联影、东软、明峰等一批重点企业,不断提升产品质量和技术水平。其中,联影是国内厂商龙头,2019 年其移动 CT 设备的市场销量为 703 台,占比 17.4%,占据国内整体市场的第二位。而这也说明,国内重点企业正在加紧不断缩小与国际厂商的差距。预计未来随着国内重点企业研发力度不断加大,行业核心技术不断实现突破,国际厂商主导格局将逐步被打破。

中国政府一直在加大对医疗卫生事业的投入,鼓励医疗设备的更新换代和技术创新。对于一些农村地区和基层医疗机构,政府也推出了相关政策支持,以提高基层医疗水平。随着技术的进步,移动 CT 设备的性能越来越先进,包括更高的分辨率、更快的扫描速度、更低的辐射剂量等,这些都提高了移动 CT 在临床上的应用价值。

尽管移动 CT 在中国的发展前景广阔,但也面临一些挑战,包括设备成本高、技术标准和质量控制、人员培训等问题。未来,随着医疗设备制造技术的进步、政策支持的不断加大以及市场需求的增加,移动 CT 在中国的发展将迎来更多机遇。

第二节
移动 CT 的特点和优势

一、移动 CT 厂家

在人们传统的印象中,CT 一般都被固定安放在医院防护严格的放射科,需要排队等待才能完成 CT 检查。近年来,互联网、人工智能、医学影像等技术的不断进步和成熟赋予了 CT 强大的机动性能。无论是"床旁 CT""车载 CT"还是"方舱 CT"等,都实现了把 CT 影像扫描成像及时地送到需要的患者身边的美好愿景。

1. GE 医疗

2020 年,GE(通用电气)医疗发布了以疫情防控和移动应用两大场景为创新基础的诺亚移动 CT 解决方案。诺亚移动 CT 解决方案配置了全面且高质量的包括屏蔽防护、通风、消毒等基础设置,拥有 19 m² 的超大扫描间,可放置任意一款 GE 医疗的 CT 产品,全方位覆盖不同诊疗场景。

诺亚移动 CT 解决方案还有一个重要特点就是可定制化,整套解决方案能够根据使用机构的需求来实现不同配置,无论是应对重大公共疫情还是普通基层义诊,均可实现定制服务;而诺亚移动 CT 解决方案也在设计舱体中为其他厂家的移动 CT 设备预留了电源及安装空间。

2. 西门子医疗

2018 年,西门子医疗与宇通专用车联袂打造出了客车移动 CT 车。车上搭载的是西门子医疗推出的"掌上 CT"——SOMATOM go. Now,这款 CT 具备多项双源 CT 的高端技术,并将操作流程全部集成到一台平板电脑之上,实现"掌上"工作流。

在 2019 年 RSNA(北美放射学年会)上,西门子医疗发布了一款头部专用的移动 CT——SOMATOM On. site。SOMATOM On. site 主要用来扫描 ICU 的危重患者。其孔径为 35 cm,在检查过程中,机架的伸缩设计使设备和辐射源距离患者不会太近,能从一定程度上减少患者受到的辐射,与此同时 CT 的基座保持不变。

放射技师可以通过 SOMATOM On. site 的智能用户界面——myExam Companion 来进行检查,该界面可以根据患者的特定问题来优化扫描参数。无论技师是否经验丰富,都能获得有效的 CT 扫描检查。一旦检查完成,技师可以将患者从床头板位置滑动回病床上,扫描图像在几分钟时间内就会自动发送到 PACS(影像存储与传输系统)。

可搬迁式 CT 方舱解决方案设计寿命为 15~20 年,可反复利用;其结构稳固适合搬迁,可在未来持续服务于防疫救灾;5G 赋能,可实时远程沟通。可搬迁式 CT 方舱解决方案是配置西门子医疗移动系列 CT,拥有独有的主机内置设计,可节省空间,使方舱扫描间的设计变得更加灵活。除此之外,西门子医疗移动系列 CT 采用了智能休眠技术,在待机状态下进入休眠模式,使用时可快速启动又降低能耗,适于各种应急状态下的能量储备。

3. 佳能医疗

佳能医疗推出的移动放射科客车解决方案(车载 CT)集合了众多现代化科技于一体:CT 隔室操作、影像 AI 辅助诊断、5G 远程诊断系统、6 小时锂电池续航,将医学影像技术与移动方式有机结合,打造出可移动放射科解决方案。

佳能医疗车采用一体化生产,吸取了先进医疗车的优点,精心设计制作,匠心独具,其安全性、可靠性、专业性、实用性将为各级医疗机构提供专业的平台。标准客车车型在保证专业优势的同时,增加了经济性,提高了性价比,满足各种客户的不同需求。

4. 联影医疗

联影医疗的"应急放射科"集独立扫描间、操作间、紫外线消毒装置等于一体。"箱体式"设计便于快速拆装及运输转移,插电即用,解决了非医用场地限制问题;高效诊断并支持云端远程阅片,可解决临时场地缺乏诊断能力与人力的难题;防水、隔热、四季恒温的设置还让它能够在极限环境下应对自如,随时可赶赴疫情现场或抢险救灾第一线。

联影医疗还首次独创性地将核酸检测实验室与 CT 检查室一起集成到一台医疗车上——长征核酸 CT 车载一体车。车上采用全自动 POCT(即时检测)快速核酸检测,可实现全流程全自动化,60 min 内现场出核酸检测结果,最大日检测量逾 15 000 例。同时,基于"天眼 AI"平台的智能 CT,实现了一键智能定位、摆位与扫描,无需患者脱下口罩、无需医生进入扫描间,即可智能定位、摆位,快速完成扫描。

5. Samsung Electronics(三星电子)

2015 年,韩国三星收购了美国床旁 CT 公司 NeuroLogica。NeuroLogica 成立于 2004 年,于 2005 年推出了其首款产品 CereTom® Elite 8 层便携式头颈 CT;2011 年推出的 BodyTom® Elite 是全球首台 32 层便携式移动 CT,可用于全身扫描;2017 年推出了 16 层便携式移动 OmniTom® Elite,是全球首款全方位车轮移动影像设备。目前三款产品已用于 ICU、神经外科手术室、急诊科和移动卒中单元。

三星的移动 CT 诊所搭载的是 32 层便携式移动 CT:BodyTom® Elite,拥有可选的全电动/零排放动力系统和取代传统的车载电源发电机并减少车辆排放的基于锂离子电池的能源管理系统。目前主要用于远郊区的社区低剂量肺部筛查。

带有 OmniTom® Elite 的移动卒中单元开创了救护车 CT 成像的新时代。在原始移动卒中单元的基础上,它引入了高质量的 16 层非造影 CT、CT 血管造影和头部 CT 灌注扫描。快速扫描时间、易用性和即时图像查看的结合使搭载 OmniTom® Elite 的移动卒中单元成为在将疑似中风患者运送到医院之前收集实时数据的不可或缺的工具。

6. Stryker

Stryker 于 2019 年收购了 Mobius Imaging,获得了 Airo 移动 CT。Airo 移动 CT 是 32 层、拥有 107 cm 孔径的 CT,于 2013 年获得美国 FDA 510(K)批准上市。Mobius 的 Airo 移动 CT 从弯曲的电池阵列和高压发生器到专有的手术柱,每个组建都经过重新思考和设计,所以相比传统 CT 具有更强的移动性和灵活性,使用范畴更广泛。

Mobius 自主开发的 Intelligent Imagin 技术能满足临床需求并适应不同的工作环境,在手术室、急症室和其他临床环境中都能随时成像,并且可使用于更多的扫描位姿,如 CT 扫描俯卧、仰卧和负重姿势等。Airo 还可用于介入放射学的移动式集成荧光镜和诊断成像,以及心血管的移动双平面荧光透视。

7. Brainlab

Brainlab 的 Loop-X 移动成像机器人是锥形束 CBCT,于 2020 年获得 CE 认证,并于 2021 年 2 月获得 FDA 批准上市。Loop-X 移动成像机器人孔径宽达 121 cm,但重量仅 496 kg,可通过导航仪或脚踏开关直接移动。

对于 Loop-X 移动成像机器人来说,患者才是焦点,而不是等中心点。它的探测器和成像源可以独立移动,实现非等中心成像。由于系统将扫描区域移动到感兴趣区域,因此患者无需位于机架中央。Loop-X 移动成像机器人可与 Brainlab 全系列数字手术产品组合,也可以实现与医院现有的手术装置无缝配合。

8. Xoran Technologies

床旁 CT 先驱 Xoran 的 TRON 于 2022 年 7 月获得 FDA 批准上市,特别适合在空间有限且医院预算紧张的传统环境中提供安全、超高分辨率、低剂量的成像,例如手术室、手术中心和重症监护室。

TRON 设计紧凑且灵活,拥有 360°自由运动龙门架,无需笨重的电机和电池,可以便捷地移动至患者身边,实现快速成像。此外,由于 TRON 的扫描时间不到 1 min,且易于使用,还可以将其放置在小型货车中,实现社区群众低剂量筛查。

9. Micro-X

Micro-X 目前正在开发一种可集成到所有的救护车上的移动 CT 扫描仪。这款移动式脑部 CT 的探测器被设计成弯曲的环形,采用 Micro-X 自研的碳纳米管冷阴极球管,且拥有多个球管。该移动 CT 扫描仪能提供护理点早期缺血性和出血性中风诊断,缩短从中风发作到治疗的时间。

10. 东软医疗

东软医疗的移动 CT 单元拥有长 12 m、宽 2.5 m 的军工级车体,接受过极端环境考验和严苛的稳定性测试,可靠性极强。该车载单元与一般车载 CT 只能进行简单的颅脑扫描不同,可选配东软医疗 64 层、128 层等高端的全身 CT 产品,具有智能全身成像、远程辅助诊断、野外安全移行等功能,不仅能够实现全天候战地及救灾医疗保障,还可以助力我国分级诊疗国策。

东软医疗自主研发的"雷神"移动 CT 扫描单元设置独立检查单元,可隔离操作,实现了医患零接触,减少了院内交叉感染的概率。"雷神"移动 CT 扫描单元无需安装、7 日即可交付的高效率也直接解决了新设备安装周期长的难题。此外,"雷神"移动 CT 扫描单元支持 5G 实时数据传输图像即扫即阅、智能影像云平台远程会诊等全方位解决方案,亦可有效解决诊断负荷过重、新病诊断经验不足等问题。

11. 明峰医疗

明峰医疗的车载 CT 支持灵活安置与随处转移,可根据需求提供设备定制化服务及随时随地的影像检查。明峰医疗的车载 CT 操作室、设备室、扫描室的通道各自独立,互不交叉,可实现无接触式 CT 扫描,实现医患间完全的空间上的隔离;配备天眼导航系统,自动摆位,隔室操作,避免了交叉感染;还具备矩阵式紫外线消毒系统,提高医护人员工作的安全性,改善工作环境。

明峰医疗拥有四款方舱 CT 产品:方舟 CT、方舟Ⅰ号、方舟Ⅱ号、北方舟,能满足不同场景需求。方舟 CT 相比传统 CT 机房有多项优势:无需建造机房,具备可移动、独立双通道、紫外消毒、自屏蔽(六面铅防护)等,解决了医院以及方舱医院对 CT 的需求。

12. 深圳安科

安科天鹿车载 CT 具备双通道医患分离,全方位患者看护;双模态消杀方案可一检查一消杀;多模式患者摆位,完美的隔室操作;多网络接入方案,智能化的后处理;可适配从安科 32 层到 256 层的所有机型 CT。

天舟方舱 CT,是安科为解决方舱医院无法快速具备影像检查能力而推出的一整套解决方案。天舟方舱 CT 可适配从安科 32 层到 256 层的所有机型 CT,可在短时间内完成交付,助力各地快速完成方舱医院建设,释放医疗资源。

13. 赛诺威盛

赛诺威盛的车载 CT 支持全系列 CT 产品配置,具备不同车型可以选择,满足不同客户、不同场景的多种需求;通电即扫,省去建筑施工,设备安装、调试等时间,即到即用;高标准防护,医疗级装修材料,耐寒、耐热、适应多种气候变化,确保医生和患者的舒适、安全、健康。

赛诺威盛的车载 CT 可以一车多用,既能应对紧急公共卫生事件,又能满足移动体检筛查、日常诊断等需求。此外,还搭载赛诺云平台,融合 4G/5G 网络,支持有线、无线图像传输,形成院内院外互联互通,便于远程诊断,实现高效诊疗和管理。

赛诺威盛的移动方舱 CT 可以放置在任何相对独立安全的隔离区域,并设有医患双通道,避免医患的交叉感染。赛诺威盛在移动式方舱 CT 解决方案中配置了 76 cm 孔径 CT(常规的螺旋 CT 机的扫描孔径只有 65~70 cm),从而解决了幽闭恐惧症患者的检查难题。

面对一些细小可疑病灶,医生很难做出明确诊断,移动方舱 CT 64 层的超薄层扫描技术以及 20 Lp/cm 高分辨率能为医生提供清晰准确的诊断依据,通过最新迭代算法、自动毫安技术、70 kV 低剂量扫描技术大大降低了患者筛查所接收的辐射剂量。

14. 康达医疗

康达医疗的自升降重卡大孔径 CT 医疗车采用厢体自升降功能的车载设计,兼具厢式车载 CT 和方舱 CT 的优势,可车载驮行,也可直升机空投,既能越野机动,又能快速落地,更适合营地式移动医院。

自升降重卡大孔径 CT 医疗车预留了康达自产或代理的从 16、32、80、128 到 160 层 CT 的安装固件,以满足不同需求客户的选择。所配 CT 均具备滑环、机架倾斜和检查床板锁止机构,在驻车后和行车前能快速解锁。为解决小团队出行的工作强度,车上还配置了 AI 辅助诊断系统,对脑卒中和肺部疾病提供智能辅诊服务。

15. 摩科特

摩科特医疗于 2022 年正式上市的 MCT-Ⅱ是目前全球体积最小、重量最轻的小型移动 CT。其便捷性在上一代机器的基础上更有提高,更加专注于院前车载移动应用与院内场景便携转换。

MCT-Ⅱ适用于头颅扫描和部分肢体扫描,可在 CT 室、普通病房、手术室、ICU 之间移动,也可车船舰载、远程投送使用。解决大型 CT 不能移动扫描、高辐射、机动性差的问题,满足重症病人急治和创伤快速急救需求,同时也更加满足小型救护车车载使用。MCT-Ⅱ整体零部件 90% 以上均实现国产化,核心部件完全自主创新研发。

二、移动 CT 的特点(以 Samsung BodyTom 为例,图 2 - 2 - 1)

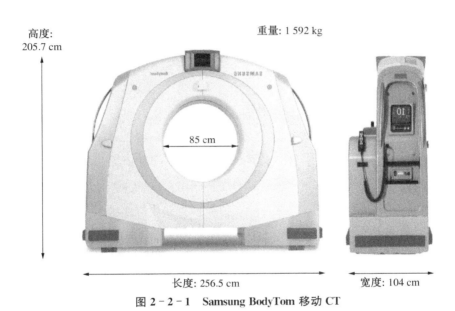

图 2 - 2 - 1　Samsung BodyTom 移动 CT

1. 主要技术参数

① 85 cm 业内最大孔径;② 60 cm 业内最大 FOV;③ 200 cm 业内轴向扫描范围;④ 激光定位灯×4;⑤ 32 排,4 cm 高效固态探测器(32×937);⑥ 17.5 Lp/cm 空间分辨率;⑦ 3.5 MHU Varex 球管,42 kW 功率,X 射线球管电压 80 kV、100 kV、120 kV、140 kV;X 射线球管电流 300 mA(最大);⑧ 焦点 1.2 mm×1.4 mm,0.7 mm×0.8 mm。

2. 主机电源系统

① 墙上插座,无需额外进行电路改造,即插即用;② 电压:208~240 V AC+/−10% 普通市电即可;③ 电流:20~30 A;④ 频率:60/50 Hz;⑤ 高性能电池(和 Tesla 相同)锂锰聚合物;⑥ 待机约 12 h。

3. 工作站

① UPS 供电;② 先进的 Feldkamp 算法,32 幅图像/s;③ 平扫、螺旋(0.4~1.6 Pitch)、

动态扫描;④ 实时显像;⑤ 3D SSD,MIP,MPR;⑥ DICOM 3.0 兼容;⑦ 自动记忆术中扫描位置;⑧ 支持有线/无线传输。

4. 运输

① 内置驱动辅助,可单人运输;② 广角摄像机,LCD 显示屏;③ 自动刹车的电助力系统;④ 4 个运输脚轮:2 寸×10 寸(1 寸≈3.33 cm)动力脚轮,2 寸×8 寸旋转脚轮;⑤ 能够自转 360°;⑥ 前向和反向;⑦ 可自动停止的 6 个"软触"缓冲器。

5. 扫描

① 专利步进式履带式驱动器×2;② 扫描仪移动而患者和病床静止不动;③ 用于设置开始和静止位置的控制器;④ 可双向扫描。

6. 安全性

1) 辐射安全

① 扫描架内部有 0.75 mm 铅屏蔽,防止散射 X 线;② 以年龄/体重为标准确认 X 线剂量;③ 拥有降噪软件,实施系统控制,将钥匙设计在扫描器上;④ 用户分别登入;⑤ 预设扫描准则;⑥ QA(质量保证)模块测试和自动报告;⑦ 计量报告,警报信息,提示信息,扫描前计量会显示在扫描器上,检查跟踪;⑧ 计量显示在每组 DICOM(医学数字成像和通信)序列中。

2) 患者安全

① Samsung BodyTom 符合美国放射学会推荐的计算机断层扫描剂量指数(CTDI)指南;② 剂量能够调整到合理水平(ALARA)且达到临床诊断需求。

3) 医务人员安全

① Samsung BodyTom 具有 0.75 mm 的内置铅屏蔽,可最大限度地减弱散射;② 移动式工作站安装了 0.5 mm 铅当量聚酯屏,为操作人员提供额外防护;③ 医院还可以提供移动式铅屏蔽和铅帘作为额外的防护。

7. 移动性

① 扫描时患者和床不动,CT 机架移动;② 单人操作,轻松转运;③ 自由摆放,随需停驻;④ 带有电动助力的驱动系统;⑤ 可以 360°自轴旋转;⑥ 防碰撞功能;⑦ 驾驶辅助广角摄影系统;⑧ 130°可视范围。

8. 操作友好

① 隔室遥控操作;② 近台操作;③ 工作站操作。

9. 兼容性

可兼容多厂家的导航系统。

三、移动 CT 的优势

移动 CT 是近年来 CT 领域内一个重要发展方向。移动 CT 的出现能够使医学影像检查场景前移,对于病患,可以减少确诊时间,便于主治医生第一时间做出诊断,得出治疗方案。

目前,已经出现众多类型的移动 CT 体检车,根据移动 CT 体检车的不同需求,可以个性化定制医疗设备,如呼吸机、除颤仪等等,给患者提供最及时、最精准的诊断及抢救。移动 CT 体检车通过移动 CT 快速检查,运用 5G 网络实时回传数据至医院,实现病情早知道,手术早准备,节省了入院后的检查时间,为抢救保留了"黄金时间"。随着医院的诊断、抢救设备陆续到位,届时将会向患者提供更多样化的检查和诊疗手段。

在院内针对急危重症病患及手术中的救治场景时,移动 CT 将传统的"以设备为中心"的 CT 扫描转变为"以人为中心"的 CT 扫描。这意味着我们不再需要将病人推到 CT 室,而是可以直接将移动 CT 推到病人的床边进行快速扫描。通常,这种移动 CT 设备在几分钟内即可完成对整个病人的扫描,甚至在操作流程较为熟练的情况下,仅需 3～5 min 即可完成单个病人的快速检查和扫描。而传统的大型 CT 设备通常需要 20 min 以上的时间,有时甚至长达 1 h。

Samsung BodyTom 32 排移动式 CT 具有占地小、移动灵活、扫描时间短、效率高、精准度高的特点,同时术中 CT 图像成像质量高,是业内唯一专为术中自由移动的全身 CT,具有 85 cm 业内最大孔径,能够保障术中使用需求。4 cm 宽探测器能够保障成像覆盖范围,兼容主流 DSA、导航、手术机器人。无需改造,整机到货,220 V 市电即插即用。主机和工作站均内置电池,无源扫描。采用 1＋N 复合手术室方案,提高设备利用率。

四、移动 CT 的辐射防护问题

目前,移动 CT 暂时还没能在实际场景中大量使用,除了自身高昂的费用外,辐射剂量高也是其中原因之一。CT 检查本身就有较高的辐射剂量,移动 CT 因为使用方便,检查场所不固定,其检查的辐射剂量尤其受到重视。有文献表明,由于孔径较小,头颅专用移动 CT 的辐射剂量要高于常规固定 CT。据推测是由于受到的照射距离近,检查上下有铅帘,使散射线重叠。由于要考虑到全身移动 CT 的可移动性,其在硬件配置方面比常规 CT 低,如探测器类型等,因而全身移动 CT 的辐射剂量也可能高于常规固定 CT。移动 CT 虽然已具有更好的图像品质,但其自身探测器数量还是不如一些固定 CT,因此成像上会有些差距。但是移动 CT 主打的就是便携性,在一些紧急的应用场景下,移动 CT 让医护人员们多了一种选择,这对患者来说亦是一种福音。相信各家厂商在不断完善自身产品的过程中能将这些问题解决，给大家带来更完善的移动 CT 设备。

第三节

移动 CT 的临床应用

移动 CT 主要有三类应用场景：第一类是便携式推移式床旁 CT，主要应用于院内急危重患者床旁急救扫描和术后检查。第二类是大型车载方舱 CT，这种设备通常用作临时影像室移动解决方案，应用于疫情防控筛查和公共卫生事件应急保障。第三类是轻量化移动 CT 搭载车载设备，例如用于 120 救护车或移动卒中单元（Mobile Stroke Unit），适用于院前急救检查和评估病情[1-2]。

移动 CT 相对于普通的封闭式 CT 有着无可比拟的优势，凭借结构紧凑、系统集成度高、电源要求低等特点，在神经外科、心胸外科、脊柱外科、ICU 室有着广泛的使用[3]。移动 CT 避免了转运急危重患者、处理检测仪器等烦琐的程序性工作，降低了医护人员的工作负荷，保证了患者的救治安全。虽然现在移动 CT 还存在诸多潜在缺陷如辐射防护的问题，但相信随着医疗器械技术的革新，未来的移动 CT 将日益完善，也希望国内的厂商能大力加速移动 CT 的国产化，给患者带来更多的就医便利。随着计算机技术及其他集成硬件技术的不断发展，移动 CT 将会更加小型化、便利化、安全化，逐渐适用于更多的医疗场景[4]。

一、移动 CT 在神经外科中的应用

1. 颅脑重症

移动 CT 床旁头部扫描为颅脑重症患者的救治提供了新的技术手段[5]。神经外科 ICU 中的危重患者或颅脑术后意识障碍的患者需要进行头部 CT 检查，既往需通过转运患者去放射科进行 CT 检查，常常不得已需暂时停止生命体征监测和一些抢救设备的运行，容易加重患者病情或引发意外医疗事件，既增加了医务人员的工作负荷，也增加了意外医疗事件的发生率[6]。国外学者有研究报道，在病情无明显差异的情况下，常规 CT 检查时高度和中度危险的患者并发症发生率分别为 25% 和 20%，但是在转送患者的过程中，出现有害医疗事件的概率上升至 71%，而进行床旁移动 CT 检查时，有害医疗事件的发生率显著下降至 4.3% 或 0[7-9]。Carlson 等报道，2007—2010 年术中应用移动 CT 扫描 50 例患者，记录脑肿瘤、脑血管病、脑池引流和脑脊液分流等手术时间、诊断价值、操作步骤、CT 检查的作用及手术计划改变的比例等临床数据，结果显示 50 例患者平均手

术时间 121 min(31～563 min),其中脑池引流平均手术时间 54 min,术中移动 CT 扫描使原手术计划改变 16 例(32%),提示术中 CT 检查对手术方案修正有重要的参考价值,能够提高手术效率,保证患者的安全[10-11]。国外也有学者报道了在 3 年期间应用 CereTom 移动 CT 进行 3 421 例患者头部床旁扫描的临床结果,其中神经科 ICU 检查 3 278 例(95.8%),其他重症 ICU 检查 97 例,手术室检查 53 例,急诊室检查 1 例,血管造影室检查 2 例,发现移动 CT 性能可靠、成像一致性良好,显著降低了患者转运相关的并发症,提升了临床诊断的效率[12]。

颅脑急症的医疗诊断决策通常需要影像学检查,但是 CT 在广大农村地区仍然少见[13]。加拿大 Hay 报道,在阿尔伯干塔省启动的多中心卒中行动计划中,总计有 2 个高级卒中中心、5 个区域中心医院、4 个初级社区卒中中心共同参与,专门配置了 CereTom 8 排移动 CT,在 2 年的研究期间为 35 000 例的脑卒中患者提供了快捷的移动 CT 影像诊断,并通过 PACS(影像存储与传输系统)和互联网实现各中心之间的影像信息联通,使所有的社区卒中患者在 4.5 h 内得到 8 排移动 CT 扫描诊断和静脉溶栓治疗,有效解决了 AIS(急性缺血性卒中)溶栓治疗的时间窗问题。近年来,国外已兴起了将移动 CT 装配在救护车上,构建移动卒中单元,在救护车上进行 AIS 的快速检查、CT 诊断和溶栓治疗,取得了显著效果。

2010 年 8 月,中国引进了 CereTom 8 层移动 CT,在急诊室、ICU 和手术室进行了头部床旁扫描、移动 CT 数字化成像,诊断精准、使用便捷,显著提升了颅脑损伤、脑出血、脑梗死等危重患者的诊疗水平。但是,无论是平扫还是增强扫描,8 层移动 CT 的图像分辨率、图像重建速度与常规 CT 相比,尚存在一定的差距。8 排移动 CT 在技术上存在的问题如下:① 该移动 CT 体积和质量偏大(438 kg),推动较为困难;② 该移动 CT 依赖其底座的两条橡胶履带直接在地面轴向移动扫描,容易受地面条件的限制,产生运动伪影;③ 扫描辐射剂量偏大(82.52 mGy),在开放的环境下应用可能存在一定的辐射危害性。Abdullah 等对移动 CT 和常规 CT 成像质量进行了对比研究,通过对空气、水和骨质的检测分析,结果显示虽然 8 排移动 CT 的成像质量与常规 CT 相比存在一定的差距,而且辐射剂量高于常规 CT,但是其成像质量和辐射剂量符合美国放射学院的指南标准[13]。

2. 颅脑外伤

颅脑外伤是指头部受到外力作用导致颅骨、颅脑组织以及其他相关结构的损伤。颅脑外伤的紧急性非常高,需要在发生后立即进行紧急处理和救治,以最大限度地保护患者的生命和神经功能。及时的急救和治疗对于降低颅脑损伤的程度、预防并发症的发生至关重要。快速评估患者的意识状态、呼吸情况、血压、脉搏等生命体征,确定伤势的严重程度,尽快进行头颅 CT 检查,以明确颅内情况,指导后续治疗,这些都至关重要。

创伤性脑损伤患者的手术治疗往往具有临床多样性,且预后多变。延迟硬膜外麻醉发生出血或减压术后的迟发性硬膜下血肿也时有发生。无法通过初次手术稳定病情的高危颅脑创伤患者，需要进行第二次甚至第三次手术以解决迟发性或继发性颅内血肿。迟发性颅内血肿被认为会发生在术中，心脏压塞缓解后。建议术后立即进行影像学检查，以评估这些可手术治疗的术中意外事件，表现为急性脑肿胀和减压后的颅内压迅速升高[14]。

随着术中移动 CT 的应用不断普及，这种快速、全面的 CT 即时成像方式可提供患者的实时信息，包括软组织、骨、脑、鼻窦和占位性病变（颅内和颅外）等，为颅脑创伤外科手术提供了强有力的工具[15]。但是关于这一应用对患者预后的影响研究并不多，因此长庚医疗财团法人林口和长庚纪念医院神经外科的 Ko-Ting Chen 教授带领团队认真查阅和追踪了大量资料，进行了一项长达 5 年的单中心回顾性研究。在该研究中，是否使用术中 CT 由外科医生决定，决定主要基于患者术前和术中的病情。术前病情包括 CT 扫描显示多处出血、使用抗血小板或抗凝药物等；术中病情包括去除血肿后继发性脑肿胀或减压后 ICP（颅内压）≥20 mmHg。所有患者均接受至少 2 次 CT 扫描：第一次是在初次手术前（所有扫描均在急诊室进行），第二次是在随后的手术前（在手术室利用术中移动 CT 进行或在放射科利用固定 CT 进行）。在这一回顾性研究中，研究者评估了移动术中 CT 对高危颅脑创伤患者预后的影响（$n=1017$）。对比了 19 名接受术中移动 CT 扫描的患者和 40 名接受固定 CT 扫描的患者的临床、放射影像和术中情况等医疗资料发现，术中 CT 提供了更快速的诊断（$p<0.001$），使得患者在重症监护病房的住院时间减少（$p=0.077$），并且患者出院后神经系统有着更好的康复结果（$p=0.044$）。结果显示，术中移动 CT 的使用优化了 56% 的颅脑创伤患者的外科手术方案。对于较年轻的患者而言（年龄≤55 岁，$p<0.05$），术前 CT（$p=0.033$）提示有多灶性脑出血，且在术中有突发事件的高危患者能极大地从术中 CT 扫描获益。在疾病进展过程中，随着出院天数的增加，相比于固定 CT，术中 CT 作为一个有力的诊断工具，与患者神经系统的更好恢复具有相关性。

3. 清醒开颅术

清醒开颅术是提高涉及大脑语言区域的病变切除手术安全性的一项有效技术。尽管术中影像引导和神经导航在神经外科手术中已经得到了广泛应用，但术中影像学在清醒开颅手术的临床应用数据仍十分有限。

来自意大利圣马可大学医院神经外科和意大利卡塔尼亚大学脑肿瘤诊断治疗跨学科研究中心的团队报告了 4 例在清醒开颅手术期间使用 Samsung NeuroLogica CereTom 和 BodyTom 两款术中 CT 的经验，该研究重点关注的是术中 CT 的技术可行性和有效性

脑胶质瘤占所有原发性脑肿瘤的 24.7%，占所有原发性恶性脑肿瘤的 74.6%。据报道，海绵体畸形的发病率较低，仅占脑血管改变的 5%～10%，这些畸形可能由于出血和占位效应导致癫痫发作和神经功能缺损。虽然 75% 的病变位于表面，但在某些情况下

可能会累及语言区域或重要的纤维束。

在这 4 例接受清醒开颅术的患者中,术中 CT 有助于更好地将手术特意留下的残留肿瘤的范围可视化,以确认病变的根治性切除或排除早期出血并发症。在肿瘤浸润语言区域的情况下,当电刺激产生神经功能缺损时通常会停止切除。在这种情况下,即使在非语言区域也可能无意中发生残留肿瘤,术中 CT 可以精确定位和量化残留肿瘤,避免其在非语言区域残留。

此外,应用术中 CT,除了可透射线的颅骨夹外不需要其他专用设备,并且无需将患者从手术床移开即可轻松进行扫描。这降低了手术区域污染的风险,而不会对手术的持续时间产生影响。

术中 CT 结合术中超声、神经导航、脑电图,是一种清醒开颅术中有用、安全和有效的方案,可以实时引导和更新肿瘤切除程度的评估,以及排除早期并发症[16]。

4. 脑干活检

脑干活检术是一种神经外科手术技术,用于获取脑干组织样本进行病理学检查,以明确病变的性质和诊断特征。这种手术通常在面临脑干病变的疑难情况下,需要进一步明确诊断时才会考虑。通过影像学扫描确定脑干病变的位置,进行皮肤消毒和局部麻醉后,对头皮和软组织切口。头骨被钻孔,然后神经外科医生使用特殊的导管和针头穿过脑组织,到达脑干病变的位置,得到脑干组织样本,并尽可能减少对周围组织的损伤。组织样本将被送往病理学实验室进行组织学检查,以明确病变的性质和诊断特征。

普通 X 射线影像定位的活检术,神经系统并发症(脑室造影引起的颅内压增高、碘过敏,穿刺造成的损伤、脑水肿、脑内血肿)发生率为 $5\% \sim 10\%$,而 CT、MRI 引导的立体定向活检术并发症发生率仅为 $1\% \sim 4\%$。

脑干活检是一种侵入性手术,存在一定的手术风险,如感染、出血、神经损伤等,并且患者需要全身麻醉。脑干是一个复杂的结构,手术过程中准确定位活检目标区域至关重要。对于脑干深部病变或解剖复杂的区域,脑干活检可能难以实施,无法获得足够的组织样本。因此,进行脑干活检需要充分的术前准备和影像学定位,手术的实施需要一定的技术经验和设备支持。

对比发现,CT 是最能兼顾影像与环境要求的最佳影像产品。传统固定 CT 占地较大,不能配合现有手术床,使用场景较单一,对手术室环境要求较高等因素限制了 CT 进一步开展的步伐,临床迫切需要一种方便移动、操作简单的 CT。

移动 CT 扫描可以在手术中实时提供高分辨率的图像,帮助医生准确地定位脑干上的病变部位,从而指导活检操作。移动 CT 扫描可以与导航系统结合使用,为医生提供三维空间内的实时导航,使其在手术过程中更加精准地操作,减少对周围正常组织的损伤。通过实时监测脑干结构和周围重要组织的情况,移动 CT 扫描可以帮助医生避免损伤重要的解剖结构,降低手术风险。手术结束后,移动 CT 扫描可以用于评估手术效果,确认病变范围是否被完全切除,并及时发现手术并发症,为术后治疗提供指导。因此,移动 CT 扫描在脑干活检术中具有重要的应用价值,能够提高手术的准确性、安全性和术后效果,为患者的诊断和治疗带来更多的益处。

二、移动 CT 在胸外科中的应用

1. 肺结节定位

随着低剂量螺旋 CT 的普及以及人群体检意识的提高,肺小结节的检出率越来越高,特别是随着其中一些高危肺结节的检出,肺小结节的诊断和治疗已经成为临床医生关注的重点。胸腔镜手术已成为肺小结节诊断和治疗的重要手段,但由于结节较小,术中无法触及,术前辅助定位技术的重要性越加凸显。

目前临床上已经有多种术前辅助定位技术,主要包括 CT 引导下经皮穿刺辅助定位(留置 hook-wire、弹簧圈、亚甲蓝染色剂等)、支气管镜下穿刺辅助定位(电磁导航定位技术、虚拟支气管镜导航技术)、CT 虚拟 3D 辅助定位技术等。每种定位技术都有一定优势和一些缺陷。南京市胸科医院邵丰教授团队创新性地使用 Samsung BodyTom 移动 CT 联合基础麻醉术前精准定位肺小结节技术,该技术完美实现了"基础麻醉—精准定位—微创手术"的一站式流程化操作。

随着微创技术及相关指南的发展更新,对于较小肺部结节,往往给予亚肺叶切除术(肺楔形切除术或肺段切除术),特别是对位于肺组织外带 1/3 的"优势部位"病灶。微创手术切除的基本原则是,在保证肺部结节切除干净的基础上,正常有功能的肺组织尽量少切除,尽可能多地保留患者术后肺功能,提高患者生活质量。由于肺部结节直径小、密度低,单孔微创下外科医生手指很难触及肺部结节从而无法精准定位,这样有可能导致肺部结节切缘不足肿瘤残留或切除过多的正常肺组织并延长手术时间。因此,目前微创单孔胸腔镜肺部结节切除手术为了更快捷、准确地找到要切除的肺部结节,需要在手术前完成定位。目前最常用的定位方法是 CT 引导下经皮肺局部麻醉穿刺定位。常规使用盐酸利多卡因进行局部浸润麻醉,患者在进行穿刺操作时受到疼痛刺激,容易产生强烈憋气、应激性呛咳、恶心呕吐甚至胸膜反应等诸多不适反应。特别是在操作期间所产生的一系列应激性刺激导致患者机体血流动力学指标产生剧烈波动,例如心率加快、血压上升等,导致患者检查过程中的配合较为困难,甚至会给患者带来一定的伤害性刺激。在该操作过程中部分患者还可能遗留不良记忆,患者在局麻清醒状态定位过程中常伴有精神高度紧张、恐慌、焦虑等不良情绪,疼痛感仍然较为强烈,因此常常有患者术后主诉定位点疼痛程度大于手术的微创切口,我们称之为"记忆性疼痛"。由术前定位产生恐惧心理会影响后续手术和术后快速康复,因此在术前定位中采用充分且确切的麻醉是顺利完成定位以及手术的重要环节。为了有效消除这种定位疼痛感及恐惧感,南京市胸科医院创新性地改良术前定位麻醉方案,为患者个体化选择合适的基础麻醉方案,可有效维持患者在定位过程中良好的镇静镇痛效果,提高患者的配合度和满意度,消除患者的疼痛不适及紧张焦虑。

传统定位方法需要由多科室协调进行。首先,患者需要术前在放射科 CT 室预先完成肺部结节穿刺定位,再将患者转运到普通病房等待手术开始,定位流程复杂且患者等待手术的时间较长。放射科 CT 室定位完成转运的过程不仅降低了手术效率,而且会给定位后伴有气胸、胸腔内出血和胸膜反应的患者带来较大安全隐患。据相关文献报道,术前定位气胸发生率为 7.5%~49.1%,肺出血发生率为 10.6%~29.7%,hook-wire 定位针脱落率为 0.8%~6.9%。如果移动 CT 的位置在麻醉准备间旁,与手术室相邻,基本可忽略转移距离,减少转运相关风险,避免患者在影像科 CT 室和手术室间来回奔波,在完成定位后即可将患者送至手术室,有效缩短患者从定位完成到手术开始的无效等待时间,降低定位针脱钩移位、吲哚菁绿溢出弥散等并发症的发生概率,也大大减少了胸膜反应、过敏性休克等严重并发症,并且还能减轻护理人员的医疗负担,减少患者在等待过程中产生的紧张、焦虑、疼痛等不良情绪,提高了患者就医的舒适性和安全性。

Samsung BodyTom 移动 CT 联合基础麻醉可实现术前无痛、精准定位肺小结节,可有效降低术前定位并发症的发生率,缩短手术等待时间,保证肺小结节患者术前定位的安全性和有效性,进一步提升了患者的手术舒适度,具有一定的临床应用价值[17]。

2. 肺消融

接受肺部肿瘤微波消融治疗的患者主要为高龄不能耐受胸外科手术患者、肺癌术后复发患者、多发结节患者、肺转移瘤患者等。

Samsung BodyTom 32 排移动全身 CT 拥有 85 cm 大孔径和 60 cm 视窗(FOV)。内置电池电力和 130°广角摄像头可以使 Samsung BodyTom 便捷地从一个手术房间移动到另一个手术房间。Samsung BodyTom 拥有可与固定 CT 媲美的性能,可以完成轴扫、螺旋扫和动态扫描。可进行 2D,3D 和多平面重建图像处理,对于 4~5 mm 级以上肺小结节及肺实质等软组织 CT 优质成像。开放的平台可兼容所有 DICOM 格式,可轻松导入 3D 重建系统,协助术前肺部结节 3D 建模,指导肺部结节术中导航。Samsung BodyTom 符合美国放射学会(ACR)准则。全机身内置 0.75 mm 铅当量屏蔽,相较于传统固定 CT 可大幅度减少 5 倍散射线。针对不同年龄、不同体重的患者 Samsung BodyTom 可设置特定的扫描方案,通过剂量降低软件控制扫描剂量,大大降低患者受辐射的风险。

患者进入移动 CT 消融准备间后均需利用静脉留置针建立液体通路,予面罩吸氧,全程监测心电图、血压和脉搏血氧饱和度(SpO_2)。当监测值波动超过基础值 30%时,无论高血压、低血压、心动过速或心动过缓均被定义为发生血压、心率变化的麻醉不良反应事件。当呼吸频率<10 次/min 或 SpO_2<90％,则定义为发生呼吸抑制的麻醉不良反应事件。准备完毕后由麻醉医生引导进行基础麻醉,并依据患者的基础状态选择合适的麻醉方案。使用的基础麻醉方法主要分为 2 种:① 咪达唑仑和羟考酮联合使用;② 单用羟考酮。咪达唑仑用于术前定位肺小结节患者时,剂量应个体化并逐步滴定调整,咪达唑仑必须缓慢给药,给药时间要超过 2 min,并等待 2 min 或更长时间以完全评估其镇静效果。推荐剂量为 1 mg/mL 以便缓慢注射,可以用 0.9％氯化钠和 5％葡萄糖溶液稀释。羟考酮应用剂量为 1 次 2 mg(浓度为 1 mg/mL),剂量调整需要进行个体化评估,使镇痛充分并能减少不良反应。基础麻醉需要使患者达到呼之能应、状态清醒、可以按照要求变换体位及配合消融操作。

基础麻醉完成后,由专业影像科医生操作 Samsung BodyTom 移动 CT:① 依据患者术前 CT 显示的结节位置、大小以及其与邻近组织的关系,选择合适体位,确定大致扫描范围;② 放置体表标志后,使用 Samsung BodyTom 移动 CT 平扫后确定最佳进针点、进针角度、进针深度;③ 常规消毒铺巾后,2％利多卡因局部浸润麻醉后置入消融针,在心电监护下进行消融针穿刺定位操作,联合使用利多卡因(5 mL:0.1 g)局部浸润麻醉,尤其需要注意的是,局部麻醉操作时应使利多卡因尽量作用到胸膜处,从而达到满意的镇痛效果;④ 再次使用移动 CT 扫描判断消融穿刺针与结节的关系;⑤ 经皮肺病损微波消融术,以 30 W 功率消融 3 min;⑥ 术后及时查看消融范围,如术中术后出现出血、气胸等并发症可随时处理,确保患者安全。

三、移动 CT 在骨科中的应用

1. 骨肿瘤

骨肿瘤患者很多发病部位特殊,尤其是中轴骨部位肿瘤,往往肿瘤位置较深、病变不规则,使用术中 C 形臂定位往往无法获得良好的空间位置,造成手术定位或微创手术困难。

Samsung BodyTom 术中移动 CT 具有成像速度快、操作相对简单、可三维重建图像等优点,已广泛应用于医院骨软组织科复杂骨肿瘤切除定位或脊椎微创内固定手术中,取得了很好的效果。

在骨肿瘤手术前,移动 CT 可以为医生提供详细的三维解剖结构图像,帮助他们准确评估肿瘤的范围、与周围组织的关系以及可能涉及的神经血管结构。基于这些信息,医生可以制定个性化的手术方案,选择最佳的手术路径和手术方法,最大限度地保留健康组织,同时确保彻底切除肿瘤。在骨肿瘤手术过程中,移动 CT 可以与导航系统结合使用,为医生提供实时的三维导航。通过移动 CT 扫描获取的图像,医生可以精确定位肿瘤的位置,避开重要结构,准确切除肿瘤,最大限度地保护周围的神经和血管。如果术中不能精准定位,往往需要扩大创面,增大创伤,或术后复查发现内固定位置不良,部分患者需要二次手术。而术中 CT 扫描可以在手术入路和内固定植入过程中精准定位,可根据术中扫描结果及时调整手术入路或内固定角度,纠正治疗缺陷,提高手术精准度,减少病人二次手术风险。术中精准定位,设计合适的手术入路及调整内固定方向,能够减少对病人造成的创伤及并发症。

移动 CT 在骨肿瘤中的应用可以帮助医生实现早期诊断、个体化治疗方案的制定、手术的精确规划和实时导航,以及术后评估和随访,从而提高患者的治疗效果和生存质量。

2. 脊柱外科

微创脊柱外科近年来走"创新发展之路",在颈、胸、腰椎的各类开放性手术保持高水平的基础上,侧重于脊柱疾病微创手术治疗的研究,建立了"CT 定位脊柱微创手术室",先后配备先进的脊柱内窥镜手术系统、射频机、臭氧机等先进设备。

在临床实践中,具有精准、快捷、快速等优势的"CT 引导下的穿刺技术"被创新性地发明出来,在椎间孔镜技术治疗椎间盘突出、经皮骨折内固定、病灶清除活检、椎体成形等骨科多个领域应用近万例,以其微小的创伤、可喜的疗效取代了多种开放手术;将"CT 引导下的穿刺技术"和"可视镜"相结合,技术独特,优势显著,使得椎间盘突出症的微创治疗独具特色。

利用 CT 清晰的断层扫描图像,监测、引导定位针精准到达靶点,以其为基础建立工作通道,再借助可视椎间孔镜去除病灶。根据解剖个体差异个性化设计手术入路,能进一步保护脏器,减轻患者痛苦,精准去除病灶,缩短手术时间和提高手术疗效;腰椎间盘突出症一般采用经侧方椎间孔入路或经后方椎板间入路,颈椎间盘突出症分后路和前路两种术式。

四、移动 CT 在 ICU 室中的应用

对重症患者的搬运可能会造成其二次损伤,外出检查过程会造成部分治疗的中断,可能会导致诱发事件(如癫痫发作、活动性颅内出血等)的出现,脱离重症加强护理病房环境对患者生命造成的风险将大大增加。移动式 CT 的出现弥补了常规检查方法的不足,为快速安全地获取诊断性影像提供了更好的方法,大大地降低了成本和风险[18-19]。

以往的分析研究已证实该仪器的应用有较好的临床和经济效益。该技术已在国外 ICU 及手术过程中获得广泛应用,其安全性及有效性已被证实。与传统 CT 相比,移动式 CT 有灵活性高、成像速度快等优势。从接到检查指令到完成 CT 扫描平均耗时 18.3 ± 3.8 min。曾有文献报道,高度危险和中度危险患者外出行常规 CT 平均耗时(从准备工作开始到检查结束)分别为 79 ± 36 min 和 55 ± 17 min,因此与外出检查相比,床旁 CT 耗

时明显缩短。218 例仅需 1 次扫描便可获得清晰图像,43 例需 2 次及以上扫描。移动式 CT 有较高的成像率及诊断阳性率。

移动式 CT 自带铅帘及移动铅板的应用使辐射更集中于受检器官,而对周围环境散射剂量较小,对非受检人员造成的影响不大,其安全性较好,适合在病房应用。对于使用呼吸机、床旁透析或血管活性药物的重症患者,搬运和转移可能会带来很大的风险。越来越多的文献报道,转运 ICU 患者并非是一个良性事件,最主要的是护理相关问题。此外,经济耗费及医疗资源的分配也是转运重症患者所应该考虑的因素。神经内科监护室患者多有意识障碍,导致搬运极为不便。部分颅脑损伤及活动性出血的患者在搬运过程中可能会导致二次损伤,加重症状,也可诱发不良事件(如癫痫发作、外出感染等)。

重症患者需监护仪严密监护生命体征,部分患者需用血管活性药物维持必要的血压和心跳;多数患者因呼吸中枢受损或呼吸肌无力(吉兰-巴雷综合征、重症肌无力危象等)需呼吸机支持。而搬运的过程可能会导致管道脱落,需严密监护,另外脱离监护室环境对抢救工作也会造成一定的不便,因此需要配备更多的医护人员参与进来[20]。

与搬运普通患者相比,重症患者的搬运尚需移动式监护仪、呼吸机、输液泵等特殊仪器,大大地增加了经济负担以及外出检查的前期准备工作。而使用移动式 CT 则降低了患者风险,可减少医务人员的工作量,减轻经济负担,降低成本和医疗风险。从医学及经济学角度而言,该技术对医患双方均有非常大的效益[21]。

移动式 CT 对脑梗死、脑出血、脑疝、脑外伤、脑实质内肿瘤等疾病的鉴别有极为重要的意义。与常规 CT 检查相比,该技术具备快速、灵活等特点,对重症患者的诊治具有其他技术不可替代的优势。该技术值得在临床工作中推广,尤其适用于神经科重症患者的诊治[22]。

五、展望

移动 CT 的出现一方面解决了新设备安装周期长的难题,缓解了医院场地和设备不足的问题;另一方面,移动 CT 扫描单元可设置独立检查单元,具备灵活性、有效性、机动性,可隔离操作,实现了医患零接触,减少了院内交叉感染的概率。移动 CT 有着常规 CT 产品无可比拟的优势,但目前相关产品尚不完善,比如在防辐射、实际使用中的稳定性等方面仍有一定的困难和顾虑。

未来随着 5G 远程技术、图像重建技术等相关领域的技术提升,移动 CT 一定能更好地发挥自身优势,可以为医生提供便捷、准确的影像诊断支持,为患者提供更及时、有效的医疗服务,有望在未来应用于更多场景。如急诊医学,移动 CT 设备可以被快速部署到急诊现场,例如事故现场、自然灾害地区或者远程地区的医疗救援中。这可以帮助医生迅速进行诊断和治疗,提高患者的生存率和治愈率。老年医学,随着人口老龄化的加剧,老年疾病的诊断和治疗成为医学的重要挑战。移动 CT 技术可以更好地服务于养老院、护理机构等场所,为老年患者提供便捷的影像检查服务。远程医疗,结合远程医疗技术,移动 CT 系统可以与专家远程连接,实现远程会诊和影像解读,为偏远地区和医疗资源匮乏地区的患者提供高水平的医疗服务。体育医学,在体育医学领域,移动 CT 可以用于运动损伤的快速诊断和监测,帮助运动员尽快恢复运动能力,减少因伤病导致的训练和比赛时间的损失等。

参考文献

[1] Fassbender K,Grotta J C,Walter S,et al. Mobile stroke units for prehospital thrombolysis,triage, and beyond:benefits and challenges[J]. The Lancet Neurology,2017,16(3):227 - 237.

[2] Ebinger M,Winter B,Wendt M,et al. Effect of the use of ambulance-based thrombolysis on time to thrombolysis in acute ischemic stroke:A randomized clinical trial[J]. JAMA,2014,311(16):1622 - 1631.

[3] 张志强,张强,李飞,等. 移动 CT 在神经外科疾病中的应用[J]. 中华神经外科杂志,2018,34(10): 1037 - 1040

[4] John S,Stock S,Cerejo R,et al. Brain imaging using mobile CT:Current status and future prospects [J]. Journal of Neuroimaging:Official Journal of the American Society of Neuroimaging,2016,26 (1):5 - 15.

[5] 王金标,张永明,武孝刚,等. 应用移动 CT 对重型颅脑损伤患者的预后影响[J]. 中国实用神经疾病杂志,2017,20(20):54 - 58.

[6] Lyerly M J,Albright K C,Boehme A K,et al. The potential impact of maintaining a 3-hour Ⅳ thrombolysis window:How many more patients can we safely treat? [J]. Journal of Neurological Disorders & Stroke,2013,1(2):1015.

[7] Masaryk T,Kolonick R,Painter T,et al. The economic and clinical benefits of portable head/neck CT imaging in the intensive care unit[J]. Radiology Management,2008,30(2):50 - 54.

[8] Peace K,Wilensky E M,Frangos S,et al. The use of a portable head CT scanner in the intensive care unit[J]. J Neurosci Nurs,2010,42(2):109 - 116.

[9] Larovere K L,Brett M S,Tasker R C,et al. Head computed tomography scanning during pediatric neurocritical care:Diagnostic yield and the utility of portable studies[J]. Neurocrit Care,2012,16 (2):251 - 257.

[10] Carlson A P,Phelps J,Yonas H. Alterations in surgical plan based on intraoperative portable head computed tomography imaging[J]. J Neuroimaging,2012,22(4):324 - 328.

[11] 张志强,李飞,王振方,等. 16 排移动 CT 脑血管造影的初步结果报告[J]. 中华神经创伤外科电子杂志,2018,4(5):260 - 263.

[12] Carlson A P,Yonas H. Portable head computed tomography scanner—technology and applications:

experience with 3421 scans[J]. J Neuroimaging,2012,22(4):408 - 415.

[13] Hay K. Portable head computed tomography for rural centres[J]. Can J Rural Med,2010,15(3):
125 - 126.

[14] 张志强,刘丽娟,张强,等. 移动 CT 和常规 CT 检查对颅脑损伤后脑继发性损害及治疗效果的影响
[J]. 中华神经医学杂志,2016,15(11):1159 - 1163.

[15] 张志强,代秋声,李飞,等. 新型 16 层移动 CT 扫描 391 例患者头部的临床应用分析[J]. 中华神经
医学杂志,2018,17(2):184 - 188.

[16] Barbagallo G M V, Morrone A, Certo F. Intraoperative computed tomography and awake
craniotomy:A useful and safe combination in brain surgery[J]. World Neurosurg,2018,119:e159 -
e166.

[17] 焦思杨,孙云刚,张强,等. 移动 CT 联合基础麻醉在单孔胸腔镜肺部手术术前肺结节定位中的应
用[J]. 中国临床研究,2023,36(8):1166 - 1169.

[18] Rumboldt Z, Huda W, All J W. Review of portable CT with assessment of a dedicated head CT
scanner[J]. AJNR American Journal of Neuroradiology,2009,30(9):1630 - 1636.

[19] Evans M R B,White P,Cowley P,et al. Revolution in acute ischaemic stroke care:A practical guide
to mechanical thrombectomy[J]. Practical Neurology,2017,17(4):252 - 265.

[20] Tarnow-Mordi W O,Hau C,Warden A,et al. Hospital mortality in relation to staff workload:a 4-
year study in an adult intensive-care unit[J]. The Lancet,2000,356(9225):185 - 189.

[21] 张强,吴素芳,张志强,等.移动式床旁 CT 的初步临床应用[J].中华神经医学杂志,2011,10(2):
197 - 199.

[22] 张志强,张强,吴素芳,等. 移动式床旁 CT-CereTom 在神经外科重症监护病房中的应用[J]. 中国
煤炭工业医学杂志,2013,16(11):1790 - 1793.

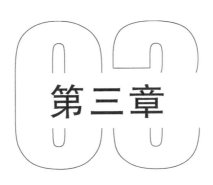

第三章

肺结节定位技术的衍生与发展

CT 引导下肺结节经皮穿刺定位技术的演变

随着低剂量螺旋 CT 扫描检查的普及,愈来愈多的孤立性周围型亚厘米肺小结节被检出。由于存在一定的恶性概率,因此肺小结节的诊断和治疗已经成为临床医生关注的重点。针对肺小结节,传统的检查手段如穿刺活检、支气管镜、PET-CT 等难以明确诊断,而 VATS(电视辅助胸腔镜手术)已经成为肺小结节诊断及治疗的重要手段。VATS 实际操作期间经常遇到的主要问题之一就是目标结节的定位,这取决于其位置、深度、大小和结节一致性等特征。此外,当肺小结节位于胸膜表面以下超过 2 cm 时,外科医生在手术过程中很难确定其确切位置,所以如何在术中尽快对肺小结节精确定位、如何最大限度地精准地切除肿瘤又最大限度地保护肺功能,是胸外科医生面临的重要课题。

肺结节是指位于肺实质中边界较清晰的直径≤3 cm 的结节,可单发或多发,影像学表现为局灶性、类圆形、密度增高的肺部阴影,分为实性结节和部分实性结节,部分实性结节包括纯的磨玻璃结节和混合磨玻璃结节[1]。肺小结节通常指直径≤1 cm 的结节。手术切除是首选的治疗肺小结节的方法,但是术前定位存在一定困难。现有的定位方法有很多,但定位效率各不相同,随着技术的发展和研究的深入,又涌现出许多新的方法。目前,肺部小结节术前 CT 辅助定位的核心是置入标志物,临床常用的定位方法主要有带钩金属丝定位法、微弹簧圈定位法、亚甲蓝穿刺注射定位法以及生物胶定位法等。本章内容简要综述现有 CT 引导下肺结节经皮穿刺定位方法的发展现状、适用范围及优缺点等,为临床应用及后续研究提供参考。

一、液体材料定位法

1. 亚甲蓝定位法

亚甲蓝(Methylene Blue)用于肺结节定位的技术是一种在胸外科手术中应用的方法,尤其适用于小型、无法触摸或深部的肺结节。这种技术主要用于术前定位,以便在 VATS 中更准确地切除肺结节(图 3-1-1)。在这一技术中,患者在局部麻醉和无菌条件下进行 CT 引导。医生使用穿刺针插入肺结节,一旦确认针尖的位置,就会注射 0.3~0.5 mL 浓

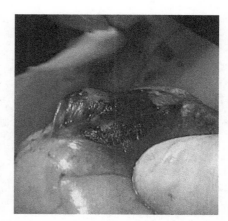

图 3-1-1 亚甲蓝术中染色情况

度为 10 mg/mL 的无菌亚甲蓝染料。完成定位程序后,进行最后一组 CT 扫描以检测潜在的并发症。然后,患者被转移到手术室。

在手术室中,患者在经过 CT 引导的染料定位后,接受全身麻醉并进行选择性肺通气。通过胸腔镜视野识别肺表面的亚甲蓝染料标记结节。基于术前 CT 扫描确定切除的深度。使用内窥镜钉合器进行楔形切除,以确保足够的切除边缘。对于定位不佳或切缘不足的结节,执行肺叶下解剖性切除,如段切除或亚段切除。

这种技术的成功率较高。在一项研究中,80 个周围肺部病变中的 75 个成功定位,成功率约为 94%。其中,成功定位的病变的染料-病变距离为 5.3 mm,范围为 0~12 mm。另一项研究中,亚甲蓝组的 CT 引导定位的技术成功率达到了 100%。

亚甲蓝定位技术的一个优势是成本较低,易于获取。它不使用任何外来的金属物体,并允许外科医生直接进行视觉化检查。但是,这种技术也有一些限制:一方面,亚甲蓝弥散速度快,常常要求临床医生在注射定位后尽快进行胸腔镜手术,有研究表明 3 h 内定位效果最佳,这对于手术安排和衔接存在一定影响。另一方面,其容易扩散和被干扰的特点使得肺表面定位区域变大,造成肺切除范围扩大。因为材料会迅速扩散,与其他自然发生的肺色素(如炭尘沉着)混淆,有时外科医生可能无法找到标记。对这种染料的过敏反应也有报道。

总的来说,亚甲蓝在肺结节定位方面是一种有效且成本较低效益较高的方法,尤其适用于在 VATS 手术中切除难以触摸或视觉识别的肺结节。但是,医生需要在使用此技术时注意可能的限制和并发症。

2. 碘油、含碘对比剂定位法

碘油是一种价格便宜、易于获取的显影剂,不易扩散,有助于减少对结节周围正常肺组织的过度切除。其在注入体内后可使周围组织吸收更多的 X 射线,达到满意的显影效果。在使用含碘对比剂和碘油时,医生需注意其潜在风险和限制。

具体操作方法:具有该方法经验的放射科医生和胸外科医生规划了进针路线并进行了碘油定位手术。选择结节到胸壁的最短距离作为注射部位。在皮肤上标记标记物注射部位,并确定到达结节所需的针头角度和深度。将穿刺针穿过皮肤引入病灶周围肺实质,抽出注射器以确认没有血液或空气倒流[图 3-1-2(A)],然后将 0.2 mL 碘油单次小心地注射到病灶附近,在标记过程中尽量屏住呼吸。完成标记后通过 CT 确认不透射线结节的存在[图 3-1-2(B)]。在最终的 CT 图像上检查碘油在周围肺结构(如肺实质、中央支气管、胸膜腔和邻近节段)中的分布[2]。

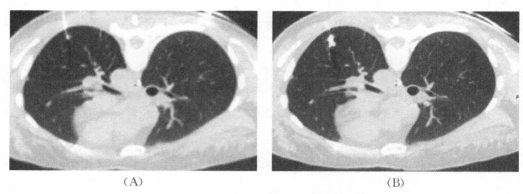

（A）　　　　　　　　　　　　　　　　（B）

图 3 - 1 - 2　术前俯卧位 CT 扫描的肺窗

图注：（A）一根 23 号穿刺针位于左下叶病变周围区域；（B）将 0.2 mL 的碘油注射到目标病变附近。

　　一项日本学者的研究显示，自 2006 年 5 月至 2018 年 3 月，共有 867 例患者接受了术前 CT 引导下的碘油标记和随后的胸腔镜切除术，其术前 CT 引导碘油标记法成功率为 99.9%，表明碘油标记法是安全可靠的。该研究强调了碘油标记最重要的优点是它可以识别病变距胸膜表面的深度。同时，碘油标记法还具有以下优点：① 防止结节周围正常肺组织的过度切除，因为碘油标记的结节在透视时表现为大小<1 cm 的清晰斑点；② 由于可以在靶病灶附近注射碘油，因此可以确定正确的中央手术切割线；③ 与钩线和微线圈方法不同，碘油是安全的，不一定需要从肺组织中去除；④ 碘油不影响病理结果。

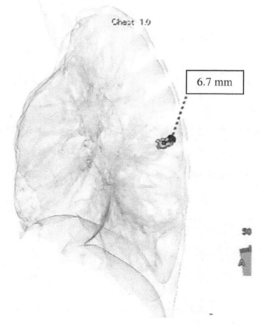

6.7 mm

图 3 - 1 - 3　碘油标记法

图注：目标病变（红色）和不透射线的结节（黄色）以及聚碘油。偏差测量为 3D-CT 图像上目标病变中心与结节中心之间的距离。

目前尚无关于碘油标记相关并发症的报道,但由于碘油不溶于水,标记过程中存在全身栓塞的可能性,同时有报道出现了碘油引起的肺炎等极少数的并发症。但是,该方法主要在一些具有透视或安装有移动CT及CT臂等设备的混合杂交手术室内进行,对手术操作者具有辐射性;此外,若碘油出现扩散并扩散至支气管及胸膜腔内,可能出现透视下无法显现的情况[2-3]。

3. 医用胶定位法

医用黏合剂 α-氰基丙烯酸酯是一种速效医用黏合剂。它以 α-氰基丙烯酸辛酯为主,聚甲基丙烯酸酯为辅,无毒,生物安全性好。在室温下,当医用胶与血液、组织液、有机胺等微量阴离子物质接触时会迅速聚合。当注射到肺部时,黏合剂迅速聚合,与邻近组织形成紧密的结合。优势:快速固化,α-氰基丙烯酸酯能在短时间内固化,减少操作时间和患者不适。高精度定位,黏合剂提供的标记能够增加手术时对小肺结节的识别率。减少并发症,相比于传统的金属标记,使用 α-氰基丙烯酸酯的风险更低。组织反应:少数情况下,黏合剂可能引起局部组织反应。技术要求:操作者需要具备精确操作的技术能力。

从具体的临床操作过程方面来看,我们可以总结出医用胶定位法具有以下优点:第一,操作简便,医用黏合剂定位的基本步骤与经皮经胸活检相似。第二,胸腔镜手术术前定位和切除的成功率极高。医用黏合剂产生的结节由于其硬度,可以在胸腔镜手术期间被轻松识别,这有利于用手指或胸腔镜仪器进行触诊。它不会随着时间的推移而扩散或移动,从而避免由于移位或扩散而导致定位失败。第三,该技术安全性高。然而,其主要并发症包括无症状气胸和轻度肺出血,发生率较低,这可能与黏合剂的黏度和快速固化特性有关。这些特征部分阻塞了穿刺造成的裂口,减少了空气或血液的泄漏,从而减少了气胸和出血的发生。

根据广州医科大学第一附属医院胸外科总结出的临床实操经验建议:① 在肺部注射 0.2～0.3 mL 医用黏合剂,可以形成直径约 1 cm 的局部硬化结节,没有必要加大用量。② 建议针尖与GGO(肺磨玻璃影)边缘之间的距离约为 10～15 mm,但不少于 5 mm,以避免浸润到肿瘤中,影响病理结果。如果距离>25 mm,则需要考虑重新穿孔[4]。

此外,虽然操作相对简单,但仍需要仔细设计穿刺路径,避免重复穿刺,防止并发症发生率较高。此外,在注射黏合剂之前必须缩回注射器活塞,以确认没有吸入血液。针头应在正常吸气屏气时插入,注射后立即拔出,以消除与肺部粘在一起的可能性。另外,医用胶有刺激性气味,可能会引起刺激性咳嗽,术后无需特殊治疗即可消失。α-氰基丙烯酸酯作为一种新型的医用黏合剂,在肺结节术前定位中展现出显著的应用价值,但需要更多临床研究来验证其长期的安全性和有效性。

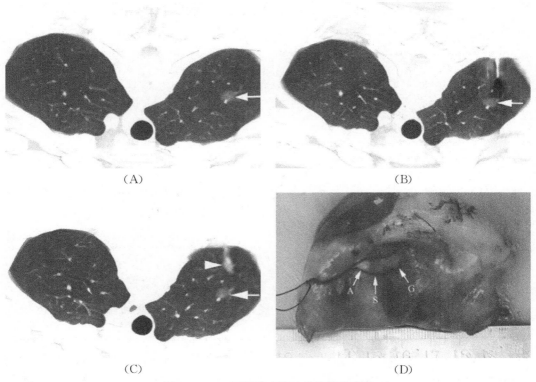

图 3 - 1 - 4 医用胶定位法具体操作流程

图注：显示具体操作过程。(A) CT 平扫显示右上叶有 GGO(白色箭头)，可以观察到参考金属线(黑色箭头)附着在皮肤背面，相应设计了穿刺角度和距离；(B) 将针刺入右上叶，针尖距离病灶约1.3 cm(白色箭头)；(C) 医用黏合剂被注入肺部，形成一个非常坚硬的结节(白色箭头)；(D) 解剖手术标本并用缝线标记病变部位，A＝黏合剂，S＝缝线，G＝GGO。

4. 硫酸钡定位法

硫酸钡作为一种常见的造影剂，在医学影像学中尤其在消化道造影中，已有广泛应用。近年来，硫酸钡在肺结节术前定位方面也展现出其独特的应用价值。硫酸钡是一种不溶于水的白色粉末，能在 X 射线下提供优异的对比度。在进行肺结节术前定位时，医生通常在 CT 或其他成像技术的引导下，将稀释后的硫酸钡溶液通过细针注射到预定的肺部区域。硫酸钡在结节周围形成的沉积提供了明显的视觉标记，有助于手术中的精确定位(图 3 - 1 - 5)。

硫酸钡法定位的主要优点在于其高度的可视性和相对安全性。作为一种惰性物质，硫酸钡在人体内不被吸收，且对于多数患者来说是安全的。在肺结节切除手术中，尤其是那些通过最小侵袭手术进行的案例，硫酸钡可以显著提高手术的准确性和安全性。此外，硫酸钡的使用对于那些不适合接受放射性标记物或其他类型标记物的患者来说是一个有效的选择。

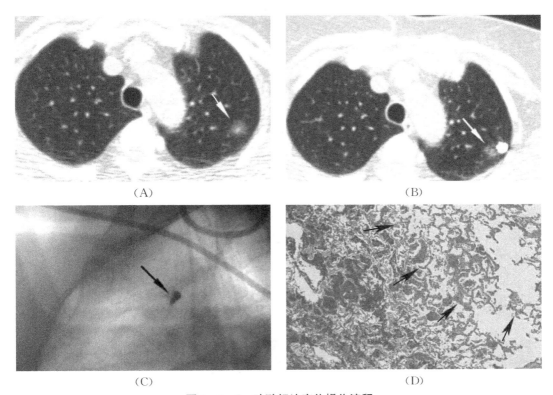

（A）　　　　　　　　　　　　　　　（B）

（C）　　　　　　　　　　　　　　　（D）

图 3 - 1 - 5　硫酸钡法定位操作流程

图注：（A）使用术前 CT 确定适当的钡注射部位和进针路径。（B）硫酸钡悬浮液注射到目标结节（箭头）附近，并在术后 CT 图像上显示为不透射线的球。（C）术中透视图像显示左上肺区不透射线的钡球（箭头）。（D）注射的硫酸钡表现为分散在肺泡腔内的棕色物质。注意 CT（箭头）上注射的钡剂附近看到的结节为部分实性结节。注射的钡材料周围有急性炎症反应，含有许多中性粒细胞、组织细胞和一些嗜酸性粒细胞（原始放大倍数，×200；苏木精-伊红染色）；病理证实靶结节为原位腺癌。

　　然而，硫酸钡在使用中也存在一些限制。首先，由于其是外源性物质，有极少数患者可能会对硫酸钡产生过敏反应。其次，在注射过程中需要精确控制硫酸钡的量和注射位置，以避免造成组织硬化或影响肺功能。此外，硫酸钡的长期留存可能会干扰未来的影像检查。

　　研究报告称，硫酸钡在数小时内会引发轻度急性炎症和水肿反应，随后引发支气管肺炎，并最终在接下来的几天和几个月内引发肉芽肿性炎症和纤维化[5]。然而动物实验和现有临床研究表明，少量的硫酸钡滴注并未显示出明显的肺实质损伤，使用过程仍需谨慎。对于磨玻璃结节或潜在的炎症病变，应注意避免将钡剂直接注射到目标结节中，因为这可能会因急性炎症而使目标结节的病理诊断变得困难。

5. 放射性核素定位法

　　放射性核素是具有放射性的原子，它们因不稳定而通过核衰变释放能量。这种能量

释放通常以 γ 射线、β 粒子或 α 粒子的形式进行。放射性核素在医学中有广泛的应用,特别是在诊断(如 PET-CT)和治疗(如放射性碘治疗甲状腺疾病)中。由于其独特的物理特性,放射性核素能提供关于人体内部结构和功能的重要信息,对于疾病的早期诊断和治疗具有重要价值。

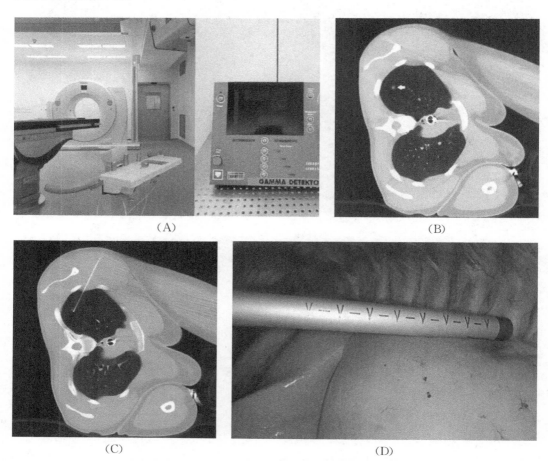

(A)　　　　　　　　　　　　　　　(B)

(C)　　　　　　　　　　　　　　　(D)

图 3 - 1 - 6　放射性核素定位法操作流程

图注:(A) 混合手术室和 Neoprobe 控制台;(B) 计划对患者进行 CT 扫描,该患者有透明细胞肉瘤病史,怀疑有转移,随后证实有转移;(C) CT 引导下的穿刺和结节标记;(D) 使用 Neoprobe 伽马检测系统进行术中检测。

放射性核素肺部结节定位法涉及将一种小剂量的放射性物质注射到或靠近肺结节的位置。这些物质(如锝- 99m 标记的微球或磷酸盐)会发出伽马射线,可以通过专门的探测设备(如伽马探测器或伽马相机)进行检测。目前,国内关于放射性核素定位法的研究相对较少,但国外仍有研究报道,发现在肺结节手术前使用锝- 99m 标记的微球进行标记定位后,使用伽马检测系统检测肺部结节的定位准确率可达 95%;与其他标记方法相比,该方法的一大优点是利用肿瘤的放射性摄取增高,显像清晰,可实现对于转移瘤、可疑淋巴结及前哨淋巴结的切除。此类技术对于表浅病灶定位精确,但该技术需在 SPECT/CT 设备下进行,价格昂贵,会增加手术的复杂性和成本,同时放射性物质存在辐射危害,会增加患者及医务人员的辐射负担,且存在过敏危险,这些因素制约其在临床使用[6-7]。

6. 吲哚菁绿联合近红外荧光显像系统定位法

吲哚菁绿(Indocyanine Green,ICG)是一种水溶性的三苯甲烯类染料,在医学影像领域具有广泛的应用。ICG 在近红外区域具有强烈的吸收和荧光发射特性,当其被注入人体后,可以通过特定波长的光照射并使用近红外成像设备捕捉其发出的荧光信号。ICG 在红外光的激发下会发出特定波长的荧光。这种荧光特性使得 ICG 成为理想的成像剂,尤其是在需要高度对比和敏感性的医学成像领域,如肺部结节的定位。

使用 ICG 联合近红外荧光显像系统进行肺部结节定位是一种创新的医学技术。这种技术结合了 ICG 的独特荧光特性和近红外成像的高灵敏度,可以在手术过程中实时、准确地识别和定位肺部结节,为肺部结节的手术定位提供了新的可能性。

具体操作定位方法:所有患者均于术前 1 h 内定位;术前先将 ICG 粉剂用对比剂溶解。参照患者术前 CT 检查的影像学资料,定位时选择仰卧、俯卧或侧卧位进行操作。具体操作过程中,根据 CT 图像显示的结节位置,采用"垂直、就近"的原则进行穿刺,穿刺路径上避开粗大血管。常规消毒铺巾后,以 5~10 mL 1%利多卡因注射液进行胸壁皮下局部浸润麻醉,经 CT 扫描确定穿刺方向及微穿刺针位置后,穿刺至结节附近,复查 CT 确认针尖距离结节位置小于 15 mm,缓慢注射 0.03~0.05 mL 吲哚菁绿-对比剂溶液,再复查 CT 确认定位满意:定位位于结节附近,无明显晕染,同时确认无大量气胸、血胸等重大并发症发生,最后穿刺点覆盖无菌敷料,患者平车或轮椅转手术室或返回病房等待手术。

南京市胸科医院胸外科邵丰主任团队创新性地描述了一种双显可视化技术(图 3-1-7),该技术临床操作成功率为 100%,其允许在术中使用吲哚菁绿荧光染色同时显示靶段中肺结节的可靠定位和段间平面的明显分界,在胸腔镜肺段切除术中实时测量手术切缘,确保足够的肿瘤切缘,并且最大程度保留正常肺组织。这种方法可能有益于经验不足的年轻胸外科医生,避免因担心手术切缘阳性的潜在问题而进行不必要的扩大肺切除术。该技术使用 CT 引导下经皮 ICG 注射来定位肺结节,并且在此过程中没有发生不良反应。与其他传统技术如 hook-wire、弹簧圈和常规染料亚甲蓝相比,吲哚菁绿定位具有几个独特的优势:具有更深的组织穿透,应用 CT 引导下的 ICG 注射可以最大限度地减少移位、气胸和染色扩散等的发生。此外,ICG 荧光染色的肺结节可以通过荧光胸腔镜捕获,从而在术中实时显示定位的肺结节位置[8]。

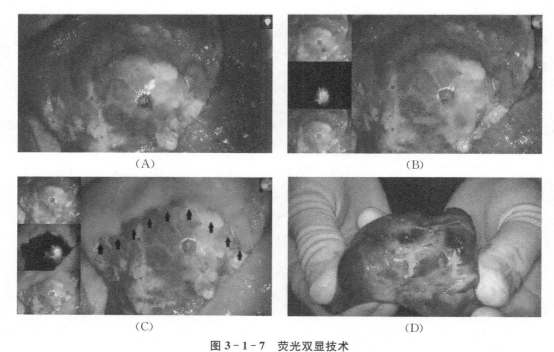

图 3 - 1 - 7　荧光双显技术

图注：(A) 白光下 RS^8 结节的术中手术图像；(B) 在荧光胸腔镜下对相同位置的结节荧光染色进行确认(蓝色箭头)；(C) 解剖离断 A8 后，静脉注射吲哚菁绿，在荧光胸腔镜荧光模式中肺结节(蓝色箭头)和段间平面边界线(黑色箭头)的双重可视化；(D) 切除的肺结节(黄色箭头)位于 S^8 的中心，病理结果提示微浸润腺癌且证实具有足够的边缘宽度(2.5 cm)。

目前，国内外已有很多手术团队利用吲哚菁绿定位技术开展肺段的切除。但是，ICG 有容易扩散的缺点，可能造成荧光腔镜下结节定位范围的扩大，导致术中难以准确区分结节的位置。此外，由于 ICG 代谢速度快，注射 ICG 后等待手术的时间还有待进一步研究。而且，不同于传统液体定位剂、传统的钩针或弹簧圈定位，荧光定位需要专门的荧光显像设备进行成像，在一定程度上增加了科室成本。目前，很多研究都已经尝试进行了方法改进，比如利用 CT 对比剂溶解 ICG，将羟丁基壳聚糖(Hydroxy Butyl Chitosan，HBC)作为 ICG 的药物溶解载体，使其成为不流动的凝胶状态，减少组织内扩散、胸腔内流动，延长吸收时间，易于确定定位点，提高定位成功率，取得了良好的临床效果[9-10]。

吲哚菁绿联合近红外荧光显像系统在肺部结节定位中的应用提供了一种新的、高效的手术辅助工具。这种技术不仅提高了手术的精准度，而且相比传统方法有更好的安全性和实时反馈能力。随着更多的临床研究和技术发展，预计吲哚菁绿联合近红外荧光显像技术将在肺部肿瘤手术中扮演更加重要的角色。

二、固体材料定位法

1. 带钩金属丝穿刺定位法

带钩金属丝穿刺定位,或称为"hook-wire"定位,是一种医学手术中使用的技术,主要用于肿瘤手术中,特别是在乳腺肿瘤、肺部肿瘤手术中,以帮助精确定位肿瘤的位置。这种技术目前是临床上应用最多的肺结节术前辅助定位方法,肺小结节定位多用 21G 穿刺针,hook-wire 定位针分为 2 部分,针头部分为钩子,展开长度为 1 cm,后接 30 cm 金属线。在手术之前,医生会在影像引导下将定位针插入到肿瘤或异常组织中。这根金属丝的钩子端会锚定在目标组织内,以便在手术过程中医生能够准确找到并切除肿瘤。国内复旦大学附属肿瘤医院陈海泉教授团队较早开展此项定位技术[11]。

下面详细阐述其基本操作过程。

1) 影像引导下的定位

首先使用影像学技术(如 X 射线、超声、CT 或 MRI 扫描)确定目标结节或肿瘤的精确位置,然后选择穿刺入路。这些影像帮助医生在后续步骤中准确放置带钩定位针。

2) 穿刺和放置带钩定位针

在影像引导下,医生通过套针经皮穿刺进入胸腔到达病灶或其周围后,重复局部低剂量断层扫描,将套筒针尖斜面朝向病灶方向,释放金属丝并回收套针,金属丝前段钩状展开,固定在结节周围,这时轻拉金属线会有阻力感,再次进行局部低剂量断层扫描,确定金属钩锚定膨胀良好并锚定病灶后,再次重复 CT 扫描评估是否存在血胸、气胸等并发症,并确定金属钩锚定固定良好后,将金属线松弯紧贴皮肤后包扎固定,应于 1~2 h 内进行 VATS 手术(图 3 - 1 - 8)。

3) 带钩金属丝的作用

金属丝在体内的钩子端锚定目标区域,从而为手术提供了一个直观的物理标记。在手术过程中,外科医生可以直接跟踪这根金属丝,准确找到并切除目标组织。

4) 手术切除

在手术中,外科医生遵循金属丝的路径到达目标区域,然后绕着金属丝定位的位置切除肿瘤或结节。这种方法有助于保证肿瘤的完整切除,同时尽可能保留周围的正常组织。

5) 移除金属丝

在目标组织被切除后,带钩的金属丝也随之被移除。

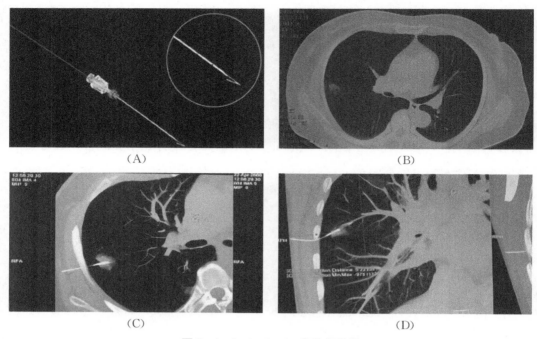

图 3 - 1 - 8　hook-wire 定位示意图

图注：(A) 21 号定位针示意图；(B) CT 平扫显示右上叶有孤立性肺结节；(C&D) CT 扫描显示钩线位于结节内；未发现气胸和血胸。

　　带钩金属丝定位技术的特有优势。目前，hook-wire 穿刺定位在肺结节手术中的应用十分成熟，且应用范围极广，具有显著优势，特别是在定位和切除小型、深层或难以直接观察的肺结节时。这一技术的引入极大地改进了肺结节手术的精准度和安全性：① 精确定位小型或深层结节。肺部结节，尤其是小型或位于深层的，常常难以在传统开胸手术中直观地识别。带钩金属丝穿刺定位通过在手术前精确标记结节位置，为外科医生提供了一个直接的、可靠的指引，从而大幅提高手术中目标结节的识别率。② 减少术中探查时间和组织损伤。由于结节位置已预先标记，外科医生可以直接切入标记点，减少了术中寻找结节的时间和不必要的组织损伤。这对于患者来说意味着更少的术中创伤和更快的恢复。③ 提高微创手术的可行性。对于通过胸腔镜手术进行的肺结节切除，带钩金属丝穿刺定位提供了一种高效的导航手段。这使得即使在微创手术环境下，也能准确切除肺结节，降低手术风险。④ 增强肺癌早期诊断和治疗。肺结节的早期发现和治疗对于肺癌患者的预后至关重要。带钩金属丝穿刺定位技术允许医生及时切除早期肺结节，为早期诊断和治疗提供了可能。⑤ 减少术后并发症和提高患者舒适度。精确的手术切除减少了对周围健康肺组织的损伤，降低了术后并发症发生的风险，如气胸或出血。此外，精确的切除还意味着更小的切口和更快的恢复，从而提高患者的整体舒适度。⑥ 优化术后病理评估。带钩金属丝穿刺定位确保了被切除组织的代表性，为病理评估提供了更准确的样本。这对于评估肺结节的性质（良性或恶性）以及制定后续治疗计划至关重要。

该方法定位操作过程较为成熟，操作内容相对简单且操作时间耗时短，穿刺针定位点明确，方便病灶的切除，同时可以满足手术医师在胸腔镜直视下观察的要求，而无需 X 射线透视定位，因此在临床上得以广泛应用。然而该方法仍然存在缺陷，有文献报道术中 hook-wire 脱落率达 7.5%，金属丝易移位甚至脱落的特点依然是 hook-wire 定位失败的最主要原因[11-12]。此外，定位后易出现气胸、出血和疼痛等，这些也是常见的定位后并发症：① 钩线移位。在手术前或手术过程中，带钩金属丝可能发生移位，这可能导致对肺结节的错误定位，进而影响手术的准确性和成功率。以下情况应警惕钩丝移位或脱钩的可能：a. 患者被送进手术室过程；b. 术前进行肺通气；c. 术中进行肺切除；d. 结节位置表浅；e. 定位术距 VATS 时间间隔过长。对于以上这些问题，可考虑行带钩金属丝联合亚甲蓝进行双重定位，以提高定位成功率。② 气胸风险。穿刺肺组织以放置金属丝可能导致气胸，即空气进入胸腔和肺部之间的空间。这可能导致胸痛和呼吸困难，严重时可能需要紧急医疗干预。③ 出血和感染。任何穿刺过程都可能伴随出血风险，尽管在带钩金属丝穿刺定位中通常较小。此外，穿刺部位可能发生感染，尽管这种情况较为罕见。④ 肺组织损伤。穿刺和放置金属丝的过程可能导致肺组织损伤，尤其是对于那些已有肺部疾病或肺功能不全的患者。⑤ 影像引导的限制。尽管影像学技术（如 CT）在放置金属丝时提供了辅助，但仍存在一定的误差范围。影像质量、患者的呼吸运动等因素都可能影响定位的准确性。⑥ 患者不适和焦虑。穿刺和定位过程可能对患者造成疼痛和不适，特别是在长时间等待手术的情况下。此外，对手术的担忧也可能引起患者的焦虑。

目前，南京市胸科医院胸外科已经将带钩金属丝穿刺法结合染色剂（如亚甲蓝、ICG 等）的双重定位技术和移动 CT 技术进一步融合，取得了显著的进步与成绩，在肺部手术中显示出巨大潜力。这种技术的融合增强了定位准确性：带钩金属丝穿刺法提供物理定位，而染色剂如亚甲蓝和吲哚菁绿可以提供视觉上的辅助标记，进一步增强了肿瘤或结节的可视化，尤其是在微创手术中，这种物理和视觉的双重定位能显著提高手术的精准度。

移动 CT 技术的应用可以在手术现场提供实时的影像指导，这意味着手术团队可以在手术过程中获取肺部结构的详细影像，从而实时调整手术策略。这种即时反馈极大地提高了手术的安全性和成功率，同时手术团队可以更快速、更准确地进行操作，这有助于缩短手术时间，提高手术室的使用效率。通过这种结合技术的应用，可以更精确地定位和切除肿瘤，从而减少对周围正常组织的损伤。大大降低术后并发症，如气胸、出血等风险。再加上术前基础麻醉实现全程无痛定位，减少手术时间和提高手术安全性意味着患者的整体体验将得到改善，快速恢复和较低的并发症风险对于患者来说是巨大的利好。

这种技术的结合有助于推动胸部微创手术的发展,然而,这种技术的推广和应用需要在更多的临床研究和实践基础上进行验证和优化。

2. 微弹簧圈定位法

微弹簧圈定位法(Micro Coil Localization)与带钩金属丝定位法(Hook-wire Localization)在原理和操作方法上基本一致,主要用于医学领域中对小病灶进行定位,尤其是在乳腺、肺部等软组织中。因其无倒钩设计,是依靠弹簧圈与肺组织的摩擦力而确保固定可靠。弹簧圈定位法目前最常用的有两种:一种是将弹簧圈定位于肺内,另一种则为弹簧圈尾部定位于脏层胸膜外。两种方法的成功率及并发症发生率并无显著差别。微弹簧圈定位法相比于传统的带钩金属丝定位法有一些明显的优势[12]:

1)安全性与稳定性

① 减少移位风险:微弹簧圈在体内的固定性更强。传统的带针钩金属丝易于在患者移动或呼吸过程中发生位移,这在一定程度上增加了手术的复杂性和风险。微弹簧圈因其设计更适应体内环境,稳定性较高,减少了术前和术中的移位风险。② 降低并发症:微弹簧圈较小且柔软,因此减少了对周围组织的刺激和损伤,降低了出血和感染的风险。提高舒适度:对于病人来说,微弹簧圈定位通常比带钩金属丝定位更舒适,因为微弹簧圈体积更小,刺激感更低。

2)患者舒适度及体验感更佳

由于微弹簧圈较小,患者在定位后的不适感较低。对于患者来说,减少了心理和生理上的压力,尤其在等待手术期间。

3)提高手术灵活性

微弹簧圈可精确放置于病灶的特定部位,适应多种复杂的临床情况。在手术过程中,这种精确性对于提高手术成功率至关重要。

4)影像识别性强

在 X 射线、CT 等影像检查中,微弹簧圈易于识别,这对于手术中的导航至关重要。相较于传统的带针钩金属丝,微弹簧圈在影像中的可视性更强。

这些优势使得微弹簧圈定位法在某些临床情况下更受青睐。然而相较于传统的带钩金属丝定位,微弹簧圈的放置通常更为复杂,需要较高的技术熟练度和经验。对于未经培训的医生而言,掌握微弹簧圈定位技术需要一定的时间和实践。更重要的是,与带钩金属丝相比,一旦放置,微弹簧圈可能存在无法从体内完全移除的情况,有可能遗留在患者体内。总之,无论选择哪种定位方法都需根据具体的病例特点、设备可用性以及医生的经验和偏好来决定。

3. 肺结节新型定位针

1）四钩定位针

四钩定位针在传统钩针的基础上进行的创新，主要体现在两个方面：前端的金属四钩设计和尾端的标记丝线。这种设计旨在提高对肺结节的定位精确度和手术操作的安全性。以下是这种创新型定位针的详细介绍。① 前端的金属四钩设计：a. 锚定能力，四钩设计使得定位针在到达目标位置后能够通过展开钩子在组织内形成锚点，从而增强稳定性；b. 适用于小结节，这种设计特别适用于体积较小或位置不固定的肺结节，可以减少手术中的位移和误差；c. 减少组织损伤，锚定效果减少了手术操作对周围健康组织的损伤，特别是在微创手术中；d. 提高手术成功率，更稳定的定位有助于提高手术的成功率和减少并发症。② 尾端的标记丝线：a. 替代传统金属丝，相比于传统的金属丝，标记丝线更加柔软和灵活，这有助于减少组织的刺激和损伤；b. 易于操作，标记丝线使得整个定位针更易于操控，特别是在复杂或深部的手术中；c. 减少影像干扰，在某些成像技术中，如磁共振成像（MRI），标记丝线相较于金属丝可能会产生更少的干扰。③ 具体操作方法[13]见图 3-1-9。④ 精准定位与稳定性：结合了四钩的稳定锚定和标记丝线的灵活性，提供了一种更精确、更安全的方式来定位和处理肺结节。随着医疗技术的发展，这类工具可能会得到更广泛的应用和进一步的优化。

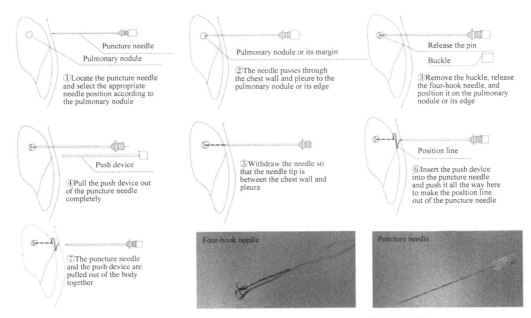

图 3-1-9　四钩定位针定位操作示意图及定位装置实物图

图注：① 确定穿刺针（Puncture Needle）的位置，并根据肺结节（Pulmonary Nodule）选择合适的针头位置；② 针穿过胸壁和胸膜到达肺结节或其边缘（Pulmonary Nodule or its Margin）；③ 取下卡扣（Buckle），松开四钩针，将其放置在肺结节或其边缘；④ 将推动装置（Push Device）完全拉出穿刺针;⑤ 抽出针头,使针尖位于胸壁和胸膜之间;⑥ 将推动装置插入穿刺针,并将其一直推到位置线(Position Line),使位置线脱离穿刺针;⑦ 穿刺针和推动装置一起被拉出体外。

2) 记忆合金弹簧圈定位

记忆合金弹簧圈用于肺部结节定位是一种先进的医疗技术。记忆合金是特殊材料,能够在受热或受力后恢复其原始形状。在肺部结节定位中,记忆合金弹簧圈的特性使其能够精确地定位到肺部的特定区域。在微创手术中,通过导管或其他手术工具将这种弹簧圈送达目标位置。到达后,它可以展开或改变形状,以锚定或标记结节的位置。这为手术提供了准确的导航。

具体操作方法见图 3-1-10。

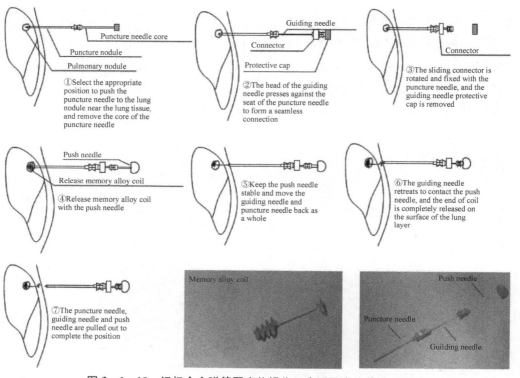

图 3-1-10 记忆合金弹簧圈定位操作示意图及定位装置实物图

图注:① 取穿刺针(Puncture Needle)穿过胸壁至小结节(Pulmonary Nodule)临近肺组织,去掉穿刺针内芯(Puncture Needle Core);② 引导针(Guiding Needle)的头部压靠穿刺针的针座以形成无缝连接;③ 滑动连接器(Connector)与穿刺针旋转固定,取下导针保护帽(Protective Cap);④ 用推针(Push Needle)释放记忆合金线圈(Memory Alloy Coil);⑤ 保持推针稳定,引导针和穿刺针整体向后移动;⑥ 引导针缩回与推针接触,线圈末端完全释放在肺层表面;⑦ 拔出穿刺针、引导针和推针完成定位。

三、联合定位法

目前,肺结节定位的技术已发展出将多种方法结合使用的新策略,还包括联合基础麻醉定位和移动 CT 扫描。新策略包括常规的带钩金属丝穿刺定位联合亚甲蓝染色、吲哚菁绿术中显影等,在这种联合方法中,基础麻醉为患者提供了舒适和稳定性,而移动 CT 扫描则提供了对肺结节的实时、高精度的成像。这种联合方法能够提高定位的准确性,尤其是在复杂或难以触及的肺部区域,同时确保患者在整个手术过程中的安全和舒适。这种联合定位技术的应用显著提高了微创手术的成功率和安全性。

总之,选择何种定位材料、方法取决于具体的医疗情况、结节的位置、大小以及医院的技术设备。这些技术的共同目标是提高手术的成功率,减少并发症,同时最大程度地保护健康的肺组织。

第二节

导航支气管镜定位技术的发展

电磁导航支气管镜(Electromagnetic Navigation Bronchoscope,ENB)是以电磁定位技术为基础,结合虚拟支气管镜、3D-CT 成像和呼吸门控技术的新型支气管镜检查手段。自 1998 年开展动物实验,2003 年开展首例人体临床研究,现已被国内外相关指南推荐为肺外周病变(Peripheral Pulmonary Lesion,PPL)经支气管镜肺活检术(Transbronchial Lung Biopsy,TBLB)的诊断工具,近年来临床应用日益广泛,已拓展至 ENB 引导下行外科术前定位肺结节和治疗肺部肿瘤[14-15]。

一、现有发展情况

现获中国或美国食品药品监督管理局认证的 ENB 系统分别为中国朗开公司研发的 Lung Care 系统、美国 Medtronic 公司研发的 super Dimension 系统和美国 Veran 公司研发的 SPiN 系统。三者均具有各自的特点,Lung Care 配有不同型号的定位导线(Locatable Wire,LW),兼容全系列支气管镜和不同规格的引导鞘管(Guided Sheath,GS);super Dimension 需搭配工作通道内径 2.6 mm 以上的治疗支气管镜,通过旋转操纵杆控制预弯鞘管和 LW 的方向;SPiN 则集成经支气管和经胸壁两种导航路径模式,且取材工具头端搭载传感器,可实时跟踪工具位置。

二、适应证和禁忌证

1. 适应证

1）ENB 诊断技术的适应证

① 直径>8 mm，性质不明，需行病理学或病原学诊断的肺外周病变（peripheral pulmonary lesion，PPL），尤其适用于常规支气管镜难以诊断的 PPL；② 对已明确性质的 PPL，治疗过程中根据病情需要对病变进行再次活检，指导后续治疗。PPL 定义为影像学表现发生在段支气管远端被肺实质所包绕的肺部阴影，且常规支气管镜检查不可见的病变，无支气管腔内病变、黏膜下浸润等。

2）ENB 定位技术的适应证

直径≤2 cm，倾向恶性，拟行胸腔镜下亚肺叶切除术，术者评估术中直视或触摸定位困难需行术前辅助定位的磨玻璃肺结节。

3）ENB 治疗技术的适应证

鉴于目前 ENB 治疗技术主要是肿瘤消融治疗，因此本内容仅限于该适应证。根治性消融是针对术前经病理学和影像学检查明确为肿瘤最大径≤3 cm，且无其他部位转移的病灶，包括不适合手术或拒绝手术的初治或复治后局部进展的周围型肺癌，以及单肺病灶数≤3 个、双肺病灶数≤5 个的肺转移瘤。姑息性消融其适应证可相对放宽，如病灶大小和数量超过根治性消融标准者。

2. 禁忌证

ENB 禁忌证与常规支气管镜检查禁忌证基本相同：① 严重的心肺功能不全。对于心肺功能极度衰竭的患者而言，进行任何形式的支气管镜检查都存在较高风险。② 凝血功能障碍。患者若有严重的凝血功能障碍或正在使用抗凝药物，可能增加出血风险。③ 重度感染或炎症。在严重的肺部感染或炎症状态下，进行电磁导航技术可能增加感染扩散的风险。④ 金属植入物。身体内有大型金属植入物（如心脏起搏器、金属瓣膜等）的患者，可能因金属干扰而无法使用电磁导航系统。⑤ 严重的呼吸道变形或阻塞。极度狭窄或阻塞的呼吸道可能使得支气管镜无法正常通过，从而限制了电磁导航技术的使用。⑥ 孕妇。尽管目前没有明确证据表明电磁导航技术对胎儿有害，但出于安全考虑，一般不建议孕妇进行此类检查。⑦ 患者配合度不足。患者配合度不足，如不能平静地躺在检查台上，可能会影响检查的进行和结果的准确性。⑧ 过敏史。对局部麻醉药、消毒剂等可能在操作过程中使用的物质有过敏史的患者，需要特别注意。

三、现有设备与器械

1. ENB 系统

ENB 系统包括肺 E 助手、医学影像工作站设备、专用检查床、体位探测器、LW 和信号采集器[16]。肺 E 助手：集 DICOM 数据传输、支气管/血管/胸膜分割重建、导航路径规划、虚拟内窥等功能于一体的数据后处理云平台管理系统。医学影像工作站设备：控制信号的接收和处理，术中提供实时导航影像显示，如传感器和预设目标的三维坐标及方向信息，并提供前进路线图指示。专用检查床：内嵌磁场发生器产生均匀稳定的磁场，配合 X 光设备时转动手摇轮移动磁场发生器。体位探测器：三个体位探测器头端分别贴于胸骨柄、第八肋骨和左右腋前线交叉点附近，且需保证在有效磁场范围内，捕获呼吸运动。LW：一般和 GS 搭配使用，有外径 0.75 mm、1.15 mm、1.45 mm 和 1.95 mm 四种规格，术中通过 LW 头端的传感器实时提供其位于支气管树中的空间位置。信号采集器：连接体位探测器和 LW 的尾端，收集信号。

2. 支气管镜

国产 ENB 系统可和所有类型的支气管镜配合使用，常用的包括细支气管镜（例如 BF-P290，Olympus，先端部外径 4.2 mm，工作通道内径 2.0 mm）和治疗支气管镜（例如 BF-1TQ290，Olympus，先端部外径 5.9 mm，工作通道内径 3.0 mm）。

3. 支气管内超声（Endobronchial Ultra-sound，EBUS）

EBUS 为非嵌入式深入支气管管腔内，围绕超声换能器作圆周环形扫描，得到垂直于超声探头的横断面图像，可观察管腔周围组织结构情况，了解病灶和支气管的关系。常用外径 1.4 mm、1.7 mm 的 EBUS 探头（例如 UM-S20-17S、UM-S20-20R，Olympus）。

4. 引导鞘管套装

引导鞘管套装包括 GS、活检钳和细胞刷等，其中 GS 和 LW 搭配，以建立工作通道，便于后续操作。例如常用来和外径 1.45 mm、1.95 mm LW 配合使用的 GS 套装（K201、K203，Olympus），内含外径 1.95 mm、2.55 mm 的 GS，外径 1.5 mm、1.9 mm 的活检钳和外径 1.4 mm、1.8 mm 的细胞刷。

5. 放射影像设备

常用放射影像设备为具有透视功能的移动式 C 型臂，有条件者可购置具有三维成像功能的锥形束 CT（Cone-beam CT，CBCT）。

四、ENB 技术在肺部结节定位方面的发展

ENB 技术提供了新的定位方式，能够最大程度减少患者手术创伤及潜在风险。

1. ENB 技术发展过程

ENB 技术在肺结节定位方面的发展经历了一段演变过程，其起源可追溯到 20 世纪 90 年代末期。这项技术的首次临床应用通常归功于美国医生 Erik Folch 和 Ara Ketchedjian，他们在 2004 年首次使用了这一技术进行肺结节的定位和活检。ENB 技术的开发旨在克服传统支气管镜技术在定位远端肺结节时的局限性。通过结合高分辨率 CT 扫描图像和电磁导航，ENB 技术能够精确地引导支气管镜到达肺部深处的结节。这一重要突破不仅大大提高了对肺小结节的定位精确度，而且因其微创性质，减少了患者的风险和不适。自那时起，ENB 技术在全球范围内得到了迅速的发展和广泛的应用，成为现代肺部结节诊断和治疗的一个重要工具。

2. ENB 的技术优势

1）提高定位精度

ENB 技术通过结合先进的成像技术、实时电磁导航系统和灵活的支气管镜操作，显著提高了肺结节定位的精度。在进行 ENB 之前，高分辨率 CT 扫描被用于创建精确的三维肺部模型，为手术提供必要的解剖细节。在手术过程中，装有电磁传感器的导管被引导至目标结节，这些传感器能够实时追踪导管的位置，确保精准导航。ENB 的导管比传统支气管镜更灵活，能够到达肺部更远端的区域，减少了由于手动操作或解剖变异引起的定位偏差。此外，ENB 技术还可以与其他成像技术如 PET-CT 融合使用，进一步提高定位的准确性。通过这种集成化的方法，ENB 技术不仅提高了到达和定位肺部结节的能力，而且通过减少需要重复的操作，提高了定位效率和准确性。

2）更加微创化，减少并发症

使用 ENB 技术进行术中定位是一种无创的过程，它从呼吸道进入，经过支气管到达病变部位，而后利用染料在组织间的渗透起到较好的定位效果。该过程一般不会对胸壁以及肺部组织产生损伤，因此，在使用 ENB 治疗后患者一般不会有伤口出现，且并发症发生率较低，相对安全。其主要的并发症为肺炎、气胸，但发生率较传统经皮穿刺肺活检等并发症发生率显著下降[17]。

首先，ENB 技术通过使用高分辨率 CT 扫描图像，创建患者肺部的详细三维模型。这个模型提供了精确的解剖地图，帮助医生在实施手术过程中规划最佳路径，以达到肺部结节的位置。这种精确的预规划减少了对周围组织的不必要损伤和创伤，因为医生可以避免盲目探查和多次调整导管的路径。在实际操作过程中，ENB 的导管装备了电磁传感器，这些传感器在患者体内实时追踪导管的位置和方向。与传统的支气管镜相比，ENB 使用的导管更加灵活和细小，能够轻松到达肺部的远端区域。这种精确的导航减少了对气道的机械性刺激，降低了导致出血或组织损伤的风险。

此外,ENB技术提供的高定位精度意味着可以直接到达目标区域,减少了需要通过尝试以确定正确位置的次数。这不仅减少了患者的整体手术时间和不适感,也降低了因多次操作导致的创伤风险。ENB技术还允许医生在手术过程中获得实时反馈,这意味着他们可以立即调整操作策略,进一步减少对患者造成的创伤。例如,如果发现导管的路径与预期不符,医生可以迅速进行调整,而不是持续在错误的路径上操作。

3) 联合染色定位技术

上海瑞金医院最新研究[18]表明,亚甲蓝染色剂更为推荐,且距离定位点越近,注射染色剂则越靠近胸膜表面,染色成功的可能性越大。染色剂量方面,研究提示少量染料可能导致染色失败或难以分辨,而过多剂量会使胸膜大片染色导致定位效果欠佳,因此在合适的染色剂量范围内,注射染料越多,胸膜染色越明显,避免可能因为肺质地差而出现浅染色的情况。此外,研究还发现美蓝较荧光具有更高的定位成功率。研究前期发现,由于美蓝流动性强,在注射过程中会出现剂量丢失或残留在支气管内从而导致染色失败,因此在研究后期增加了美蓝染色剂的剂量来提高定位成功的可能性(至少≥0.5 mL),而在使用荧光染色定位时仍使用常规剂量(0.1~0.2 mL)。

总的来说,ENB技术通过提供精确的预规划、实时导航、灵活的操作和即时反馈,显著降低了对患者气道的创伤风险。这种微创、高效的方法不仅提高了肺结节定位的精确度,而且在减少手术过程中的创伤和并发症方面显示了巨大的潜力,显著改进了肺结节的诊断和治疗。

3. ENB技术的挑战

ENB技术,尽管在肺结节定位方面取得了显著进展,但仍存在一些应用限制和挑战。这些限制主要涉及技术复杂性、成本效益、操作者技能要求和患者特定条件。

首先,ENB技术的应用受限于高昂的设备成本和维护费用。这种先进的导航系统需要昂贵的硬件和软件支持,且其操作和维护需要专门的训练和资源,现阶段ENB相关耗材未能完全国产化,使用费用较昂贵,国内只有部分呼吸系统区域医疗中心可以开展此项技术,上述因素影响了ENB在国内的普及和推广

其次,ENB技术的成功高度依赖于操作者的技能和经验。医生需要接受专门的培训才能熟练地使用这种复杂的系统。ENB操作往往在麻醉状态下进行,术者的熟练程度与麻醉时间、麻醉程度成正相关。ENB操作需在经验丰富的医师主导下进行,否则难以安全准确地完成病灶定位。此外,ENB的设备操作流程较多,程序较为复杂,对操作者的要求极高,不仅需要熟练掌握支气管镜运用技能,还需要经过系统的学习曲线培训。此项操作过程中,手术室必须配备急救设备以应对可能出现的心跳骤停、呼吸停止、气胸以及出血等情况,且在操作过程中必须为患者提供充足的氧气。此外,ENB技术在肺结节定位方面的效果受到患者解剖结构的影响。对于位于肺部深处或邻近大血管的结节,ENB

技术可能难以精确定位。而且,肺部的某些解剖变异,如严重的肺气肿或瘢痕组织,可能会干扰电磁信号,影响导航的精确性。在临床实践中,ENB 技术的应用还受限于患者的整体健康状况。对于那些不能耐受长时间手术或具有严重心肺疾病的患者,使用 ENB 技术可能存在较高的风险。

总而言之,虽然 ENB 技术在肺结节定位方面具有明显优势,但由于技术和经济方面的限制、操作者技能要求、患者特定条件以及临床实践中的局限性,其应用仍面临一系列挑战。未来,通过技术创新、成本降低、医生培训和临床研究的进一步发展,有望克服这些限制,使 ENB 技术更广泛地应用于肺结节的诊断和治疗中。

4. ENB 技术的发展及展望

ENB 技术在肺结节定位方面的应用展望是多方面的,预示着这一技术将在未来的肺部疾病诊断和治疗中扮演更加重要的角色。随着技术的进步和成本的下降,预计 ENB 将更广泛地被应用于临床实践。此外,随着操作者培训的增加和技术熟练度的提升,ENB 的应用效果和安全性预期将进一步增强。在技术创新方面,结合人工智能和机器学习算法的发展,ENB 系统的导航精度和操作简便性有望得到显著提升。这可能包括更高级的图像处理技术、更准确的病变识别能力以及实时数据分析,从而进一步提高肺结节定位的准确性和减少手术时间。同时,随着更多临床研究的进行,ENB 技术在不同类型和大小肺结节的诊断中的最佳应用方式将被进一步明确。最终,ENB 技术的进步和普及化有望为肺癌等疾病的早期诊断和治疗提供更有效的工具,从而改善患者的预后和生活质量。

第三节

超声辅助肺结节定位技术

超声辅助定位利用超声扫描病灶部位与正常肺组织的异常回声进行定位。该技术的发展始于 20 世纪 90 年代。1992 年,国内有研究报道将超声辅助定位应用于周围型肺部病变穿刺活检,后来又用于肺小结节的术中定位[19]。术前通过 CT 确定肺小结节的大致位置,术中在肺萎陷后使用超声探头进行扫描,通过病灶部位的异常回声确定病灶位置。最初,该技术用于辅助肺部手术中的结节定位。随着技术的进步,尤其是超声设备的精细化和图像处理技术的提升,这一方法逐渐成为肺结节诊断的重要辅助手段。该技术主要涉及在胸腔或支气管内使用超声探头直观地定位肺结节,特别适用于无法通过外部影像技术确定确切位置的结节。

一、超声辅助定位的技术优势

1. 非侵入性或微创性

与传统的外科手术相比,超声辅助肺结节定位技术更为微创。使用超声进行结节定位时,无需大面积切开皮肤或肺组织,从而减少了手术创伤和术后恢复时间。

2. 无辐射暴露

不同于 CT 扫描或 X 射线,超声检查不涉及任何辐射暴露,对患者更为安全,尤其是对于需要重复检查的患者。

3. 实时成像

超声提供了实时的图像反馈,使医生能够即时观察肺部结构的动态变化。这种实时成像功能对于精确定位肺结节非常重要,尤其是在进行生物标本采集时。此外,超声检查通常比其他高级影像技术如 CT 导航或 PET 扫描成本更低,这使得它在资源有限的医疗环境中尤为有用。

4. 操作灵活性

超声设备通常便携,操作简便,适用于多种临床环境,包括手术室、门诊部甚至病房。

5. 减少并发症风险

由于其非侵入性质,使用超声辅助技术进行肺结节定位通常与较低的并发症风险相关,如感染和出血。

6. 对某些患者群体更为适用

对于不能接受放射性检查的患者(如孕妇)或需要避免重复辐射暴露的患者,超声提供了一个安全的替代方案。

7. 有助于指导微创手术

在肺部微创手术中,超声可以用于指导手术工具,确保精确到达目标区域,尤其是在视野受限的情况下。

二、超声辅助定位技术的缺陷

1. 视野限制

超声波在空气中的传播效果不佳,这限制了其在肺部结节定位中的应用,因为肺组织含有大量空气。这意味着对于深部肺结节或位于气管后方的结节,超声辅助定位可能不够有效。

2. 图像质量受限

与 CT 扫描或 MRI 相比,超声产生的图像分辨率较低,可能无法提供足够清晰的解剖细节,尤其是在复杂的解剖结构中。

3. 操作者依赖性

超声检查的质量高度依赖于操作者的技能和经验。不同操作者可能得出不同的诊断结果,这增加了诊断过程中的主观性和不确定性。

4. 穿透深度有限

超声波的穿透深度有限,对于位于深部的或肥胖患者的结节,定位可能不够准确。

5. 解剖结构的干扰

肺部的复杂解剖结构,如肋骨和大量的血管,可能对超声波产生干扰,影响图像质量和定位的准确性。

6. 对特定结节类型的限制

超声辅助定位对某些类型的肺结节(如非固态或非常小的结节)可能不够敏感。

7. 实时性的局限

虽然超声提供实时成像,但在快速移动的器官(如肺部)中,实时跟踪和精确定位可能较为困难。

三、超声辅助肺结节定位技术的临床应用案例

超声检查与肺脏一直有着不可跨越的障碍,归因于肺内气体阻碍了超声束对肺脏的检测。而超声弹性成像技术和超声造影技术明显拓展了超声检查在胸外科的应用空间。待患肺塌陷后将靶结节所在肺组织提拉至主或副操作孔附近,利用超声探头扫描,显像清楚后借助电凝钩标记定位。超声支气管镜是一种新型手段,即在支气管镜头端安装超声探测装置,可以在即时超声引导下行经支气管针吸活检术。此类技术主要针对一些位于气管、支气管外的病变,弥补了常规气管镜的盲区。超声支气管镜可显示气管外纵隔血管、淋巴结与肺结节间的位置关系,有效减少了对周围血管的损伤,同时也是对肺内病变定性检查的有效手段。南京市胸科医院呼吸科收治 48 例肺结节患者,所有患者均使用超声支气管镜与亚甲蓝染料联合定位后手术,其中仅 1 例(占 8.3%)患者出现肺实质出血,不需特殊处理,验证了该方法的安全性[20];另外,有研究将术中支气管内超声的方法用于肺结节的定位,定位成功率达 97%,其中纯磨玻璃结节与混合密度结节定位成功率无差异(90% 比 100%,$p = 0.526$),定位时间较传统的触诊定位明显缩短[(7.09±1.80) min 比(9.67±2.62) min,$p < 0.05$],且定位过程中未发生心律失常、血压变化、出

血等并发症[21]。此外,外国学者的一项研究中对 53 例 GGN 进行术中超声定位,定位成功率高达 100%,且无并发症产生,证明术中超声检查可以安全有效地定位完全塌陷肺部的 GGN,并且使用探头按压肺的内脏胸膜消除肿瘤周围的空气可改善 GGN 的识别[22]。目前,国内关于术中支气管内超声探寻肺结节的相关研究较少,仍需相关研究进一步探索和验证。

超声辅助肺结节定位技术有望提高肺癌早期诊断的准确性和效率。随着超声技术的持续进步和与人工智能、机器学习的结合,预计这项技术将变得更加精确和智能。这不仅能减少侵入性程序,降低患者的风险和不适,还能在资源有限的环境中提供更经济有效的诊断方法。此外,超声辅助肺结节定位的实时影像指导能力,有助于医生在诊断和治疗过程中做出更精准的决策。综合来看,这一技术的发展将大幅提升肺癌管理的整体效果,特别是在早期发现和治疗方面。

第四节
术前 CT 结合解剖标志的肺结节定位技术

术前 CT 结合解剖标志的肺结节定位技术是一种利用胸部及肺部的解剖结构作为参考点来精确定位肺结节的方法。这种技术依赖于术前的详细成像,如 CT 扫描,以确定肺结节相对于肺部已知解剖结构(如支气管、血管、肋骨、锁骨中线等)的位置。通过这种方式,医生能够在手术前准确地标记和定位肺结节,从而提高手术切除的准确性和安全性。该方法适用于手术中难以直接视觉识别的小肺结节。该法主要分为术前体表定位法及术中解剖定位法,二者可以互相结合使用。

一、术前体表定位法

该法是在患者麻醉后侧卧的情况下,根据术前 CT 图片,首先在电脑上用标尺测量出肺结节体表投影位置到体表标志线的距离,用直尺在体表测量并标记;然后再根据肺结节在体表对应投影位置的肋间位置进一步确认穿刺点,以垂直的方式使用麻醉穿刺针从胸壁穿刺至胸腔或电凝。再置入胸腔镜探查穿刺点及电凝点,肺表面可见出血点及烧灼点,根据出血点及烧灼点寻找肺结节[23]。

国内另一中心同样利用了术前体表定位了 66 枚肺小结节,定位点距离肺结节的平均距离为(0.82±0.16)cm,熟练掌握这项技能后成功率很高,唯一的缺点在于定位所耗费的时间较长,同时与主刀医师的经验密切相关[24]。

二、术中解剖定位法

术中解剖定位法主要分为两种：第一种，待肺完全萎陷后，肺表面可见多条经纬线。比如锐角线、钝角线等。术前仔细阅读患者胸部 CT 图像，了解结节与经纬线的相对关系，然后根据相对的位置关系去探查结节。第二种，首先将胸部 CT 调整为侧卧位，模拟成手术时的体位。根据 CT 肺窗上结节与胸壁所形成的角度，再依据主刀医师的经验，找到一些肺内固定的解剖标志（奇静脉弓、下肺背段尖、下肺静脉、水平裂、斜裂、隆突等）。然后根据肺小结节与这些固定的解剖标志的相对关系，在肺萎陷后通过手指触摸或者卵圆钳去寻找肺结节。

1. 经纬度定位法

利用 CT 扫描数据的 3D 重建（主要包括横位、冠状位、矢状位），从不同方向和维度（如上下、前后、左右等）确定肺叶和肺段肺小结节的 3D 位置，并测量肺结节和解剖标记之间的距离。手术期间肺部塌陷后，肺表面可见许多标记（例如横轴和纵轴，类似于地球仪上的经线和纬线）。纵轴线是指肺尖与肺底的连线，主要有锐角线、前钝角线、两肺交界处的垂直线、后钝角线、后内钝角线和椎旁线。水平轴线是指肺表面的水平线，主要是奇静脉水平线、升支水平线、斜裂最高处水平线、交界处水平线。斜裂与后钝角线之间，三肺（右肺）交界点水平线，上、（中）、下肺静脉水平线，肺底。这些线按比例计算并标记在患病肺部的表面上。

2. 解剖标志定位法

手术时，将全身麻醉成功后的患者置于健侧 90°侧卧位，并根据术前选定的体表定位点进行标记。手术区常规进行消毒和铺巾。首先创建观察口用于插入胸腔镜。对于胸壁较薄或肩胛骨未覆盖的部位，先行内镜观察，再行套管针，经定位点插入胸腔内 1 cm 处停住。胸腔镜撤出后，要求麻醉师给肺部充气并保住。电凝烧灼套管针尾部的金属内芯使金属针尖刺入肺组织，在肺表面留下标记。对于位于胸壁较厚部位或肩胛骨、肋骨等阻塞部位的肺结节，首先借助定位在内胸壁层胸膜相应点上留下电凝烧灼痕迹。随后，将电凝钩置于该点，再次要求麻醉师保持肺部充气，然后用电凝烧灼在肺表面留下烧灼点。然后插入胸腔镜定位烧灼点，即肺结节的定位点。最后按照手术方案切除病灶。

上海中山医院王群教授也提出利用人体解剖标志线（肺自然萎陷后自动呈现的线）进行定位，肺萎陷后以横断面水平距离变化为主，病灶和解剖标志线垂直距离变化细微，可对肺结节所在肺段进行切除。术前行胸部薄层 CT，辨别结节所在肺段，测量病灶与相应解剖标志线的距离。实际定位过程中利用膨肺法，结合标志线，待肺膨胀后用电刀烧灼作为标记。

解剖标志的肺结节定位技术,虽然在精确定位肺部小结节方面具有重要作用,但也存在缺陷。在实际临床应用的过程中发现解剖定位法有一定的限制,尤其对于全胸腔致密粘连的患者,待粘连松解后,肺表面的经纬线会变得难以辨认,导致手术时间明显延长以及肺结节定位难度增大。该方法的缺点还包括对患者体位变化的敏感性、高度依赖成像技术的质量,以及患者个体间解剖结构的差异性。此外,肺结节在呼吸过程中的移动可能影响定位的准确性,而且这一技术的实施需要医生具备高水平的专业技能和极为丰富的临床解剖经验。

第五节

现代麻醉技术与定位技术的巧妙结合

目前临床上最常用的定位方法需要先进行肺小结节 CT 扫描确定位置,然后在局部麻醉状态下进行有创的穿刺定位,完成后将患者再送至病房等待手术。然而该方法具有一定的局限性:需要多科室协调,临床难度比较大,增加了医疗工作压力;需要多次转移定位患者,定位并发症(如气胸、出血、胸膜反应等)发生风险增加;手术等待时间较长,进一步增加了定位针脱钩、移位或者染料弥散的风险,导致术中无法准确识别肺小结节定位位置;此外,局部麻醉状态下定位操作会增加患者恐惧、紧张等不良情绪,部分患者疼痛较为剧烈,均可导致无法完成定位或者定位难以精准。南京市胸科医院创造性使用BodyTom 移动 CT 联合基础麻醉术前精准定位肺小结节的技术,可以克服上述定位方法的不足,为肺小结节的安全无痛定位、精准切除提供有力保障。

一、设备条件

Samsung BodyTom 32 排移动全身 CT,拥有 85 cm 大孔径和 60 cm 视窗(FOV)。内置电池电力和 130°广角摄像头,可以使 BodyTom 便捷地从一个手术房间移动到另一个手术房间。BodyTom 拥有可与固定 CT 媲美的性能,可以完成轴扫、螺旋扫和动态扫描;可进行 2D、3D 和多平面重建图像处理,对于 4~5 mm 及以上肺小结节及肺实质等软组织可实现 CT 优质成像。开放的平台可兼容所有 DICOM 格式,可轻松导入 3D 重建系统,协助术前肺部结节 3D 建模,指导肺部结节术中导航。BodyTom 符合美国放射学会(ACR)准则。全机身内置 0.75 mm 铅当量屏蔽,相较于传统固定 CT 可大幅度减少 5 倍散射线。针对不同年龄、不同体重的患者,BodyTom 可设置特定的扫描方案,通过降低软件控制扫描剂量,大大降低患者受辐射风险。

二、基础麻醉

患者进入移动 CT 定位准备间后均通过静脉留置针建立液体通路,予面罩吸氧,全程监测心电图、血压和脉搏血氧饱和度(SpO_2)。当监测值波动超过基础值 30% 时,无论高血压、低血压、心动过速或心动过缓均定义为发生血压、心率变化的麻醉不良反应事件。当呼吸频率<10 次/min 或 SpO_2<90%,则定义为发生呼吸抑制的麻醉不良反应事件。准备完毕后由麻醉医生引导进行基础麻醉,并依据患者的基础状态选择合适的麻醉方案。南京市胸科医院使用的基础麻醉方法主要分为 2 种:① 咪达唑仑+羟考酮联合使用;② 单用羟考酮。咪达唑仑用于术前定位肺小结节患者时,剂量应个体化并逐步滴定调整,咪达唑仑必须缓慢给药,给药时间要超过 2 min,并等待 2 min 或更长时间以完全评估其镇静效果。推荐剂量为 1 mg/mL 以便缓慢注射,可以用 0.9%氯化钠和 5%葡萄糖溶液稀释。羟考酮应用剂量为 1 次 2 mg 浓度为 1 mg/mL,剂量调整需要个体化评估,使镇痛充分并能减少不良反应。基础麻醉需要使患者达到呼之能应、状态清醒、可以按照要求变换体位及配合定位操作。

三、定位操作流程

基础麻醉完成后,由专业影像科医生操作 BodyTom 移动 CT:① 依据患者术前 CT 显示的结节位置、大小以及其与邻近组织的关系,选择合适体位,确定大致扫描范围;② 放置体表标志后,使用 BodyTom 移动 CT 平扫后确定最佳进针点、进针角度、进针深度;③ 常规消毒铺巾后,2%利多卡因局部浸润麻醉后置入 hook-wire 穿刺针,在心电监护下进行穿刺定位操作,联合使用利多卡因(5 mL:0.1 g)局部浸润麻醉,尤其需要注意的是,局部麻醉操作时应使利多卡因尽量作用到胸膜处,从而达到让患者满意的镇痛效果;④ 再次使用移动 CT 扫描判断穿刺针与结节的关系,如位置合适则注射 0.1 mL 吲哚菁绿(2.5 mg/mL)并释放带钩钢丝,取出套针并使用无菌纱布覆盖固定体表的软钢丝;⑤ 定位顺利完成后即刻转运至手术室行胸腔镜肺段切除或肺楔形切除手术。

南京市胸科医院胸外科创新性地使用 BodyTom 移动 CT 联合基础麻醉术前精准定位肺小结节技术,该技术完美实现了"基础麻醉—精准定位—微创手术"的一站式流程化操作,基础麻醉下"无痛定位技术"存在的意义很大。首先,它提高了手术的安全性和舒适性。当病人在基础麻醉下时,他们不会感受到任何疼痛,这有助于减少手术中的压力和焦虑。其次,无痛定位技术允许医生在操作过程中更准确地定位,这可以提高手术的成功率并减少并发症的风险。此外,这种技术还可以缩短手术时间和恢复期,从而提高了整体的治疗效率。最后,对于某些特殊的患者群体,如极度恐惧的患者,无痛定位技术尤其重要,因为它能提供一个更为温和和无压力的治疗环境。总之,基础麻醉下的无痛定位技术对提高手术安全性、准确性和患者舒适度具有重要意义。

参考文献

[1] 朱北林,蒋涛,彭朋.肺小结节影像诊断研究进展[J].中国病案,2019,20(2):94-98.

[2] Fumimoto S,Sato K,Koyama M,et al. Combined lipiodol marking and video-assisted thoracoscopic surgery in a hybrid operating room[J]. Journal of Thoracic Disease,2018,10(5):2940-2947.

[3] Ito K,Shimada J,Shimomura M,et al. Safety and reliability of computed tomography-guided lipiodol marking for undetectable pulmonary lesions[J]. Interactive Cardiovascular and Thoracic Surgery,2020,30(4):546-551.

[4] Cen R L,Cui F,Wan Q,et al. Preoperative localisation of pulmonary ground-glass opacity using medical adhesive before thoracoscopic resection[J]. European Radiology,2018,28(10):4048-4052.

[5] Lee N K,Park C M,Kang C H,et al. CT-guided percutaneous transthoracic localization of pulmonary nodules prior to video-assisted thoracoscopic surgery using Barium suspension[J]. Korean Journal of Radiology,2012,13(6):694-701.

[6] Bellomi M,Veronesi G,Trifirò G,et al. Computed tomography-guided preoperative radiotracer localization of nonpalpable lung nodules[J]. The Annals of Thoracic Surgery,2010,90(6):1759-1764.

[7] Galetta D,Rampinelli C,Funicelli L,et al. Computed tomography-guided percutaneous radiotracer localization and resection of indistinct/small pulmonary lesions[J]. The Annals of Thoracic Surgery,2019,108(3):852-858.

[8] 孙云刚,张强,王朝,等.吲哚菁绿荧光双显技术评估胸腔镜肺段切除术中肿瘤切缘的临床应用[J].中国胸心血管外科临床杂志,2022,29(10):1319-1322.

[9] 许罡,汪栋,朱道龙,等.羟丁基壳聚糖作为吲哚菁绿药物载体在胸腔镜肺小结节手术定位中的应用[J].中国临床研究,2023,36(8):1143-1147.

[10] 曹剑,王志伟,丁宁,等.吲哚菁绿在胸腔镜肺小结节手术定位中的应用价值[J].中国医学科学院学报,2021,43(4):558-562.

[11] Chen S F,Zhou J H,Zhang J,et al. Video-assisted thoracoscopic solitary pulmonary nodule resection after CT-guided hookwire localization:43 cases report and literature review[J]. Surgical Endoscopy,2011,25(6):1723-1729.

[12] 肺小结节术前辅助定位技术专家共识.肺小结节术前辅助定位技术专家共识(2019版)[J].中国胸心血管外科临床杂志,2019,26(2):109-113.

[13] 薛星星,田锋,汤继征,等.四钩定位针和记忆合金弹簧圈在肺结节定位中的应用比较[J].中国肺癌杂志,2021,24(10):690-697.

[14] Rivera M P,Mehta A C,Wahidi M M. Establishing the diagnosis of lung cancer:Diagnosis and management of lung cancer,3rd ed:American College of Chest Physicians evidence-based clinical

practice guidelines[J]. Chest,2013,143(5 Suppl):e142S‐e165S.

[15] Mehta A C,Hood K L,Schwarz Y,et al. The evolutional history of electromagnetic navigation bronchoscopy:State of the art[J]. Chest,2018,154(4):935‐947.

[16] 陈军祥,陈小波,谢芳芳,等.国产电磁导航支气管镜系统引导下诊断、定位和治疗技术规范专家共识(2021 版)[J].中国肺癌杂志,2021,24(8):529‐537.

[17] 陈海,张仁泉.电磁导航支气管镜在肺结节诊断及治疗中的应用研究进展[J].安徽医学,2023,44(9):1141‐1143.

[18] 陈香,张亚杰,韩丁培,等.电磁导航支气管镜引导下肺结节术前定位 200 例[J].中国胸心血管外科临床杂志:1‐6.

[19] Gu T,Yu J Y,Guo T,et al. A novel CT-guided technique using medical adhesive for localization of small pulmonary ground-glass nodules and mixed ground-glass nodules (≤20 mm) before video-assisted thoracoscopic surgery[J]. Diagnostic and Interventional Radiology,2018,24(4):209‐212.

[20] Xu C H,Yu L K,Cao L,et al. Value of radial probe endobronchial ultrasound-guided localization of solitary pulmonary nodules with the combination of ultrathin bronchoscopy and methylene blue prior to video-assisted thoracoscopic surgery[J]. Molecular and Clinical Oncology,2016,5(2):279‐282.

[21] Hou Y L,Wang Y D,Guo H Q,et al. Ultrasound location of pulmonary nodules in video-assisted thoracoscopic surgery for precise sublobectomy[J]. Thoracic Cancer,2020,11(5):1354‐1360.

[22] Kondo R,Yoshida K,Hamanaka K,et al. Intraoperative ultrasonographic localization of pulmonary ground-glass opacities[J]. The Journal of Thoracic and Cardiovascular Surgery,2009,138(4):837‐842.

[23] Ye W T,Dong C Y,Lin C R,et al. Medical adhesive vs hookwire for computed tomography-guided preoperative localization and risk factors of major complications[J]. British Journal of Radiology,2021,94(1125):20201208.

[24] 国建飞,檀振波,郝李刚,等.分区定位法在胸腔镜肺小结节切除术中的应用[J].重庆医学,2018,47(12):1632‐1634,1638.

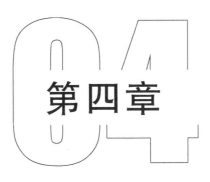

第四章

移动 CT 在肺结节定位中的临床应用

第一节

基础麻醉发展史

　　麻醉学,作为医学领域的重要分支,在医学历史中扮演着不可或缺的角色。它的发展历程不仅代表了医学技术的进步,更体现了人类对疼痛控制的不断探索。古代的麻醉观念可以追溯到公元前 400 年左右的古希腊时代,当时著名的医学家希波克拉底就提出,曼陀罗花可以使病人进入"迷狂"状态,暂时失去痛觉。然而,这一时期的麻醉观念还停留在原始的神秘阶段,并没有形成系统的理论。直到 19 世纪初,随着工业革命的推进,麻醉学才开始真正意义上的发展。1846 年,美国牙科医生威廉·莫顿首次公开演示了乙醚麻醉在外科手术中的应用,这一突破性的事件被普遍认为是现代麻醉学的开端。乙醚作为第一种被广泛应用的麻醉药,标志着疼痛控制的科学方法正式进入临床实践。随后,麻醉学的研究与应用在 20 世纪取得了飞速的进展。从 1899 年的二氧化碳第一次被用于手术麻醉,到 20 世纪 50 年代的短效麻醉剂如氟烷和安氟醚的出现,再到 20 世纪 70 年代的依托咪酯和咪达唑仑等新型药物的研发,麻醉药物的选择越来越丰富,安全性也越来越高。同时,随着医疗技术的进步,麻醉技术也得到了极大的提升。现代麻醉学已经从简单的手术辅助发展到能够独立完成复杂的手术操作。除了传统的吸入式麻醉,注射麻醉和靶控输注技术也在不断发展完善,能够实现更精准的麻醉控制。

　　今天,麻醉学已经成为现代医学不可或缺的部分,极大地提升了外科手术的安全性和患者的生存率。从古至今,人们对麻醉的理解和应用经历了漫长而曲折的过程,但正是这种不断探索和追求的精神推动了麻醉学的不断发展和进步。由于它的基本职责是在病人毫无痛苦的状态下执行手术操作,这使得它与外科手术技术进步紧密相连。从人类出现至今,受伤骨折一直是最常见的疾病之一,各个古代文明都一直在寻求一种能让人们在没有疼痛感的情况下去接受手术的技术。在此基础上,我们对中国和西方国家麻醉学的特色和发展轨迹进行了探讨。

一、中西医古代麻醉学发展的回顾

　　古时东西方的医者都在探索和研究各种麻醉手段、药品与技巧。中国的传统医药学已经有超过三千年的麻醉经验,其发展的程度远超西方医学,从最初的毒酒到全面麻醉的配方再到局部麻醉的配制,都展现出一种连续性的传承关系;虽然古时的西方医学也曾使用过如酒精、曼陀罗等作为麻醉剂,但是它们并未达到手术所需的深度,因此未能持续发展。

自古以来,我国就有专门治疗外伤的医生,随着外科学的发展和手术的需求增加,古代医生开始研究用于外科手术的麻醉方法,并应用麻醉技术进行手术,其中包括针刺麻醉和中药麻醉,尤其是中药麻醉具有悠久的历史,其疗效显著。《列子·汤问》记载了鲁公扈和赵齐婴两人求医于扁鹊的故事,扁鹊用毒酒麻醉二人进行手术,手术后用神药使二人康复。《五十二病方》中也提到用温酒和乌头止痛。汉末战事频仍,推动了外伤科的进步,华佗创造了全身麻醉药物——麻沸散,用于手术和止痛。虽然已经无法找到古代外科医学中的"麻沸散",但它确实是历史上的重大进步之一,这表明当时已经有使用中草药来达到局部或全身性的无意识状态的方法了。此外,《太平广记》《酉阳杂俎》《刘涓子鬼遗方》《肘后救卒方》《仙授理伤续断方》等书籍都记录了一些具有缓解疼痛与防止感染功效的中药品种,以及它们被当作有效催眠剂用于脑部及腹部切割术的情况;同时,他们还特别注意到需要以热饮的方式服用这些药物,并且逐步加大其分量以便提高疗效保证安全,同时也十分注重对患者从昏迷的状态下苏醒过来这一过程的管理工作。

自宋元时期开始,麻醉术得到了进一步发展,人们意识到了严格控制用药安全、注重个体差异的重要性。比如宋代窦材编撰的《扁鹊心书》中记录了曼陀罗花和火麻花混合制成的"睡圣散"以及危亦林的整骨麻药——草乌散的用法。这些方子的用药普便是待患者服用麻药后失去疼痛感觉,方可进行治疗。对于伤势严重、有刺痛感觉或鲜血外溢的情况,药物的使用需要精确计算,不能过量,必须谨慎。后来的麻醉发展主要表现在局部麻醉的出现。例如,王肯堂的"外敷麻药"、朱翔宇的吹喉麻醉药、黏膜和皮肤麻醉剂等都大量使用了川乌尖、草乌尖、蟾酥、胡椒、胆南星、生半夏等草药。通过不断实践,麻药的用法由酒服转变为水煎,水煎解醒方药的应用使得麻醉更加安全有效。在针刺止痛的基础上,人们逐渐探索出了针刺麻醉的方法,比如唐代《集异记》中有关狄梁公成功利用针刺术来治疗疣赘的记录[1]。

作为基于古希腊医学之上的西方医学,其历史可以追溯到古希腊、古罗马和亚历山大里亚时期的辉煌,并在此后的漫长岁月中历经起伏跌宕。经过文艺复兴时代的一批医学家们的共同努力,它终于确立了现代医学的基本框架。同样地,古希腊和古罗马医学也有着相似的历史轨迹,它们都曾处于初期的经验医学阶段。然而,同中国传统医学相比,两者之间存在显著差异:古希腊和古罗马的外科领域并未受到同等程度的关注,因此大部分的外科诊疗任务由理发师承担。直至 16 世纪,多数医师仍坚信这类来自"手工艺人"背景的医者无法与其相提并论。这导致了西方向来对外科领域发展有所限制,尽管现代医学已经建立在对人体构造的研究之上,但是由于古代解剖研究的主要对象是动植物,再加上中世纪时期医学依附于宗教信仰,使得解剖学在欧洲沉寂了几百年。这也进一步影响到了麻醉学科的持续进步和发展。在现代西医疗法出现前,关于麻醉的记录相对有限。据《荷马史诗》记载,有一种名为"忘忧草"的植物具有安神的作用。古代希腊人在手术过程中会给患者饮用由葡萄酒、乳香及没药混合而成的饮品，以降低他们的疼痛感或者缓解他们因受十字架刑罚所带来的痛苦。此外，中世纪的外科医师也会利用发酵过的葡萄汁来协助分娩或是实施手术，有时还会采用曼陀罗和天仙子作为镇静剂，以便于对患者进行牙齿治疗。然而，这种方式并未得到广泛应用，因为它无法实现深层次的麻醉效果。[2]

二、近现代麻醉学的发展

随着近代化西医学术在化学与外科科技进步推动下的快速发展，病人能够完全摆脱过去需要硬挺痛楚来完成手术的历史，步入了现代化麻醉学的创新时期。然而，传统的中医学术因为过于保守而逐步走上了衰败之路，到了近代，其主要表现是最大限度地继承古老的中医学术成果，保持传统的中医药麻醉方式；并且它也逐渐被引入中国并在国内西方医疗领域得到认可后开始被积极吸收、研究和推广的西医药理学所替代。直至今日，中国的麻醉学科实际上利用中国人对外国先进技术的全面学习及探索中西合璧的方法，最后形成了以西药麻醉学为主导，中医药麻醉、针灸麻醉辅助的局面。

自文艺复兴时期以来，西医疗学开始关注人类自身的结构与功能分析；这一趋势由1543 年的著作——维萨留斯《论人体构造》所确立并推动着外部治疗学的快速进步。伴随着各种操作技术的演进，对于无痛苦状态的需求变得愈发强烈起来。直到 19 世纪之前，关于镇静剂的使用仍停留在初步探究的状态中，而随后到来的化学生物科技发展则给这种需求带来了积极的影响：它不仅促进了西部地区有关药物使用的深入探讨及实验工作，而且使得人们能够更好地理解这些物质的作用机制及其可能带来的副作用问题。例如，莫顿在美国马萨诸塞州的一家医疗机构使用二甲基硫醚作为一种新型药理手段进行了成功的临床试验后，标志着其正式开启了一个新的时代，即患者不再需要承受巨大的疼痛来完成必要的诊疗过程的历史时期已经到来。同样地，氯仿被用于缓解孕妇生产时的阵痛反应，并达到令人满足的效果，这发生在 1847 年的时候。而在接下来的几年里，安德鲁斯通过向吸入的氧化亚氮时加入氧（20％）从而提升该种气体的安全性和有效度，这个方法至今仍然被广泛运用，并且是氧化亚氮麻醉的主要指导准则的一部分。最后是在 18 世纪末期出现的奥尔应用静脉注射水合氯醛进行麻醉的方法成为整个系统性的全身体部麻醉的新起点。

随着 20 世纪的到来，麻醉领域在化学和药理学的推动下发生了翻天覆地的变革，发展迅猛。1905 年合成普鲁卡因，奠定了局部麻醉药的基础；1921 年规范了硬脊膜外腔阻滞的操作和临床实施，改进了气管内麻醉；不同类型的麻醉机，以及环己巴比妥（1923年）、硫喷妥钠（1934 年）、环丙烷（1934 年）、乙烯醚（1923 年）等药物的临床应用，为麻醉专业积累了大量理论知识和临床经验，最终使得麻醉学成为一门专门学科，成为现代医学中一个成熟的专业领域。现代麻醉学已经超越了单纯的"麻醉"概念,它是关于临床麻醉、重病监测治疗、急救复苏理论和技术的一个学科。以美国为例,日间手术占全部手术量的 70% 左右,对麻醉提出了更高的要求,同时麻醉学的研究促进了日间手术的推广和发展。随着超短效麻醉药、肌松药、镇痛药及循环调节药物的研制成功和临床应用,麻醉学理论的不断深入,药物的组合更加合理和有效,例如联合全麻诱导,咪达唑仑可减少芬太尼的用量,并且具有良好的麻醉效果等;不同麻醉技术的联合应用也在推进中,例如全麻与硬膜外联合使用不仅减少了全麻药物的使用量,还可以选择硬脊膜外阻滞进行术后镇痛;靶控输注技术(TCI)的应用也在不断普及。首先,随着麻醉监控系统的进步、对于病理生理理解的深化、麻醉医生解决问题的能力提升以及新型药物与技术的问世,许多高风险且复杂的手术得以实现,例如器官的多脏器移植手术等。其次,尽管新的药品研发速度或许会放缓,但关于给药途径的研究却有所增长,比如联合使用多种药物、采用多通道皮肤贴片、通过黏膜输送等方式。最后,合理地运用麻醉检测技术,包括中国中医西医学者向外学习先进的技术并在国内积极探索中西医融合的方法。这可以降低患者因压力产生的反应、减少全身麻醉药物的使用量以及肌肉放松药物的需求,同时,也关注麻醉后的康复过程。

受制于过去伦理的影响,中医麻醉学在外科学的发展上显得较为保守,许多外科医师倾向于通过辨证治疗来处理疾病,而不是依赖手术手段。此外,一些不良分子利用麻醉药物实施盗窃或杀人行为,导致政府禁止销售此类药品,这使得该学科失去了一个重要的基础——实际操作经验。与此同时,西医学开始在中国传播,加上民国时期及后来的政府对中医药的不利政策,中医药的环境极为艰难,这也让中医麻醉学无法获得进一步的发展空间和实操的机会。然而,自 20 世纪以来,中国的麻醉学研究及其运用是中西医共同吸收外国先进科技并积极探索中西医融合的方式的结果。最后,由西医所引领的麻醉学逐渐占据主要位置,虽然中药麻醉和针灸麻醉具有广泛的前景,但在当前阶段仍处于次要角色。

随着现代西式手术麻醉技术的发展,它迅速传播至中国。早在 1847 年,美国的基督教牧师伯驾在中国第一次应用乙醚来实施麻醉,并在第二年尝试用氯仿进行麻醉。然而,这些早期实践并没有引起足够的关注。到了 21 世纪,中国的外科医生、药物科学家和其他医疗领域的专家们开始致力于学习和普及西式的麻醉技巧及知识,同时他们也高度重视对实际手术中麻醉效果的研究和理论上的探索。例如,现在已经可以安全有效地为年龄范围从 12~68 岁的患者施以脊髓麻醉,而在 1935 年,全国有 16 个医疗机构共计完成了 11 118 例脊髓麻醉,其中成功的比例高达 99.31%。此外,我们还于 1948 年自主研发并且制造出了一台循环型的麻醉机器[3]。

自中华人民共和国成立后,中国的麻醉领域取得了快速发展。起初,西医学教育机构率先设立了专门的麻醉学科以培训相关人才。对于手术过程中患者生理机能变化的管理及调控,对局部麻醉、各类神经阻断的研究,以及关于手术期间血液补充和输液技术的理解都得到了高度重视。这使得麻醉服务从仅停留在技能层面提升到了结合理论知识的专业水平,并且在此基础上进行了一些创新举措,例如使用静脉注射普鲁卡因作为主要的全身麻醉方式,替代了之前广泛使用的乙醚全麻法。如今,它仍然是中国最常用的全麻手段之一。此外,1953 年我们国家成功地证明了肌肉注射硫喷妥纳的安全性和效果,为局部麻醉和小儿外科手术提供了便利条件,展现出我国小儿麻醉的特点,吸引了很多国际知名的麻醉学家关注。

在中国探索融合中医与西医学问的过程中产生了独特的中国式麻醉技术,例如使用针麻、中药麻醉[4]。早在 19 世纪初期的吴亦鼎的《神灸经纶》书中就提到了一种预先以手指紧罩其穴处的方式来实施指压麻醉下的艾灸烧灼术;中华人民共和国成立之后在外科手术后针灸止痛效果较好的启发下将针刺麻醉用于临床,自 1958 年以来进行了大量的理论研究和临床实践,出版了针麻专著——《针灸麻醉》[5]。如今全国各地已经收集整理了几千例关于各类手术运用这种技术的详细数据记录,而它的基本机制也受到了国际学者们的关注。针麻有体外麻醉、电针麻醉、穴位注射麻醉、耳针麻醉、唇针麻醉、电极片穴位敷贴麻醉、针药复合麻醉等,尤以针药复合麻醉最常用,并形成"术前诱导—术中麻醉—术后止痛"的针麻镇痛新模式,是一种更为理想的麻醉方式。自 20 世纪 60 年代以来,我国开始重视中草药在麻醉中的研究和应用,创造了中药麻醉,如以单方或复方洋金花配合冬眠药的静脉复合全身麻醉,较乙醚或普鲁卡因静脉复合麻醉药更为简便,又有预防休克等作用,且有十多种中草药生物碱经实验证实具有肌松作用,其中数种经临床试用效果良好,有着比较广阔的发展前途,值得进一步研究。

第二节
基础麻醉的临床应用

一、无痛胃肠镜

消化道疾病是内科常见病、多发病,症状包括腹痛、腹泻、反酸、消化不良、消瘦、呕血、排便困难、大便带血、大便变形等。胃肠镜检查是确诊消化道疾病的主要方法,可以准确确定病变位置、类型和程度,同时还能治疗一些疾病。不过,胃肠镜检查会让患者感到疼痛,特别是在通过肝曲的过程中,患者可能会感到不适,导致紧张和焦虑情绪,甚至影响心率和血压。目前,无痛胃肠镜检查逐渐普及,可以减轻患者的疼痛和恐惧感,有助于检查的顺利进行和提高安全性。

消化内镜手术的镇静/麻醉是利用药物如镇静剂与(或)麻醉止痛药品及相关的技巧来缓解病人于接受消化内镜诊断或治疗时所感受到的主观痛苦和不适感觉,特别是在消除了病人的再一次检测的害怕情绪后,能提升他们对消化内镜的接纳程度,并且也能够改善医生的工作环境。许多人会对消化内镜操作感到不安、忧虑和恐慌,这可能导致他们在检查期间出现咳嗽、恶心呕吐、心脏加速、血压上升、心律异常等问题,有时还可能会引发心绞痛、心肌梗塞、脑卒中等严重的并发症状。少数的人因为难以承受和适应而无法顺利完成消化内镜操作,使得医生无法准确地确诊某些疾病。实施消化内镜下的镇静/麻醉的主要目标就是减缓病人的担忧和不适感,以增加他们对内镜操作的忍受力和满足感,尽可能减少他们在消化内镜操作过程中受伤和发生突发事件的可能性,同时也为医生提供了最优的诊疗环境。

依据消化内镜的诊治目标及安眠/麻醉深浅的要求,可以采取以下各种类型的麻醉或者安眠方式。使用咪达唑仑来实现消化内镜诊治时的安眠效果,成年人的起始负载剂量是 $1\sim2$ mg(或是低于 0.03 mg/kg),并在 $1\sim2$ min 之内通过静脉输注。可以在每次间隔 2 min 的时间里再次给予 1 mg(或者是 $0.02\sim0.03$ mg/kg)以调整至合适的轻微或中等程度的安眠状态。静脉注射咪达唑仑具备"逆行式失忆"的特点,也就是病人能了解接下来的检查流程并与医生合作,但在完全恢复意识之后不会记得检查内容。当使用芬太尼作为消化内镜诊治时的安眠手段时,成年人应从 $50\sim100$ μg 的起始负载剂量开始,然后每 $2\sim5$ min 增加 25 μg;如果选择的是舒芬太尼,那么起始负载剂量应该是 $5\sim10$ μg,并且每 $2\sim5$ min 增补 $2\sim3$ μg;直到达到了满意的轻微或中等程度的安眠状态为止。而那些疼痛需求较低的诊疗程序比如诊断性的胃肠道检查或者是在胃肠道镜下的简易处理例如肠息肉切割等等,通常只需单一使用丙泊酚就能满足条件了,就是要慢慢地静脉输入最初的负载剂量 $1.5\sim2.5$ mg/kg。只要病人的呼吸稍微有些迟缓但是稳定,眼睑反应已经消退,整个身体都处于放松的状态就可以开始行内镜手术。在此期间要密切观察患者的呼吸和循环状况,判断是否有必要提供气道支持(比如说抬高下巴、插入鼻咽管甚至是协助或操控呼吸)以及循环药物的支持(比如麻黄碱、阿托品)。在进行治疗时,如果治疗时间较长或操作过程刺激较强,应根据患者的生理表现如呼吸加深、心率增快甚至体动等情况,可适量静脉注射 $0.2\sim0.5$ mg/kg 药物,或者持续泵注 $6\sim10$ mg/(kg·h)。为确保患者在诊疗过程中保持良好的镇静/麻醉状态,保证患者处于无知觉和体动状态,直至治疗结束。在成人患者中,先静脉注射咪达唑仑 1 mg 和(或)芬太尼 $30\sim50$ μg 或舒芬太尼 $3\sim5$ μg,然后缓慢静脉注射丙泊酚 $1\sim2$ mg/kg 或依托咪酯 $0.2\sim0.3$ mg/kg,根据患者情况进行调整;如果选用依托咪酯,宜在应用咪达唑仑和(或)芬太尼或舒芬太尼后 $1.5\sim2$ min 内给予,以防生肌肉震颤。插入内镜前,患者呼吸自主缓慢而平稳,睫毛反射消失,全身肌肉松弛,托下颌无反应时可进行检查;若治疗时间稍长或操作刺激较强,根据患者生理表现如呼吸加深、心率增快,甚至体动等情况,可增加静脉注射丙泊酚 0.2～0.5 mg/kg 或依托咪酯 0.1 mg/kg,或者持续泵注丙泊酚(6～10 mg/(kg·h))或依托咪酯[10 μg/(kg·min)]。确保患者在治疗过程中保持良好的镇静/麻醉状态,确保患者无知觉和体动,直至检查结束。对于年龄在 1～5 岁的儿童,我们可以选择使用氯胺酮作为他们的消化道内窥镜治疗方案。首先,我们需要通过肌肉注射的方式向他们提供 3～4 mg/kg 的药物剂量,然后打开他们的静脉通道以便于后续操作。一旦孩子进入睡眠状态,我们就能够开始对他们进行诊断和观察了。如有必要,可以在整个过程中持续输送 2～3 mg/(kg·h) 的药物来保持孩子的镇静状态。然而,若孩子能很好地配合并且具备相关设备,则可以选择采用七氟醚进行呼吸诱导并同时开启其静脉通路,之后用丙泊酚继续维持其镇定状态[6]。

对于那些进行消化内镜诊疗时间较长,内镜操作或体位对呼吸循环没有影响的患者来说,右美托咪定也是一个不错的选择。这可以让患者静静地处于睡眠状态,能够迅速应对呼吸情况,保持稳定的循环并没有呼吸抑制的明显迹象。通常建议通过静脉泵注射右美托咪定 0.2～1.0 μg/kg(10～15 min)后,然后以 0.2～0.8 μg/(kg·h) 的速度维持;如果需要加强镇痛效果,可以同时使用瑞芬太尼 0.1～0.2 μg/(kg·min)。

二、无痛气管镜

气管镜检查手术虽然时间比较短(数分钟到数十分钟),但会对气道产生强烈刺激,容易造成患者剧烈咳嗽、恐惧、窒息等不适反应,甚至导致低氧血症、心脏负担过重、心律失常等严重后果。因此,建议在进行气管镜检查时给予适量的镇静麻醉,以提高患者的耐受性,减少损伤和意外风险。在没有禁忌证的情况下,所有接受气管镜检查的患者都应该接受镇静麻醉,以减轻焦虑,降低应激反应,提高患者的舒适感和合作度。据美国胸科医师学会(ACCP)指南显示,镇静麻醉可以显著提升患者对气管镜检查的满意度和耐受性,而其安全性与清醒表面麻醉相当。根据英国胸科医生协会(BTS)指南和中国医师协会麻醉学分会的最新版本,除了有明确的禁忌证外,应为所有接受气管镜治疗的患者提供镇静麻醉。同样地,德国呼吸道研究组织(GRS)和大洋洲与新西兰胸部科学联合会(TSANZ)指南都强烈推荐大多数患者在做气管镜检查时必须采用镇静方式,这是必不可少的步骤。尽管以色列肺脏协会的工作小组提倡对没有禁忌证的患者实施镇静,这样可以增强他们的忍受力,然而他们同时也承认这仅仅是一种建议而不是硬性的规定,并允许医疗机构和个人自由决定是否执行或取消这项操作。最后,印度胸科学会(ICS)主张通过静脉注射的方式来增加支气管镜检查病人的耐受度,但是实际上超过一半的病人并未被施与任何形式的镇静就完成了这一过程[7]。

在气管镜表面麻醉剂的选择上,大多数国家的指南或专家共识均推荐使用利多卡因;然而其使用的具体方式及其用量的设定却有着显著的不一致性和多样化的特点。利多卡因用于(支)气管镜诊疗表面麻醉的方式包括喷雾、雾化吸入、滴注、经环甲膜或经气管环间穿刺注射、局部神经阻滞或通过气管镜工作通道的"随进随喷"等。英、印、法3国指南均不建议通过雾化吸入向气道输送利多卡因。印度 ICS 指南认为,利多卡因雾化吸入在减少患者不适、呛咳率或镇静需求方面存在相互矛盾的证据,且操作费时并会增加利多卡因的累积使用剂量。中国 CSA 专家共识则肯定了雾化吸入的优点,但指出雾化吸入可致少数患者胸闷不适或诱发哮喘而不能耐受。美国 ACCP 指南认为,与雾化吸入或"随进随喷"技术相比,通过环甲膜或气管环之间穿刺向上呼吸道注射利多卡因可使气管镜操作期间发生的呛咳更少,患者耐受好且不会增加并发症的风险。区域神经阻滞技术要求较高,但并发症的发生率较低,患者接受度较高,也可获得良好的麻醉效果。中国 CSA 专家共识和印度 ICS 指南均提到了环甲膜穿刺法,但未做更多的阐述和推荐。澳大利亚和新西兰 TSANZ 指南则不推荐使用利多卡因行环甲膜穿刺注射或区域神经阻滞。对于利多卡因的使用剂量,国内外指南或专家共识均认为应遵守使用最低剂量利多卡因以降低中毒风险的原则,但具体的推荐或指导剂量存在较大的差异。英国 BTS 指南认为,超过 9.6 mg/kg 可出现利多卡因毒性的主观症状(如头晕、兴奋)。美国、中国、以色列、印度以及法国则建议利多卡因的总剂量应不超过 7 mg/kg、8.2 mg/kg、5 mg/kg、8 mg/kg 以及 9 mg/kg。澳大利亚和新西兰 TSANZ 指南推荐的总剂量低至 4~5 mg/kg,并认为超过 512 mg 即有可能因血浆浓度较高而引起中毒,且建议与肾上腺素等血管收缩剂结合使用。可见,气管镜诊疗采用利多卡因雾化吸入、环甲膜穿刺注射或区域神经阻滞等表面麻醉方式的利弊还有待商榷,而总的使用剂量也应相对保守,特别是对于老年、小儿、体弱以及过敏体质的人群[8]。

尽管没有统一的标准来确定气道内窥检查时的安眠及全身麻醉药品的使用方法,但是全球各地的相关指导原则或者权威意见还是普遍认可了三种主要类别:苯二氮化合物、鸦片制剂和异戊巴比妥酸盐。中国的 CSA 专家共识认为,气管镜诊疗的镇静麻醉方案中的麻醉性镇痛药物(芬太尼、舒芬太尼、瑞芬太尼或羟考酮)不可或缺,至于要达到怎样的镇静深度,可以选用不同的配伍镇静药物例如咪达唑仑来适用于多种层次的需求等等。另外一种新型化学品——瑞马唑仑因为它的快速作用特性被推崇为轻、中度镇静的首选物品之一。此外,像右美托咪定或丙泊酚(包括环泊酚、依托咪酯)可与阿片类联用于深度镇静或静脉麻醉;而在英国,BTS 指南推荐联合使用短效阿片类药物(如芬太尼或阿芬太尼)和咪达唑仑,以减少术中呛咳和术后镇静,提升患者的耐受性。并且要求使用低浓度(1 mg/mL)和小剂量的咪达唑仑,70 岁以下患者不超过 5 mg,70 岁以上患者不宜超过 2 mg,以防止镇静程度过深。丙泊酚的临床应用效果与咪达唑仑相似,但因其治疗窗口狭窄且无特异性拮抗剂,高剂量应用即可导致全麻,故仅限于麻醉医师或接受过正式培训者使用,由此也会导致丙泊酚在英国气管镜诊疗镇静麻醉的临床应用远不如咪达唑仑与芬太尼或阿芬太尼组合。美国胸科医师学会(ACCP)指南基本与英国相似。印度胸科协会(ICS)指南认为,咪达唑仑或丙泊酚与阿片类药物合用在改善呛咳及患者舒适度方面要优于单一药物的使用,且丙泊酚在镇静、舒适度和耐受性方面要优于咪达唑仑。印度 ICS 指南还特别提到,具有镇静镇痛双重药理学特性的右美托咪定的优点在于,即使高剂量给药也只会引起轻微的呼吸抑制,且血流动力学稳定性好。但弊端是需在术前 15～20 min 静脉输注,并持续至整个检查过程,故不适用于用时较短的诊断性气管镜检查。德国 GRS 指南推荐使用咪达唑仑、丙泊酚或两者联合用药,并认为丙泊酚对循环系统有抑制作用,使其比较适用于伴有心血管疾病的患者。但不推荐使用阿片类药物,认为气管镜诊疗期间很少需要镇痛治疗,并且阿片类药物虽可以减少呛咳,但就镇静效果而言,与其他推荐药物相比并没有优势,反而存在呼吸抑制等不良反应。以色列 ILATF 指南将咪达唑仑、芬太尼或阿芬太尼作为推荐用药,但认为与单独使用咪达唑仑相比,与阿片类药物合用的优势尚不确定。澳大利亚和新西兰、法国的指南均对气管镜诊疗的镇静麻醉持谨慎态度,但推荐术前可口服抗焦虑药(劳拉西泮),并且考虑到其会造成术中及术后意识水平的下降,因此仅建议用于高度焦虑的住院患者。到目前为止,气管镜诊疗镇静麻醉尚无理想或公认的用药方案(包括术前用药),还需要结合具体的临床实践及用药经验来加以选择。

三、无痛肺结节定位

随着肺结节发病率的逐年增高,结节的精确定位已成为胸腔镜手术治疗肺部结节的重要技术环节,是安全切缘及避免切除过多正常肺组织的保障。随着医疗技术及设备的不断发展,定位肺小结节的方式也在向更少创伤、更加便捷的方向发展。经过国内外胸外科医生的不断探索与创新,目前已有多种方法应用于肺小结节的术前或术中定位,包括术前经皮穿刺定位、术前经支气管定位、术中触诊定位、术中超声定位及依据解剖学定位。应根据结节的位置、现有的设备及手术经验选择最合适的定位方法。

经皮穿刺定位是目前最常用的肺结节定位方式,CT 是最常用的辅助工具,确定结节位置后再通过穿刺针将特定的标志物放置于目标位置。根据标记物材质的不同,可分为固体标志物和注射液体标志物两种。前者包括 hook-wire 定位针、基准标记物(包括金属弹簧圈);后者包括硬化剂(生物胶)、造影剂(碘油)、染色剂(亚甲蓝)、示踪剂(放射性示踪剂及荧光示踪剂)等。这种定位方法的优势在于操作便捷、操作时间短、定位成功率高(约 93%～98%),其缺点有诸如定位到手术之间的等待时间较长,患者疼痛及不适感较明显等,常规的穿刺定位会选择利多卡因局部浸润麻醉减轻患者的疼痛不适感,但效果比较有限。选择合适的镇痛及镇静药以达到基础麻醉的效果,会明显减轻患者的疼痛不适感及紧张焦虑的情绪。基础麻醉的方法常选择小剂量的镇痛及镇静药物,使患者达到浅睡眠状态,并可听从指令自主配合定位操作。这样不仅没有明显的疼痛感,而且可以方便医生在定位操作时摆出合适的体位,从而提高定位的准确性及成功率[9]。

第三节
基础麻醉与局部麻醉定位区别

一、基础麻醉

基础麻醉是一种使病人进入类似睡眠状态的处理方式,通常在麻醉前进行,主要目的是消除病人的精神创伤,以便进行后续的麻醉操作。与麻醉前用药不同,基础麻醉必须使病人神志消失。

1. 适应证

(1) 需要手术而又不合作的儿童;

(2) 精神非常紧张、不能自控的病人;

(3) 因各种原因而失去自控能力者。

2. 基本操作原则

(1) 必须由麻醉医生执行基础麻醉并保留相关记录。

(2) 在病人进入手术室之前或手术室内可以进行基础麻醉。

(3) 在给药之后,应当严密监测病人的生命指标,确保他们的呼吸和血液循环状态稳定。

(4) 当执行基础麻醉以外的其他创伤性手术时,应由麻醉科医生对病人进行监控。

3. 常用药物

(1) 对于年龄介乎三个月到六岁的孩子而言,硫喷妥钠是一种有效的药物选择,它可以有效减轻孩子的精神压力并确保其顺利接受各种类型的局部麻醉和神经阻断等操作,包括脊髓内的麻醉治疗。使用时应按照 2.0%～2.5% 的比例,每公斤体重分配 10～20 mg 深度肌肉注射。切勿将其注入皮肤或血管中,也禁止直接进入神经区域。另外一种方法是提前 15～30 min 通过肛门向体内灌输,大约 5～15 min 后开始生效,20～30 min 即可达到深度睡眠的状态。

(2) 氯胺酮可用作基础麻醉,也可导致全身麻醉状态。推荐剂量是每公斤体重 3～

5 mg,通过肌肉注射,麻醉效果会在 1~5 min 内出现,持续 15~30 min。当剂量过大时,可能会抑制呼吸。

(3) 咪达唑仑是一种常见的成人药品,其注射剂量为 0.07~0.15 mg/kg。如果需要进入手术室,则需要通过静脉注射 0.01~0.03 mg/kg 来实现。

二、局部麻醉

局部麻醉是指利用局部麻醉药物暂时阻断部分周围神经的冲动传导,导致受这些神经控制的特定区域产生麻醉效果。该麻醉方式的优势在于患者头脑清醒、对生理影响小、并发症罕见、手术操作简单、设备要求不高、安全有效且成本低廉。然而,对于手术范围广泛、麻醉范围大、疾病严重、合作性差、年老体弱或儿童等人群来说,局部麻醉并不适用。

局部麻醉通常采用表面麻醉、局部浸润麻醉、区域阻滞和神经阻滞等方式。在进行局部麻醉时,需考虑以下原则:① 由专业人员操作,需了解局麻药的药理特性及可能的不良反应,并具备处理意外情况的能力;② 要求患者禁食 8 小时,禁止饮水 4 小时,若患者无法合作但需要进行局部麻醉,可在基础麻醉下进行操作;③ 应核对患者是否对局麻药物有过敏反应,选择适当的局麻药物浓度和剂量,确保至少两人核对;④ 麻醉效果要充分,达到无痛的效果,避免疼痛刺激导致全身不良反应;⑤ 可适度使用镇静和镇痛药物以降低大脑皮层的兴奋性。

局部麻醉的常用药物包括利多卡因、布比卡因、罗哌卡因等。这些药物可以通过静脉注射、肌肉注射或局部涂抹等方式给药。在选择局部麻醉药物时,应根据手术部位、范围和时间等因素进行综合考虑。

除了以上药物,局部麻醉还可以使用其他一些药物,如碳酸利多卡因、普鲁卡因等。这些药物具有不同的药理作用和用法,需要根据具体情况选择合适的药物。

实施区域麻醉的过程中需要关注如下几个方面:第一,必须保证所选用的药品具备足够的效力,并挑选适当的药剂与浓度;第二,要持续监测患者的生命特征及认知状况,以防止不良副作用的发生;第三,应当遵从患者的主观愿望,决定最适宜的区域麻醉模式和技巧;第四,务必遵循正确的操作流程,保障手术过程中的安全性和效果。

在确保药物的有效性方面,应充分了解药物的药理作用、剂量、用法等,以便确保手术过程中药物能够发挥最佳的疗效。同时,需根据手术部位和可能涉及的神经血管结构,选择具有针对性的局部麻醉药物,避免使用对神经血管造成刺激或过敏的药物。

对于患者的关键生命指标及认知状况的监控,我们需要利用区域麻醉药品来实现定期的测量,包括心脏跳动速率、血压值、血液中的氧气含量等等关键生命参数;同时要确保与患者的有效交流,了解他们是否有任何的不适感。一旦察觉到有异样的情况发生,必须立即执行相应的对策,实施紧急救治或者协助医疗处理,以防止疾病继续恶化。

在尊重病人的意愿方面,应充分尊重病人的知情权和选择权,鼓励病人参与局部麻醉决策,了解手术部位、方法、预期效果等信息。同时,根据病人的年龄、性别、身体状况等因素,选择合适的局麻方式和方法,提高病人的舒适度和满意度。

在遵守操作规范方面,使用局部麻醉药物时应严格遵守药品使用说明和手术操作规程,确保药物使用的安全和规范。此外,应定期对局部麻醉药物的使用效果进行评估和改进,以便确保手术的安全性和有效性。

在实施局部麻醉手术时,医生应确保患者处于安全且无痛的环境中。为此,应充分了解患者的健康状况、手术目的和手术过程,以便选择最适合的局部麻醉药物。局部麻醉药物应按照医生所选剂量使用,并避免误入血管或软组织,以免造成严重后果。

在注射局部麻醉药物时,应掌握好药物剂量和注射速度,以避免造成患者疼痛或其他不适。同时,应注意药物的耐受性,如有过敏反应、呼吸抑制等严重不良反应发生,应立即停止使用并采取相应处理措施。

在使用局部麻醉药物的过程中,应注意其药物的保存与维护。避免药物受潮、霉变,在稀释药物时应使用无菌操作,避免感染。药物应存放在专用药品柜中,避免与生活用品混杂摆放,以防患者误取误用。

当使用区域性的镇痛药品时,医师需要维持优秀的医疗者与患者的交流互动,详尽地解释手术的目标及相关的注意点,并将其潜在的结果预测告知病人。这样可以让他们对整个过程有清晰的认识并缓解他们的担忧情绪,以增加他们对自己康复能力的信任度。同时,病人在接受疗法的过程中也要主动遵从医护人员的建议,并且按照规定的时间频率服用相关药品来保证用药的安全性和有效性。

局部麻醉药物在临床应用中具有重要作用,严格遵守相关规范与操作规程是确保患者安全和治疗效果的关键。医生需密切关注患者病情,综合运用多种手段,保障患者的生命安全和身体健康。

在实施局部麻醉手术时,除了选择最适合的局部麻醉药物,严格掌握药物剂量和注射速度外,医生还应注重手术过程中的各项细节,以确保患者安全和无痛。

手术前,医生应充分了解患者的健康状况,评估患者的营养状况,根据需要补充营养,以确保患者在手术过程中有足够的体力。同时,医生需要与病人进行交流,阐述手术的必要性、步骤以及潜在风险,让患者对整个手术过程有深入的理解,从而提升他们的自信心。

在手术过程中,医生应严格执行无菌操作,确保手术区域和周围组织的清洁与安全。此外,根据手术需要,医生可以灵活运用各种辅助工具和设备,以减轻患者的不适和疼痛。

手术后,医生应关注患者的恢复情况,及时处理可能出现的并发症和不良反应。同时,医生还应向患者说明术后注意事项和护理方法,帮助患者尽快康复。

在局部麻醉药物的使用过程中,医生应保持冷静、细心和专业的态度,确保患者的安全和舒适。通过了解患者的具体情况,医生可以制定个性化的治疗方案,使患者在无痛、安全的环境中完成手术。

局部麻醉作为一种常见的麻醉方式,在手术过程中发挥着重要作用,它能够通过减少手术部位的不适让患者感到舒适和放松。然而,局部麻醉药物的使用也存在一定的风险,如过敏反应、注射部位感染等。因此,在使用局部麻醉药物时,医生需要严格遵守药物剂量和注射速度,避免因操作不当而导致患者感到疼痛或不适。

除了以上所述,医生还应关注患者的心理健康。因为在手术前后,患者难免会出现焦虑、恐惧等心理问题,这时,医生应耐心倾听患者,给予关爱与心理支持,帮助患者克服恐惧,增加信心,以平稳的心态去面对手术。

手术后的护理工作同样重要。患者回到病房后,应进行生命体征监测、疼痛评估等,确保病情稳定。依据病人的特殊状况,医生应设计有针对性的护理策略以促进患者康复。例如,手术当天应观察患者的意识状态、疼痛程度等,及时调整药物剂量。在今后的治疗和护理过程中,应加强与患者的沟通,关心患者的身心健康。

除了以上措施外,患者自身也应积极参与护理过程。患者应遵循医生的指示,保证充足的休息,避免术后并发症的发生。同时,患者可向医生咨询相关知识,学会如何更好地进行术后护理。患者家属和护理人员也应给予患者心理支持和关爱,使患者感到被关注和重视,更好地恢复身体。

总之,局部麻醉是一种常见的麻醉方式,医生在具体应用中需要严格遵守各项操作规范和注意事项,确保患者的安全和舒适。同时,我们需要深入了解病人的实际情况并设计出个性化的治疗方案,以确保患者能在无痛、安全的环境中完成手术。通过医生、患者及其家属的共同努力,相信患者在术后一定能够尽快康复。

三、肺小结节定位

肺部结节定位属于一种侵入性操作,是肺小结节手术治疗前的一项重要操作。然而,确定位置可能会给病人带来一定的困扰,许多人可能会有较大的精神负担或应激反应,这会对他们的身体和心灵造成各种不同的伤害。通常情况下,我们会在做肺部结节定位时采用利多卡因区域浸润麻醉法,这种方法会导致病人在接受局部麻醉后产生诸如害怕、焦虑等负面情感,同时也会让一些人的痛感变得非常强烈,这些情况都可能使他们无法顺利地完成定位任务或是使得定位结果不够准确。而采用基础麻醉下肺结节定位有以下几个优势:

1. 患者的舒适度

基础麻醉肺结节定位能使患者在整个过程中保持无痛或仅感轻微不适,极大地提高了患者的舒适度。而局部麻醉定位可能导致患者在手术过程中感到明显的疼痛或不适。

2. 手术的精准度

基础麻醉能使患者处于深度松弛状态,减少呼吸和循环系统的干扰,使得医生能在稳定的生理状态下进行手术操作,提高了手术的精准度和安全性。

3. 手术时间

基础麻醉定位可以减少因患者应激反应和体位变化对手术的影响,从而缩短手术时间。

4. 安全性

基础麻醉肺结节定位具有更高的安全性,能够减少并发症的发生,例如气胸或血胸等。

总的来说,与局部麻醉定位相比,基础麻醉肺结节定位在患者的舒适度、手术的精准度、手术时间、安全性以及诊断与治疗的一体化等方面都具有明显的优势。在具备相应医疗设备和专业人员的条件下,应优先选择基础麻醉肺结节定位的方式,以提供更优质的医疗服务。

第四节

移动 CT 下肺结节定位的发展史

一、引言

随着医学影像技术的飞速发展,肺部结节的定位和诊断已成为现代医学的重要领域。其中,移动 CT 技术在肺结节定位中的应用更是为临床医生提供了更为准确、高效的诊断手段。本节将回顾移动 CT 肺结节定位技术的发展历程,并展望未来的发展趋势。

二、移动 CT 的初期发展

移动 CT 技术的初步研究始于 20 世纪末,其目的是通过在患者床边进行扫描,为不能移动的患者提供便利。然而,这一时期的移动 CT 技术分辨率较低,对肺结节的定位效果并不理想。移动 CT 是一种高度集成的医疗设备,它结合了 X 射线技术、计算机技术和图像重建法,可以在短时间内获取人体的内部结构。与传统的固定 CT 扫描仪相比,移动 CT 具有更强的便携性,可以在床旁、手术室等场景下使用,无需将患者移动到扫描室。此外,移动 CT 通常配备了先进的 X 射线球管和探测器,能够实现快速、无创的检查。

移动 CT 的应用场景包括:

1. 床旁检查

对于无法移动的患者,移动 CT 能够在床旁进行快速、准确的检查,避免了患者的二次移动。

2. 手术导航

在手术过程中,移动 CT 可以实时获取患者的内部结构信息,为手术导航提供精确的数据支持。

3. 紧急救援

在紧急救援的场景中,移动 CT 能够迅速识别患者的病症,为后续的治疗提供重要信息。

4. 远程医疗

通过移动 CT,边远地区的医疗机构也能获得高质量的医学影像信息,有助于实现远程医疗诊断。

三、移动 CT 肺结节定位技术的发展

最初的肺结节定位是在普通 CT 下完成的。hook-wire 定位方法是一种精准的定位技术,通过在 CT 引导下将定位针插入肺组织中,使定位针位于结节附近或内部,从而准确定位结节位置。这种方法不仅操作简便,而且定位准确率高,为胸腔镜手术的成功提供了有力保障。

hook-wire 定位方法虽然有较高的定位成功率,但仍存在一些并发症和不足之处。一般的副作用包括气胸、肺部肿瘤、胸壁血块、钩状物等。在等待手术期间,穿刺副作用可能会加剧。此外,定位针脱落、移动导致的定位失败以及穿刺过程中引发的组织伤害等问题也经常出现[10]。

进入 21 世纪,随着计算机技术和扫描技术的进步,移动 CT 的分辨率得到了显著提高。这一时期的移动 CT 肺结节定位技术已经开始在临床实践中得到初步应用。研究人员通过不断优化扫描参数和算法提高了对肺结节的检测和定位精度。

而随着移动 CT 的出现,hook-wire 定位过程中出现的问题也有了解决的基础。搭载了移动 CT 的一体化手术间,使得患者无需在定位操作后仍要等待手术的开始,大大减少

了定位相关并发症如定位针脱落、移位的发生。

一体化手术室是一种创新的医疗设施设计,它将手术室和定位室结合在一起,以提供更高效、安全的医疗服务。这种设计理念旨在减少患者转运的时间和风险,同时提高医疗团队的协同效率。一体化手术室在欧美等发达国家已经得到了广泛的应用,并取得了良好的效果。

1. 一体化手术室的优势

1)提高效率

一体化手术室实现了手术和定位的紧密衔接,减少了患者转运的时间和风险,提高了医疗流程的效率。

2)提升医疗质量

一体化手术室的设计使得医生和护士可以更方便地进行交流和协作,有利于提高手术的安全性和成功率。

3)减少交叉感染的风险

采用一体化手术室的空气净化设备,可以有效地减少空气中的细菌和病毒等微生物数量,从而降低交叉感染的风险。

4)节省空间

一体化手术室将手术室和定位室结合在一起,可以节省大量的空间,使得医疗设施的布局更加紧凑和合理。

2. 一体化手术室主要组成

1)手术室

手术室是进行手术操作的地方,配备有先进的手术设备和器材,如无影灯、手术床、麻醉机、呼吸机等。

2)定位操作间

操作间的定位装置配备了尖端的移动 CT 和监测设备以及治疗工具,例如心电图仪、呼吸机、输液泵等。

3)清洁区

清洁区是医护人员休息和准备的地方,配备有洗手设施、更衣室、储物柜等。

4)办公区

办公区是医护人员进行病例讨论、召开会议等工作的场所,配备有电脑、打印机、会议桌等设备。

3. 一体化手术室的未来发展

随着医疗科技的持续进步和人们对健康的日益增长需求,一体化手术室将在未来得到更广泛的运用与普及。同时,随着人工智能、物联网等技术的不断发展,一体化手术室将会有更多的智能化和信息化应用,如远程医疗、智能化监测设备等。这些技术的应用将进一步提高一体化手术室的效率和安全性,为患者提供更好的医疗服务。

四、移动 CT 肺结节定位技术的最新进展

最近几年,医学影像领域开始广泛应用人工智能和深度学习技术,这促进了移动 CT 肺结节定位技术的新进展。先进的算法可以自动识别和定位肺结节,大大提高了诊断的准确性和效率。同时,高分辨率的移动 CT 扫描能够捕捉到更小的结节,有助于早期肺癌的诊断和治疗。

五、未来展望

随着科技的进步,移动 CT 肺结节定位技术将继续发展。未来,通过进一步提高扫描速度和分辨率,降低辐射剂量,以及结合更多的智能诊断技术,移动 CT 将为临床医生提供更为强大、便捷的诊断工具。同时,随着多模态影像融合技术的发展,医生能够更好地整合各种医学影像信息,进一步提高肺结节的诊断准确率。

六、结论

回顾移动 CT 肺结节定位技术的发展历程,可以看到这一领域在技术进步和临床应用方面的显著进步。当前的科技已经取得了引人注目的进展,随着科学技术持续进步,未来移动 CT 肺结节定位技术将更精确、高效,为早期诊断和治疗提供强大支撑。同时,也期待着更多创新技术的应用能够造福更多的患者,提升全球公共卫生水平。

第五节

移动 CT 下基础麻醉联合局部麻醉在肺结节定位中应用的适应证与禁忌证

一、适应证

(1) 直径<3 cm 的肺内孤立性周围型结节,且肿瘤与肺边缘的距离>1.5 cm;

(2) 影像学表现为纯磨玻璃样结节或亚实性结节;

（3）手术者在术前判断术中结节定位困难者或术中无法通过触诊、视诊判断结节位置者；

（4）患者术前存在过度焦虑、恐惧，对于以往局部麻醉下肺结节术前定位来说，这类患者在定位过程中呼吸幅度大、呼吸频率快、心率快，极易诱发胸膜反应、气胸、出血等定位并发症，导致定位失败，进而影响手术进程。而在基础麻醉联合局部麻醉下进行肺结节术前定位，对患者进行镇静镇痛，患者的紧张焦虑情绪可以得到极大的缓解控制，进而使其能更好地配合医生完成定位操作，减少并发症的发生。

二、禁忌证

（1）患者体表：拟定位处存在严重感染、畸形。

（2）凝血功能异常：由于 CT 引导下的定位需要进行穿刺操作，对于凝血功能异常的患者，如有严重凝血功能障碍、血液病等，或长期口服抗凝药物，抗凝时间未达到规定要求者（氯吡格雷需停药 7 天以上；利伐沙班需停药 3 天以上），应避免进行该操作，以免出现出血或其他并发症。

（3）严重肺功能不全：对于肺功能不全的患者，如呼吸衰竭、气道阻塞等，CT 引导下的定位操作可能会加重呼吸困难或其他呼吸系统并发症，应慎重考虑是否进行该操作。

（4）无法耐受定位过程：有些患者由于身体状况等原因，无法耐受 CT 引导下的定位过程，如无法保持特定的体位、无法保持稳定呼吸等，这些患者应避免进行该操作。在这种情况下，可以考虑采用其他合适的影像学检查方法进行术前定位。

（5）严重过敏史：对于存在碘剂及吲哚菁绿等染色剂严重过敏史的患者，CT 引导下的定位可能会引发过敏反应，应慎重考虑是否进行该操作。

（6）肺内病灶周围存在感染性病变、巨大肺大疱及粗大血管等应慎重考虑是否进行该操作，以免发生感染扩散、张力性气胸、大出血等危及患者生命的并发症。

（7）严重的心血管疾病包括未经控制的严重心衰、严重高血压、冠状动脉粥样硬化性心脏病等。这些疾病可能增加麻醉过程中心血管事件的风险。例如，心衰患者可能存在心功能不全，麻醉药物可能会进一步减弱心脏的泵血功能，导致血压下降、心律失常等并发症。

（8）严重的呼吸系统疾病包括未经控制的严重哮喘、慢性阻塞性肺疾病等。这些疾病可能增加麻醉过程中呼吸功能受损的风险。例如，哮喘患者可能在麻醉过程中发生支气管痉挛，导致呼吸困难、氧合不足等并发症。

（9）严重的肝功能损害包括肝功能衰竭、黄疸等。这些疾病可能影响药物代谢和排泄，增加麻醉药物的毒性。例如，肝功能衰竭患者可能无法有效代谢麻醉药物，导致药物在体内积累，增加中枢神经系统抑制和其他不良反应的风险。

（10）严重的肾功能损害包括肾功能衰竭、尿毒症等。这些疾病可能影响药物排泄，增加麻醉药物的毒性。例如，肾功能不全患者可能无法有效排除麻醉药物和其代谢产物，导致药物在体内积累，增加中枢神经系统抑制和其他不良反应的风险。

（11）严重的内分泌系统疾病包括未经控制的严重糖尿病、甲状腺功能亢进等。这些疾病可能影响麻醉药物的代谢和效应。例如，糖尿病患者可能存在血糖波动，麻醉药物可能会影响血糖的调节，导致血糖过高或过低等并发症。

（12）重度肥胖：指体重指数（BMI）超过 40 的患者。这些患者在麻醉过程中可能会增加通气和呼吸的困难，可能需要采取额外的麻醉管理措施。

（13）严重的神经系统疾病包括中风后遗症、帕金森病等，这些疾病可能会增加麻醉过程中的并发症风险。例如，中风患者可能存在神经功能损害，麻醉药物可能会影响神经系统的功能恢复。

（14）对麻醉药物过敏或不良反应史：包括对局部麻醉药物、全身麻醉药物或其他相关药物存在过敏反应，或有不良反应史。这些患者可能对麻醉药物产生严重的过敏反应，导致严重的过敏反应或过敏性休克。

需要注意的是，这些禁忌证并非全部都是绝对禁忌，具体的麻醉决策需要根据患者的整体情况综合考虑，并由专业的麻醉医生进行评估和决策。在一些情况下，可能需要采取措施来控制或改善患者的基础疾病，以减少麻醉过程中的风险。

第六节

移动 CT 下基础麻醉联合局部麻醉肺结节术前定位器材及操作流程

一、器材准备

CT 设备：Samsung BodyTom 32 排移动全身 CT。

二、穿刺定位物品

穿刺包（备有无菌手套 1 副、无菌洞巾 1 块、无菌纱布 4 块、无菌敷贴、5 mL 一次性无菌注射器、1 mL 一次性无菌注射器）、hook-wire 穿刺针（见图 4-6-1）、新尔碘 Ⅱ 型消毒液、无菌消毒棉签、亚甲蓝或吲哚菁绿荧光染色剂、急救物品（氧气瓶或氧气袋、引流装置、肾上腺素针等）、自制定位片（长方形栅栏状、10 cm×6 cm）、直尺、黑色标记笔。

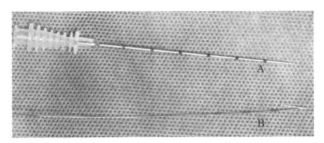

图 4 - 6 - 1　肺结节 Hookwire 定位针结构示意图

图注：A. 穿刺针套管；B. 穿刺针。

三、局部麻醉以及基础麻醉用品

2%盐酸利多卡因(5 mL/支，每个定位点 2.5～5 mL，原则上多个定位点不超过 3 支，避免对心律造成影响)、盐酸羟考酮、右美托咪定、阿托品、心电监护。

四、人员配置

1 名放射科医师、1 名手术医师、1 名麻醉医师、1 名护士。

五、操作流程

(1) 术前准备：在操作前，医生需要详细了解患者的病史，包括既往疾病、手术史、过敏史等。体格检查和一些实验室检查也会进行，以评估患者的整体状况和操作风险。

(2) 术前 0.5～1 h 由 1 名放射科医师、1 名麻醉医师及 1 名手术医师对肺部结节进行移动 CT 引导下定位。患者进入定位操作室后，平躺于 CT 扫描床上，由麻醉师及护士予以静脉留置针建立输液通路，连接心电监护，监测患者指脉氧、心率、血压及呼吸频率。基础麻醉溶液配制：右美托咪定注射液 1 支(2 mL：200 μg)加入 0.9%氯化钠注射液 48 mL，摇动混匀，配置成浓度为 4 μg/mL 的溶液备用。抽取 5 mL 阿托品备用，防止定位过程中出现心动过缓、血压下降等不良反应。

(3) 基础麻醉先于局部麻醉前实施，在患者开始定位前 5 min 给予右美托咪定注射液负荷剂量 0.5 μg/kg，而后改为 0.2 μg/kg 维持泵入，羟考酮 3～5 mg 静脉推注，操作期间患者进入浅睡眠状态，但易唤醒，可对指令合作，过程中间断评估患者感觉，必要时追加剂量，术毕前 5 min 停止给药。

(4) 定位步骤：

① 嘱患者深吸气，放松心情，根据术前 CT 评估选择适当体位，根据体表标记如乳头、胸骨及肩胛骨及心脏体表投影判断病灶的大概位置及与心脏、大血管的毗邻关系后，

以病灶中心为基线上、下各延伸 2～4 cm 确定扫描范围,定位过程中若无严重并发症,以后均以此范围扫描至定位结束,在患者胸壁固定自制金属定位片。

② 患者深吸气后屏气行第一次 CT 扫描,确定结节与金属定位片关系,按照"路径最短、损伤最少、远离血管"原则设计进针路线并依据金属定位片用标记笔在患者体表标记穿刺定位点,设计进针深度与角度。

③ 常规消毒铺巾后用 2% 利多卡因 5 mL 局部逐层浸润麻醉,进针深度至壁层胸膜最佳。对于大体重患者,其胸壁层较厚,局部麻醉难以达到理想的浸润麻醉效果,此时可根据情况调整基础麻醉深度,确保患者尽可能无痛定位。

④ 嘱患者平静呼吸,依据设计的进针角度和深度经穿刺点置入穿刺针。

⑤ 嘱患者保持体位,平静呼吸、行第二次 CT 扫描确定穿刺针终点位于定位结节周围,若精准度不够,微调进针角度和深度。

⑥ 确定定位成功后,注入 0.1 mL 亚甲蓝溶液或吲哚菁绿溶液,注入过程中叮嘱患者避免剧烈咳嗽以防止定位针移位,之后拔出套管保留针芯,将显露于体表的针芯用无菌纱布及敷贴覆盖。

⑦ 定位完成后,嘱患者保持体位,平静呼吸,在手术医师陪同下由转运床即刻推入手术室。全麻后,气管插管,健侧肺通气,采用健侧卧位,于腋前线第 5 或 6 肋间做 3～4 cm 小切口后,先行胸腔镜探查 hook-wire 定位钩、亚甲蓝或吲哚菁绿荧光标记,根据标记位置探查并确定病灶位置。若 hook-wire 定位钩脱钩、染色标记扩散消失,则两种定位失败,需选用其他方式确定病灶位置或直接中转开胸。探查完毕,预估切除范围,保证足够切缘,行肺结节楔形切除;标本取出后,再次探查结节是否完整切除、切缘是否足够,丝线标记结节位置,并送术中快速病理。处理肺部切缘出血点、漏气点,冲洗胸腔。等待快速冰冻结果,若快速病理提示为良性病变、原位癌或微浸润癌则终止手术(原位癌或微浸润癌患者,必要时行淋巴结采样),手术完成,胸腔闭式引流管放置在切口的上肋间隙,胸腔穿刺管放置在切口下肋间隙,肋间神经阻滞减轻术后疼痛,缝合切口并结束手术;若结节病理提示为浸润癌或转移癌,则根据患者术前检查结果及术中相关指标评估患者能否耐受进一步手术,再决定是否行肺叶切除术和淋巴结清扫术,术毕于胸腔闭式引流管放置在切口肋间隙,缝合切口并结束手术。

此定位法中使用的 hook-wire 针及吲哚菁绿(或亚甲蓝染色剂)无法提供病灶的深度信息,且在等待手术过程中染料容易沿肺组织弥散。

近期国内设计了一款全新的肺结节定位针,在传统 hook-wire(见图 4-6-1)的基础上前端创新性地采用镍钛记忆合金、钝性四钩锚定肺结节(见图 4-6-2),尾端以不同颜色分段标记的医用丝线代替金属丝,其定位方法与 hook-wire 针定位方法大致相同,其临床应用中显示出良好的定位效果[11]。

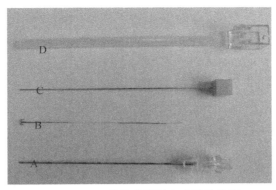

图 4-6-2　肺结节四锚定位针结构图

图注:A. 20G 穿刺针;B. 定位线和锚定定位针;C. 推送杆;D. 塑料套管和卡扣。

六、针对不同位置不同影像表现不同基础疾病患者肺部结节术前定位技巧

（1）针对术前有冠心病、高龄,结节靠近胸膜患者,定位时在通过 CT 扫描后明确定位针已放置在结节附近时,可在注入亚甲蓝或吲哚菁绿等染料后拔出定位针,术中可通过观察胸膜染色位置来判断结节位置,此举是为了避免因长期留置定位针而导致患者基础疾病加重,进而影响手术进程甚至危及患者生命。

（2）针对术前血糖控制不佳患者,手术当天应注意加用术前水(如林格氏液或按比例加入胰岛素的葡萄糖),同时注意密切监测血糖变化及患者临床表现变化。在定位前,患者由于焦虑、禁食等很容易出现低血糖症状(头晕、恶心、四肢乏力等),如发生应及时处理。

（3）针对一些微小肺部结节,可能会发生由于患者在定位移动 CT 扫描时体位变化或呼吸频率过快导致结节在 CT 影像上消失或被尾影遮盖难以发现,此时可嘱患者在CT 扫描时深吸气然后憋气,此时扫描可大概率发现结节。

（4）针对术前肺功能差、肺质量不佳的患者,移动 CT 下基础麻醉联合局部麻醉定位时应注意吸入氧流量进行调整,同时在整个定位过程中注意监测指脉氧及心率、血压变化,必要时甚至需要气管插管下定位。

（5）针对实性结节,术前定位时定位针应尽量留置在结节附近而非正中结节,以避免若结节为恶性肿瘤,肿瘤细胞可能会在针道内残留。

（6）若结节靠近中上纵隔,患者可选择仰卧位定位,但在定位时要通过 CT 平扫明确乳内动静脉的位置,以免定位针刺破乳内动静脉导致大出血且难以止血,甚至危及患者生命。

（7）当结节位于上叶肺后段时,应尽量从后方进针(即使跨叶间裂穿过少许下叶背段

肺组织仍可接受)而非从前方进针(见图 4-6-3),避免定位针穿过大部分前段肺组织而导致术中切除肺组织过多,影响患者术后肺功能的恢复,也影响患者术后的生活质量。

(8) 当结节位于下叶肺基底段靠近膈肌时,应当斜行进针,增加定位针进入肺组织的长度,避免发生脱钩导致定位失败;同时应尽量远离膈肌,避免患者呼吸浮动过大或突然咳嗽至定位针刺入膈肌甚至损伤腹腔脏器导致严重并发症。

(9) 应尽量减少调针次数,因为调针次数越多,发生气胸和胸腔内出血的风险就越高。

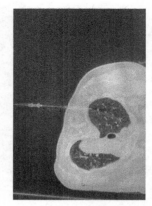

图 4-6-3　右上肺后段结节

第七节

移动 CT 下基础麻醉联合局部麻醉定位的特点及优势

肺部结节检出率逐渐提高,早期肺结节患者无明显症状及体征,通过影像学及其他检查方法难以判定其良恶性,通过手术切除是目前针对可疑恶性肺部病灶诊治的最佳选择。但对于微小结节及肺深部结节,凭肉眼或器械钳夹难以明确病灶位置,甚至会造成不必要的扩大切除或中转开胸手术。术前 CT 引导下肺结节精准定位能够使术中最大限度地保留患者的肺功能,减少不必要的创伤,更有助于患者术后尽早康复,缩短住院时间。目前,肺结节的定位技术主要有:CT 引导下经皮穿刺定位、电磁导航定位、虚拟 3D 重建辅助、术中超声定位。目前,临床应用较多的是局部麻醉下 CT 引导下应用发生 hook-wire 针进行肺结节定位。该方法快捷、准确,但存在气胸、出血、胸膜反应等并发症的可能,这些并发症的发生与患者生理、心理、基础疾病及医源性因素均有关系[12],同时可能因为局部麻醉浸润及胸膜浸润程度不够导致患者定位疼痛感明显,难以配合操作医生完成精准定位。相关研究证实,患者焦虑恐慌的心理在定位过程中会通过一系列神经内分泌作用引发迷走神经反射,最终导致胸膜反应,甚至会危及生命[13]。同时,患者因焦虑、疼痛导致呼吸频率快、呼吸幅度大,增加了精准定位的难度,导致气胸、出血、定位针脱钩等并发症发生率增加。于是南京市胸科医院计划探寻一种新型定位方法来提升定位成功率,减少并发症的同时提高患者在定位过程中的舒适感。

椎间孔镜手术是一种脊柱微创手术,其主要麻醉方式为局部麻醉。术中手术医生通常需要患者清醒,以便知晓神经损伤情况,使得手术顺利进行。术中患者清醒时可能有紧张、恐惧情绪,尤其在髓核摘除时,患者需要忍受巨大的疼痛和酸胀不适,患者因交感神经兴奋、血压升高、心率增快，甚至体位变动而不能配合手术，给手术和麻醉带来了一定风险[14-16]。为解决这一问题，医生在局部麻醉的前提下又联合实施了基础麻醉，这一方法取得了显著效果，患者因手术产生的紧张情绪和疼痛刺激反应明显减少，手术过程中血压、心率比较平稳，患者能够顺利配合手术医生，手术时间短，并发症少[17]。基础麻醉联合局部麻醉，目的是利用基础麻醉的全身镇痛、镇静作用来减轻患者的疼痛及精神心理不良事件的发生，以达到安全有效的麻醉效果[18]。其目前多应用于甲乳外科部分手术及内镜下的部分操作与检查，常用药物主要包括右美托咪定、丙泊酚、瑞芬太尼、羟考酮、咪达唑仑等[19-20]，其中右美托咪定是一种 α_2 -肾上腺素受体激动剂，具有镇静、抗焦虑、交感神经缓解和镇痛保留作用，呼吸功能抑制最小。它对 α_2 受体具有强效性和高度选择性，α_2：α_1 受体比例为 1 620：1。右美托咪定通过激活中枢突触前和突触后 α_2 -规则位点中的受体发挥其催眠作用，主要表现在减少蓝斑（位于第四脑室底部的主要去甲肾上腺素能核）的放电以及随后交感神经中去甲肾上腺素释放的减少，从而诱导类似于自然睡眠的无意识状态，其独特的方面是患者易于治疗和合作。右美托咪定分布迅速，主要通过葡萄糖醛酸化和羟基化在肝脏代谢为无活性代谢物，经尿和粪便排泄。其全血和血浆的药物浓度比值为 0.66，其分布半衰期为 6 min，消除半衰期为 2～3 h，与其他麻醉药物相比，右美托咪定对呼吸抑制的影响更小[21-22]，右美托咪定已被证明可以减弱应激反应，从而在应激事件（如手术或麻醉诱导）期间产生更稳定的血流动力学特征[23]；但其对血流动力学影响较大，例如心动过缓和低血压。这些心血管效应具有剂量依赖性：输注速度较低时，中枢效应占主导地位，导致心率和血压降低。当剂量较高时，周围血管收缩普遍，导致全身血管阻力和血压增加，同时会进一步加强心动过缓效应。同时，国内外也有少量心搏骤停和呼吸抑制的报道（但该意外的发生大部分是由于右美托咪定剂量配比使用不当所导致的[24-25]）。盐酸羟考酮为阿片类中枢神经镇痛药，由生物碱蒂巴因提取物合成，双重激动滋、资受体，有突出的血脑屏障透过能力与跨膜效应，可主动转运至脑脊液，相同剂量静脉给药的镇痛效应为吗啡的 3 倍[26]，低于常规镇痛剂量时有镇咳效果[27]，具有镇痛、抗焦虑、止咳、降低平滑肌张力等作用，静脉注射起效时间为 2～3 min，持续时间长，对循环、呼吸影响小，用于全麻诱导时同时作用于支气管黏膜和平滑肌 μ、k 受体，降低气道敏感性，有效抑制插管应激反应[28-29]，抑制芬太尼诱发的咳嗽，但具有剂量依赖性呼吸抑制，静脉注射时间约 15 s 时可引起呛咳、低血压、舌后坠等不良反应，选择适当剂量盐酸羟考酮应用十分重要。相关研究证实：羟考酮联合右美托咪定可以有效减缓刺激性咳嗽，获得满意的镇静及镇痛效果，且对呼吸及循环系统无明显影响[30-33]。因此在肺结节术前定位中，采用基础麻醉联合局部麻醉可以降低患者的不良感受，同时提高患者与操作者之间的配合，进而提高定位操作的成功率，减少并发症。

以往肺结节术前定位患者常常需要提前一天或提前数个小时至 CT 室完成肺结节术

前定位,同时有部分患者甚至需要一次定位数枚结节,而且随着定位结节数量的增加其定位并发症发生的可能性也大大提高,而病人在定位结束后至手术前等待时间的长短也关系着患者定位并发症发生的可能性。而移动 CT 的出现使得肺结节患者的术前定位得以在手术室内就可以开展,南京市胸科医院在手术室内单独设立一间房间作为术前定位的 CT 室,整个定位过程可以得到麻醉师及时有效的配合,使得基础麻醉联合局部麻醉可以顺利进行,同时若定位过程中出现危及生命的并发症如严重过敏反应、重要脏器、大血管出血,严重胸膜反应能够得到积极有效的处理措施,必要时可以终止定位并及时转运至手术房间抢救,而在患者完成术前定位后的 5 min 内就可以转运至手术房间准备手术,大大缩短了转运时间,减少了患者的术前转运时间,降低了定位并发症发生的风险。

第八节

移动 CT 下基础麻醉联合局部麻醉肺结节术前定位并发症及其处理措施

一、气胸

气胸是最常见的术前穿刺定位的并发症,其发生率可高达 35%。具体表现如下。

1. 临床表现

1)临床症状

(1)呼吸困难:气胸导致胸腔内气体积聚,使肺脏无法正常膨胀,从而导致患者出现呼吸困难的症状。患者可能感到吸气困难,无法深呼吸,呼吸急促或浅表呼吸。

(2)胸痛:气胸引起胸腔内压力的增加,从而导致胸痛。疼痛通常是锐利的、剧烈的,并且可能在患者的胸部一侧出现,特别是在定位操作的侧面。疼痛可能会加重深呼吸、咳嗽。

(3)肩痛:气胸引起胸腔内压力的增加可能会刺激肩膀或上背部的神经,导致肩痛或不适感。这种疼痛通常被描述为"肩胛痛",可能会向上延伸到颈部或肩膀。

(4)咳嗽和咳痰:气胸刺激呼吸道,可能引起咳嗽和咳痰。咳嗽可能是干咳或有痰,这是机体为了清除呼吸道内积聚的气体。

(5)心悸和焦虑:由于呼吸困难和胸痛,患者可能会感到心悸和焦虑。这是由于机体对缺氧和疼痛的应激反应。

(6)皮肤发绀:在严重的气胸情况下,患者的皮肤可能会出现发绀,即皮肤呈现出蓝紫色。这是由于胸腔内气体积聚导致的氧气供应不足。但大部分患者在定位过程中出现气胸时并未有明显特殊症状，少数肺气肿严重的患者定位时若出现气胸则症状可能较重，表示需要胸腔闭式引流干预或紧急转送至手术室。

2）影像学表现

（1）肺组织空气影：气胸的主要表现是肺组织内出现空气影。在 CT 影像上，可以看到肺组织内出现明显的黑色区域，代表了肺组织内的气体。这种情况下，肺组织的密度明显降低。

（2）肺组织坍塌：气胸可导致肺组织坍塌，即肺组织丧失了正常的膨胀状态。在 CT 影像上，可以看到肺组织呈现收缩、塌陷的状态，与正常的肺组织形态相比明显不同。

（3）胸腔积气：气胸时，胸腔内会积聚大量的气体。在 CT 影像上，可以看到胸腔内出现大片黑色区域，代表了积聚的气体。这种情况下，胸腔的形态明显扩大。

（4）胸膜脱离：气胸常伴随着胸膜的脱离现象，即胸膜与肺组织之间的黏附断裂。在 CT 影像上，可以观察到胸膜与肺组织之间的间隙增宽，胸腔内积气能够进入这个间隙。

（5）相邻器官移位：气胸还可能导致相邻器官的移位。例如，气胸时，心脏和大血管可能会受到压迫，出现位置的改变。在 CT 影像上，可以看到心脏和大血管的位置相对于正常情况下有所改变。

2. 发生机制

1）穿刺操作

在进行定位时，医生使用针或导丝穿刺胸腔，目的是准确定位肺结节的位置。然而，如果穿刺位置选择不当或穿刺角度不准确，可能会导致针或导丝穿透肺组织，破坏胸腔的完整性，使空气进入胸腔，形成气胸。

2）肺组织状况

有些患者可能存在肺组织的脆弱性或其他疾病，使得肺组织更容易受到损伤。例如，肺气肿是肺组织弹性减弱，容易发生气胸的一种疾病。此外，肺纤维化、肺结核等疾病也会导致肺组织的异常，增加了气胸的风险。

3）患者体位

患者在进行定位时的体位可能会影响气胸的发生。例如，前倾位时，胸腔内的气体更容易积聚在上部，增加了气胸的风险。此外，患者的体位不稳定或移动过程中的摩擦力也可能导致肺组织损伤。

4）操作技术

当穿刺贴近肋骨时，患者的呼吸会牵拉肋骨运动，带动穿刺针发生摇摆，刺破肺泡，导致肺泡内空气进入胸部产生气胸，同时穿刺针的摇摆还会扩大通道面积，增加外部空气的进入[34]。

3．处理措施

1）确认气胸发生

在进行定位时，如果患者出现突然的剧烈胸痛、呼吸困难、咳嗽或呼吸音减弱等症状，应立即怀疑气胸的可能性。通过观察患者的体征和症状，以及再次进行 CT 扫描检查，可以确认气胸的发生。

2）给予氧气

在确认气胸后，应立即给患者供氧，以维持足够的氧合和呼吸功能。可以使用鼻导管或面罩等方式给予高浓度的氧气。

3）牵拉胸腔

对于小范围的气胸，可以尝试通过牵拉胸腔来减少胸腔内气体的积聚。可以要求患者深呼吸并保持呼气状态，或者采用手法牵拉胸腔帮助气体排出。

4）密切观察

对于较小范围的气胸，可以选择密切观察患者的症状和体征变化。如果患者症状轻微或无进一步恶化的趋势，可以选择保守治疗，观察其自行吸收。

5）空气抽吸

对于较大范围的气胸或患者症状严重的情况，可能需要进行空气抽吸。通过使用胸腔引流管或胸腔闭式引流系统，将胸腔内积聚的气体抽取出来，以减轻气胸的症状。

6）外科处理

在一些情况下，如大范围气胸、持续性气胸或合并其他并发症的气胸，可能需要进行外科干预。手术可以通过胸管插入、胸腔镜手术或开放性手术等方式来修复胸膜破损，以达到控制气胸和恢复胸腔功能的目的。

在处理气胸时，应根据患者的具体情况和气胸的严重程度采取相应的治疗措施。及时识别和处理气胸是保证患者安全和减少并发症的关键。因此，在进行肺结节术前 CT 定位时，医生需要充分了解气胸的风险，并备好应对气胸的处理措施。

4．预防措施

当进行肺结节术前 CT 定位时，为了预防气胸的发生，以下是一些详细的措施：

1）选择合适的穿刺点

在选择穿刺点时，应该避免选择肺组织较脆弱或病变较多的区域。一般来说，应该选择在肺组织较为健康、血管较少的区域进行穿刺。医生可以通过 CT 影像来评估肺组织的状况，选择最佳的穿刺点。

2）使用适当的穿刺针

选择适当的穿刺针也是预防气胸的重要因素之一。应该选择较细且锐利的穿刺针，以减少对肺组织的损伤。此外,还可以考虑使用具有导引功能的穿刺针,以提高穿刺的准确性和安全性。定位前一定要仔细检查定位针,观察针尖是否有损伤或顿挫。

3）穿刺技术的掌握

医生需要具备丰富的经验和扎实的技术才能减少气胸的发生。在穿刺过程中,应该尽量避免过度施力或突然插入穿刺针,以减少对肺组织的损伤。应该采用缓慢、平稳的穿刺动作,并随时观察患者的反应。

4）注意患者的体位和呼吸状态

体位和呼吸状态对于气胸的发生有一定影响。在进行穿刺前,可以要求患者保持特定的体位,并在特定的呼气时进行穿刺。这样可以减少胸腔内气体的压力,降低气胸的风险。

5）密切观察患者症状和体征变化

在穿刺过程中,医生应该密切观察患者的症状和体征变化。如果患者出现胸痛、呼吸困难、咳嗽或呼吸音减弱等症状,应该立即停止穿刺操作,并进行进一步的评估。

6）做好应对措施

在进行肺结节术前 CT 定位时,医生需要做好应对气胸的处理措施。这包括准备好胸腔引流器材和相关药物,以及熟悉气胸的处理方法。医生应该了解气胸的发生机制和处理技巧,以便在发生气胸时能够及时应对。

通过综合采取以上措施,可以有效降低气胸的发生率,并确保肺结节术前 CT 定位的安全性和准确性[35]。

二、胸壁出血

1. 临床表现

1）临床症状

（1）胸痛:胸壁出血通常伴随着剧烈的胸痛。疼痛可以是锐利的、刺痛性的,常常出现在受伤的区域。

（2）肿胀和淤血:胸壁出血后,局部可能会出现肿胀和淤血。受伤区域的皮肤可能会变为紫红色,并可能出现肿胀和压痛。这是由于血液在组织中积聚引起的。

（3）血肿形成:胸壁出血后,血液可能会积聚在胸壁组织中形成血肿。血肿通常会导致局部明显的肿胀和压痛。血肿的大小和严重程度取决于出血量的多少。

（4）皮下气体:在严重的胸壁出血情况下,可能会导致气胸的发生。气胸是指空气进入胸腔,使其与胸壁和肺组织分离。气胸会引起胸部不适、呼吸困难和胸部扩张。患者可能会感觉到胸闷和气促。

（5）呼吸困难：胸壁出血可能会导致胸腔压力增加，影响正常的呼吸运动。患者可能会出现呼吸困难、气促和容易疲劳。深呼吸或咳嗽可能会加重呼吸困难。

（6）心动过速：胸壁出血引起的疼痛和不适可能会导致心率加快，出现心动过速的症状。患者可能会感到心慌和心跳加速。

2）影像学表现

（1）脂肪密度影：在胸壁出血的早期阶段，CT 图像上可能显示为脂肪密度影。这是由于血液渗漏到脂肪组织中，使其密度增加。

（2）高密度影：随着血液凝固，胸壁出血可以表现为高密度影。血液凝固后，血红蛋白的分解产物会导致影像学上的高密度。

（3）血肿形成：如果出血量较大，血液可能会积聚形成血肿。血肿在 CT 图像上呈现为局部区域的高密度影，形状呈现出较为不规则的边界。

（4）模糊的胸壁轮廓：在严重的出血情况下，胸壁的轮廓可能变得模糊不清。这是由于血液渗漏到周围组织，使其密度增加，从而导致胸壁轮廓的模糊化。

（5）周围软组织肿胀：胸壁出血可能导致周围软组织的肿胀和水肿。这在 CT 图像上表现为软组织密度增加和模糊的轮廓。

需要注意的是，胸壁出血的 CT 表现可能受到多种因素的影响，例如出血的程度、出血的速度以及个体差异等。因此，在评估 CT 图像时，需要结合临床病史和其他影像学表现来综合判断。如果发现胸壁出血的征象，应及时通知医生进行进一步的评估和处理。

2. 发生机制

1）机械性损伤

在肺结节术前 CT 定位过程中，需要穿刺或刺激胸壁组织，以引导导管或针头到达目标位置。这些穿刺或刺激过程可能会损伤胸壁血管，导致血管破裂和出血。例如，穿刺过程中的针头可能直接损伤到血管，或者导管在插入过程中可能会刮擦到血管壁。

2）血管结构异常

有些患者可能存在胸壁血管结构异常，如血管脆性增加或血管壁的脆弱性。这些异常使得胸壁血管更容易受到损伤，并更容易破裂出血。

3）凝血功能异常

一些患者可能存在凝血功能异常，如血小板功能障碍、凝血因子缺乏等。这些异常可能导致血液凝固能力下降，难以及时形成血栓堵塞破裂的血管，增加胸壁出血的风险。

4）穿刺技术不当

穿刺技术的不当也可能导致胸壁出血的发生。例如，穿刺点选择不当，选择了一个血管较密集区域进行穿刺，增加了损伤血管的风险。此外，穿刺角度和力度不当也可能导致血管损伤和出血。

5）其他因素

其他因素,如胸壁组织结构异常、局部炎症反应等也可能增加胸壁出血的风险。例如,如果胸壁组织存在肿瘤、感染或炎症等病变,可能导致血管结构和功能的改变,增加了出血的风险。

3. 处理措施

出血量少,患者临床表现比较轻微或无明显临床表现时,可予以观察,等待手术中予以进一步止血措施;如果出血量较多时,予以静脉泵入止血药物,密切监测心率、血压变化,同时紧急送入手术室止血。

4. 预防措施

1）穿刺技术的选择和熟练操作

医生在进行穿刺时应选择适当的技术,并经过专业培训以熟练掌握穿刺技术。这包括正确的针头选择、适当的角度和深度控制等。医生应该遵循标准的操作步骤,并且在操作前对患者进行充分评估。

2）使用超声引导

超声引导可以提供实时的图像指导,帮助医生准确定位肺结节,并避开胸壁血管。超声引导可以显示血管的位置和走向,从而减少对血管的损伤风险。医生可以根据超声图像调整穿刺角度和深度,以避免穿刺血管。

3）患者准备和配合

在术前,医生应告知患者整个穿刺过程的要求,并向患者解释穿刺的目的和可能的并发症。患者应该清楚呼吸和配合操作,以保持稳定的呼吸状态。医生可以在患者呼气时进行穿刺,以减少胸壁移动和血管的压迫。

4）密切观察和及时处理

在穿刺过程中,医生应密切观察患者的病情变化和反应。如果患者出现胸壁疼痛、出血或其他异常情况,应立即停止穿刺,并采取适当的处理措施。医生应随时准备处理并发症,如出血的控制和处理。

5）严格消毒和无菌操作

在穿刺前,医生应对穿刺区域进行彻底的消毒,并确保操作环境的无菌。这可以减少感染的风险,并提供更安全的穿刺环境。

6）术后护理和观察

在穿刺后,医护人员应密切观察患者的情况,并及时处理任何出血或其他并发症。患者应得到适当的休息和护理,避免剧烈运动和过度活动,以促进伤口的愈合和恢复。

三、脏器出血

1. 临床表现

（1）靶脏器区域疼痛（肝脏、膈肌、肺、脾脏）：出血导致的组织损伤会引起疼痛感,患者可能会感到剧烈的疼痛或其他不适,特别是在靶脏器区域。疼痛可能会持续或加重,并可能放射到相邻的区域。

（2）血压下降：大量出血可能导致血压下降,患者可能会出现头晕、眩晕、乏力和虚弱等症状。严重的血压下降可能导致休克,表现为冷汗、心慌、四肢湿冷和意识丧失等症状。

（3）心率增快：出血会导致机体对血压下降的反应,心率会增加以维持血流供应。患者可能会出现心悸、快速心率和异常心律等症状。脏器出血还可能导致心绞痛等心血管相关症状。

（4）肌肉紧张和腹痛：出血导致组织刺激和炎症反应,患者可能会出现肌肉紧张和腹痛。这些症状可能与脏器受损相关,例如肝脏出血可能引起右上腹痛,脾脏出血可能引起左上腹痛。

（5）贫血和出血倾向：大量出血会导致贫血,患者可能会出现乏力、疲劳、皮肤苍白等贫血症状。此外,出血还可能导致出血倾向,如鼻出血、口腔出血、皮下淤血等。患者可能在身体各个部位出现紫癜、淤血和血肿。

（6）呼吸困难：如果出血导致胸腔积血或肺部受压,患者可能会出现呼吸困难、气短、咳嗽和胸闷等症状。呼吸困难可能会影响患者的日常活动和睡眠,并可能加重其他症状。

如果患者出现上述症状,应立即停止穿刺操作,并及时进行相关检查和处理。医护人员应密切观察患者的病情变化,根据具体情况采取适当的抢救措施,如止血、输血、升压等。及时处理脏器出血是保证患者安全和减少并发症的关键。医生应根据具体情况评估出血的严重程度和可能的原因,并采取相应的治疗措施。

2. 发生机制

1）穿刺损伤

在进行肺结节术前 CT 定位时,穿刺针或导管可能会损伤到脏器血管,导致出血。穿刺过程中,如果操作不当或者针头不准确可能会刺破脏器的血管,引起出血。

2）血管破裂

肺结节位于肺组织中,周围有很多血管,当肺结节增大或者压迫周围血管时,可能会导致血管破裂,引起出血。

3）血管畸形

有些患者可能存在血管畸形，如动脉瘤、血管扩张等，这些血管本身就比较脆弱，容易破裂导致出血。

4）凝血功能异常

患者如果存在凝血功能异常，如血友病、抗凝药物使用等，可能会增加出血的风险。

5）肿瘤侵犯血管

如果肺结节是恶性肿瘤，可能会侵犯周围的血管，导致血管破裂出血。

6）操作失误

当结节位于下叶基底段靠近膈肌时，当患者呼吸浮动过大或定位时因疼痛突然体位变动时，穿刺力度过大、速度过快，穿刺针可刺破膈肌穿入腹腔脏器。

3. 处理措施

1）立即停止穿刺操作

一旦发现脏器出血，应立即停止穿刺操作，以防止进一步的损伤和出血加重。

2）压迫止血

对于局部出血点，可以通过手压或使用止血夹等方法进行压迫，以尽快止血。压迫时间应足够长，通常需要持续压迫几分钟甚至更久。

3）紧急检查

立即进行相关检查，如紧急 CT 或超声检查，以评估出血的程度和定位出血点。这有助于进一步确定出血的原因和采取相应的处理措施。

4）输血支持

如果患者出血严重，血压下降，可能需要进行输血支持，以维持足够的有效循环血量。输血应根据患者的具体情况和实验室检查结果进行血型配对和血液制品的选择。

5）操作修复

根据出血点的位置和性质，可能需要进行手术修复或介入治疗，以止血和修复损伤的血管。手术或介入治疗的选择取决于出血的程度和患者的整体情况。

6）监测和抢救

对于出血严重的患者，需要密切监测生命体征，包括血压、心率、呼吸等。在必要时采取抢救措施，如输液、补充氧气、升压药物等，以维持患者的生命体征稳定。

四、胸膜反应

1. 临床表现

患者在 CT 引导下金属丝穿刺定位术后 15 min 内出现胸闷、呼吸困难、面色苍白，心率、血压降低等迷走神经反射表现及症状，排除因低血糖、缺氧等其他因素所致的胸闷、呼吸困难、面色苍白，心率、血压降低等症状及表现，严重时会出现呼吸心搏骤停、休克，甚至会危及生命。相关研究证实患者的焦虑恐慌的心理在定位过程中会通过一系列神经内分泌作用引发迷走神经反射，最终导致胸膜反应。

2. 发生机制

其影响因素众多，包括生理、心理、医源性及疾病因素，但具体机制仍不十分明确。有研究表明，精神心理因素与胸膜反应相关，由于患者不能详细了解手术治疗的过程，导致患者因焦虑、恐惧和精神紧张而引起体内释放儿茶酚胺，通过刺激β受体导致周围血管收缩、心肌收缩增强，刺激左室内及颈动脉的压力感受器，触发抑制反射，使迷走神经张力升高，反射性增强迷走神经活性，导致周围血管扩张和心率减慢，出现迷走神经反射。

年长者较年轻者发生胸膜反应的概率高，可能年老患者身体条件、耐受力以及对刺激的调节能力较年轻患者差，术中较容易出现心率加快、心肌耗氧量增加、前列腺素与缓激肽增加等，并最终导致迷走神经兴奋现象。也有学者认为，疼痛刺激也会导致胸膜反应发生率提高。剧烈疼痛会刺激患者大脑皮层和下丘脑，使得血管反射性扩张，从而引起血压下降，心率减缓，最终导致迷走神经反射的发生，而年老患者因为普遍有基础疾病，手术时诱发或加重这些疾病常会引起疼痛加剧。胸膜及动脉血管壁有丰富的感觉神经末梢，它们来自迷走神经，在受到压迫、牵拉等刺激时可反射性引起迷走神经兴奋性增强[36]。钩丝定位操作中有气胸及出血患者较易导致胸膜反应，可能与气胸对胸膜的过度刺激有关，气胸对胸膜的过度压迫及牵拉会刺激迷走神经反射；而针道出血会引起周围肺组织肿胀从而引起血管牵拉现象，并使得患者心率与动脉扩张减缓，从而进一步降低血压水平。

3. 处理措施

立即停止操作，取出定位针，停止对胸膜的持续性刺激；取平卧位，注意保暖，密切观察生命体征如脉搏、血压、神志的变化。症状轻者，经休息或心理疏导即能自行缓解。对于出汗明显、血压偏低的患者，给予吸氧，立即给予肾上腺素进行皮下注射，同时严密观察患者的生命体征，必要时可以考虑补液（补充10%的葡萄糖250～500 mL）。

4. 预防措施

如术前塞双氯等止痛措施，并对情绪紧张患者做好沟通及安抚工作；术中规范操作，尽量减少气胸及出血的发生，胸膜麻醉充分，减少疼痛感；术后密切监测患者的病情变化，及时治疗，可有效减少钩丝定位手术的胸膜反应，降低手术风险。

五、恶心呕吐、头晕

1．临床表现

患者感到天旋地转，无法站立或移动，同时伴有恶心及呕吐感，主要为干呕。

2．发生机制

镇痛阿片类药物能够直接或间接作用于催吐化学感受区的 μ 受体，刺激兴奋呕吐中枢，诱发术后的恶心呕吐。同时，这些药物还会对胃黏膜、近端小肠黏膜产生直接或间接刺激，使得肠嗜铬细胞释放大量神经递质，致使内脏神经和肠壁迷走神经传导纤维将刺激信号传入呕吐中枢，引起呕吐症状；患者处于焦虑、紧张等不良情绪状态时会引起交感神经兴奋，抑制胃肠蠕动，继而引发恶心呕吐。

3．处理措施

将患者摆置于头高脚低位，同时停止麻醉药物的使用，使用司琼类药物止吐缓解头晕。

4．预防措施

患者术前禁食，同时对患者进行心理建设，缓解患者紧张焦虑的情绪。

六、过敏反应

1．临床表现

1）呼吸系统

喉头水肿，气道内分泌物增加，小气道痉挛，甚至肺水肿。上呼吸道梗阻表现为严重的呼吸困难、咳嗽、声嘶，小气道痉挛表现为哮喘，喉头水肿表现为吸气困难，机械通气病人表现为气道压升高。患者喉头处有堵塞感、胸闷气急、喘鸣、憋气、发绀，病情可迅速恶化，病人因缺氧、循环衰竭而死亡。

2）心血管系统

毛细血管渗漏，动静脉血管扩张，容量不足，外周阻力下降，心排血量减少，循环系统虚脱，造成休克，病人面色苍白、四肢厥冷、胸闷、冷汗、烦躁不安，血压迅速下降，脉率细速、心律失常，还会有心肌缺血的一系列临床表现，症状轻时仅有血压下降，重时则心跳停止，部分过敏病人早期仅注意到低血压，从血容量、麻醉及心脏方面找不到原因。

3）皮肤黏膜

可能表现最早，皮肤潮红、划痕阳性、面色红热，耳廓水肿增厚，手足肿胀，全身（或局部）出现斑点、斑、片状皮丘疹或迅速融合，或血管神经性水肿、瘙痒，唇、舌或四肢麻木，鼻、眼、咽喉黏膜水肿，出现分泌物增多等，少数病人可能没有皮肤表现。

2. 发生机制

当肥大细胞及嗜碱性细胞结合了抗原特异性 IgE 时即处于致敏状态,当再次接触相同抗原时就会出现 IgE 分子的交联,使肥大细胞及嗜碱性细胞内 cAMP 下降,钙离子浓度下降,产生脱颗粒反应,最终引起过敏反应的各种症状。

3. 处理措施

虽然临床上很难判断是过敏性抑或过敏反应,但仍有几项规则必须掌握。突然出现的心率增快>30 次/min 或血压降低>4 kPa 应引起高度警惕,90%的严重药物反应发生于用药后 10 min 以内,应立即停止可能引起过敏反应的药物的使用,迅速吸氧,保持呼吸道通畅,快速输液扩容(扩容剂胶体琥珀酰明胶特别是尿联明胶过敏发生率高而羟乙基淀粉过敏发生率低,故常用羟乙基淀粉;英国麻醉学会相关指南建议使用生理盐水或乳酸林格氏液,并认为效果差别不大),维持血压稳定,同时抬高下肢,使用肾上腺素 $5\sim100\ \mu g$,血压过低,动脉压波形不清,SpO_2 波形不清,大动脉搏动不明显等急性心衰时开始心脏按压,因为循环不良时使用的药物效果不佳,心脏按压可以促进血液循环。继发性抢救措施可以使用 H_1 受体拮抗剂,异丙嗪 50 mg 肌肉注射;H_2 受体拮抗剂,雷尼替丁 50 mg 静脉注射;儿茶酚胺静脉输注;糖皮质激素氢化可的松 5 mg/kg 静脉注射。

4. 预防措施

麻醉操作前详细询问患者有无局麻药变态反应史是预防变态反应发生的关键,对酯类局麻药有变态反应的患者均可改用酰胺类药物。患者如果存在应用局麻药的不良反应,一定要考虑该反应是否为变态反应,是否能够再次应用。对于具有可疑局麻药物变态反应史的患者,皮试可以确定是否存在药物变态反应,但是皮试也存在假阴性的问题。值得一提的是,皮试也必须在抢救条件完备的情况下进行[37-38]。

七、空气栓塞

1. 临床表现

空气栓塞(SAE)是定位过程中最严重的并发症,其在临床上可表现为:

1) 肢体无力

患者可能会感到肢体无力,特别是一侧肢体。这可能导致行走困难或无法正常使用受影响的肢体。

2) 运动障碍

空气栓塞导致脑供血不足,可能影响运动控制中枢,导致运动障碍或不协调。

3) 感觉异常

空气栓塞也可能影响神经传导,导致感觉异常,如麻木、刺痛或异常感觉。

4）语言障碍

在某些情况下,空气栓塞可能导致脑部语言区域受损,引起语言障碍,如说话困难或理解困难。也可能导致短暂的视觉模糊或视野缺失或者光线感知异常。

5）呼吸困难

空气栓塞可能导致肺血管堵塞,从而导致肺循环受阻,使患者出现呼吸困难和气促。

6）胸痛

空气栓塞时,堵塞的肺血管可能引起胸痛,通常是剧烈的、锐利的疼痛。

7）心悸和心律失常

空气栓塞可能导致心脏负荷增加,引起心悸和心律失常。

8）意识改变

严重的空气栓塞可能导致脑部供氧不足,引起意识改变,如混乱、烦躁或昏迷。

9）低血压和休克

如果空气栓塞引起大量肺血管堵塞,可能导致血液循环受损,引起低血压和休克。

10）发绀

由于肺血管堵塞,氧气无法充分进入肺部,患者可能出现发绀(皮肤和黏膜呈现青紫色)。

2. 发生机制

除了意外血管内注射和卵圆孔未闭导致的空气栓塞等其他因素外,在此过程中还有以下三种可能的机制:

(1)进针深度,进针深度越深,穿过的充气肺组织越多,越容易形成肺泡静脉瘘或支气管静脉瘘。

(2)患者体位,空气流入静脉的风险取决于患者的体位。当患者处于头高脚低位时,病变位置越高,肺静脉压就越低。若此时血管壁受损,空气流入的风险就越大。

(3)全麻气管插管下定位,因为正压通气时肺泡内或支气管内压力越高,空气从肺部通气区进入血管的风险就越大[39]。

3. 处理措施

给予患者纯氧气以增加氧合,减少组织缺氧的程度。可以通过面罩、鼻导管或氧气面罩等方式给予氧气。将患者置于头低脚高的趋势反趋势位,以促进空气栓塞从大血管中移动到较小的血管,减少其对重要器官的影响。通过静脉输液给予液体,以维持血容量和循环稳定。如果患者稳定且没有禁忌证,可以考虑给予抗凝治疗,如肝素或低分子肝素,以防止或减少血栓进一步形成。根据患者的具体症状和需要,进行相应的支持性治疗,如镇痛、抗惊厥药物等。对患者进行密切监测,包括心电监护、血氧饱和度监测、血压监测等,以及观察症状的变化和进展。

4. 预防措施

在进行局部麻醉和基础麻醉时,应使用正确的装置和连接技术,同时确保排出注射器或输液管路中的空气,以避免气泡意外进入血管。对于高危患者,在定位过程中应密切监测其症状,如呼吸困难、心悸、意识改变等,及时发现并处理可能的空气栓塞。

八、染色剂扩散

常用的染色剂为亚甲蓝和吲哚菁绿,亚甲蓝是一种无毒染料,在水或组织液中迅速聚合成蓝色胶体,可以"粘合"血管的断端,促进血管收缩和血液凝固,因此被认为具有生物安全性[40]。但该染色剂在注入后仍有可能会发生弥散,建议在注射以后 3 h 内开始手术。

参考文献

[1] 李经纬. 中国医学百科全书·医学史[M]. 上海:上海科学技术出版社,1987.

[2] 卡斯蒂廖尼. 医学史. 上册[M]. 桂林:广西师范大学出版社,2003.

[3] 王保国. 中国麻醉学的现在和未来:麻醉学研究进展及发展方向专家研讨会纪要[J]. 当代医学, 2000(7):7-10.

[4] 黄晔. 针麻临床研究进展及存在问题的对策[J]. 南京中医药大学学报,1995,11(5):56-57.

[5] 徐州医学院附属医院中麻组. 附:中药麻醉 1 173 例临床观察(摘要转载)[J]. 实用疼痛学杂志, 2018,14(3):237-238.

[6] 卢月霞,蔡亲峰. 纳布啡复合丙泊酚麻醉在老年患者无痛胃镜检查中的应用及对患者认知功能的影响[J]. 中国内镜杂志,2021,27(7):20-25.

[7] 陈玢,马正良,刘涛,等. 艾司氯胺酮联合丙泊酚用于无痛支气管镜检查麻醉的临床应用[J]. 国际麻醉学与复苏杂志,2021,42(12):1277-1280.

[8] 张奕杰,金贝贝,刘海洋,等. 无痛支气管镜实施流程的优化[J]. 中华结核和呼吸杂志,2022,45(6): 573-576.

[9] 姚梦旭,孙云刚,张强,等. BodyTom 移动 CT 联合基础麻醉应用于术前无痛定位肺小结节的回顾性队列研究[J]. 中国胸心血管外科临床杂志,2023,30(9):1267-1272.

[10] 韩丁培,杨溯,陈香,等. 多种定位方法在亚肺叶切除治疗肺小结节中的临床应用现状[J]. 中国胸心血管外科临床杂志,2024,31(1):160-165.

[11] Sinner W N. Complications of percutaneous transthoracic needle aspiration biopsy[J]. Acta Radiologica Diagnosis,1976,17(6):813-828.

[12] Richardson C M,Pointon K S,Manhire A R,et al. Percutaneous lung biopsies:a survey of UK practice based on 5444 biopsies[J]. British Journal of Radiology,2002,75(897):731-735.

[13] Tomiyama N,Yasuhara Y,Nakajima Y,et al. CT-guided needle biopsy of lung lesions:A survey of

severe complication based on 9783 biopsies in Japan[J]. European Journal of Radiology,2006,59(1):60-64.

[14] Ho A M,Ling E. Systemic air embolism after lung trauma[J]. Anesthesiology,1999,90(2):564-575.

[15] Cantey E P,Walter J M,Corbridge T,et al. Complications of thoracentesis:incidence,risk factors,and strategies for prevention[J]. Current Opinion in Pulmonary Medicine,2016,22(4):378-385.

[16] Olshansky B. Vagus nerve modulation of inflammation:Cardiovascular implications[J]. Trends in Cardiovascular Medicine,2016,26(1):1-11.

[17] 柳百炼,熊鹰,顾邵,等.经皮椎间孔镜治疗腰椎间盘突出症的临床效果[J].实用医学杂志,2015,31(6):981-983.

[18] 方卫军,李章华.经皮椎间孔镜技术治疗腰椎间盘突症的进展[J].中国医药导报,2016,13(32):34-37.

[19] 刘波,叶泳均,王泽波,等.枸橼酸芬太尼联合帕瑞昔布钠在椎间孔镜手术中的镇痛、镇静效果[J].中国医药导报,2018,15(22):99-102.

[20] 邵丹,汪凯,郭瑞.羟考酮复合右美托咪定在经皮椎间孔镜下髓核摘除术中的应用效果[J].临床医学,2019,39(4):41-42.

[21] Berkenstadt H,Perel A,Hadani M,et al. Monitored anesthesia care using remifentanil and propofol for awake craniotomy[J]. Journal of Neurosurgical Anesthesiology,2001,13(3):246-249.

[22] 何艳,陈艳,潘晓杰,等.利多卡因局部麻醉联合小剂量咪达唑仑及枸橼酸舒芬太尼静脉基础麻醉在电子支气管镜中的疗效观察[J].中国社区医师,2017,33(18):41-42,44.

[23] 史立波,张曼丽,刘秀祥,等.右美托咪定基础麻醉联合局麻在Ⅰ期乳腺癌保乳手术中的应用[J].医学与哲学(B),2016,37(2):33-35.

[24] 吴新民,薛张纲,马虹,等.右美托咪定临床应用专家共识(2018)[J].临床麻醉学杂志,2018,34(8):820-823.

[25] 徐姗姗,王大奇,于颖群,等.盐酸羟考酮联合右美托咪定在无痛支气管镜检查中的疗效观察[J].解放军药学学报,2018,34(1):85-86,97.

[26] 张李娜,熊霞佩,李萍,等.右美托咪定或咪达唑仑复合羟考酮用于经支气管镜超声引导针吸活检术的麻醉效果比较[J].临床麻醉学杂志,2020,36(3):262-265.

[27] Weerink M A S,Struys M M R F,Hannivoort L N,et al. Clinical pharmacokinetics and pharmacodynamics of dexmedetomidine[J]. Clinical Pharmacokinetics,2017,56(8):893-913.

[28] Kunisawa T,Ueno M,Kurosawa A,et al. Dexmedetomidine can stabilize hemodynamics and spare anesthetics before cardiopulmonary bypass[J]. Journal of Anesthesia,2011,25(6):818-822.

[29] Bharati S,Pal A,Biswas C,et al. Incidence of cardiac arrest increases with the indiscriminate use of dexmedetomidine:A case series and review of published case reports[J]. Acta Anaesthesiol Taiwan,2011,49(4):165-167.

[30] Ha S H,Park I H,Lee M H,et al. Use of dexmedetomidine for awake crainiotomy[J]. Korean

Journal of Anesthesiology,2011,61(4):346－347.

[31] 徐建国.盐酸羟考酮的药理学和临床应用[J].临床麻醉学杂志,2014,30(5):511－513.

[32] 黄美华,王晖,徐进,等.羟考酮与地佐辛预防麻醉诱导时芬太尼诱发咳嗽反应效果的比较[J].中华麻醉学杂志,2015,35(7):787－789.

[33] 唐作垒,吴畏.盐酸羟考酮预防麻醉诱导中芬太尼诱发患者咳嗽的效果[J].中华麻醉学杂志,2014,34(6):668－669.

[34] Huang Y N,Zhao Z H,Wang T,et al. A comparison between prethoracoscopy localization of small pulmonary nodules by means of medical adhesive versus hookwire[J]. Journal of Vascular and Interventional Radiology:JVIR,2018,29(11):1547－1552.

[35] 王玮璟,牛磊,曾高云,等.CT引导下肺结节术前穿刺定位并发症及风险因素分析[J].实用医学影像杂志,2020,21(4):436－437.

[36] 戴伟荣,李莉,李欣,等.尘肺患者CT引导下经皮肺穿刺活检术后并发症及影响因素[J].中华劳动卫生职业病杂志,2019,37(1):56－60.

[37] Ye W T,Dong C Y,Lin C R,et al. Medical adhesive vs hookwire for computed tomography-guided preoperative localization and risk factors of major complications[J]. British Journal Radiology,2021,94(1125):20201208.

[38] Chu S L,Wei N,Lu D,et al. Comparative study of the effect of preoperative hookwire and methylene blue localization techniques on post-operative hospital stay and complications in thoracoscopic pulmonary nodule surgery[J]. BMC Pulmonary Medicine,2022,22(1):336.

[39] 张晓东,郑晓霆,张万林,等.CT引导下经皮肺穿刺活检术在肺部疾病诊断中的应用价值及术后并发症的危险因素研究[J].实用心脑肺血管病杂志,2021,29(5):108－112.

[40] 黄亚勇,傅宇飞,王涛,等.一次性使用肺结节定位针在临床应用中的价值[J].介入放射学杂志,2023,32(6):585－589.

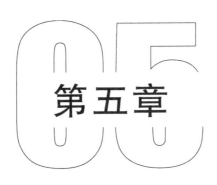

第五章

移动 CT 在肺癌微波消融技术中的应用

第一节
微波消融在肺癌领域的发展历程

肿瘤是当前对公众健康造成严重威胁的疾病之一。治疗肿瘤费用昂贵，给个人和国家财政都带来了重大负担。与急性病变不同，肿瘤病变属于慢性病变，需要长期持续的治疗。目前，肿瘤治疗技术不断发展，已成为许多国家的重点研究领域之一。治疗肿瘤的方法包括手术、放疗、化疗、血管介入、局部消融、免疫治疗、生物靶向等，每种方法都有其优势和适用局限性。总的来说，肿瘤治疗可以分为全身性治疗和局部治疗两种。对于早期病变，局部治疗（如手术、消融）通常能够取得良好的疗效。而对于中晚期病变，则可能需要局部治疗结合全身治疗（如化疗、免疫治疗、靶向治疗），或者对局部病变进行局部控制（如放疗、消融）。在肺部病变的治疗中，手术切除是主要的治疗方法之一。过去，针对单一肺叶内的病变，常采用肺叶切除并清扫纵隔淋巴结的标准手术方式。然而，该方法的应用受到了多种因素的影响，包括病变数量和位置、患者年龄和身体状况、手术可行性等。在实际的临床实践中，有相当一部分患者因为各种原因无法接受手术治疗，或者手术后不能完全切除肿瘤，需要采用其他治疗手段[1]。

肿瘤消融是指利用化学或物理能量直接作用于肿瘤，旨在根除或最大程度地破坏肿瘤的技术。这种技术的原理已有超过 100 年的历史[2]。能量形式包括射频、微波、高强度聚焦超声和激光等。在过去 20 年中，影像引导下的微波消融技术已在临床上得到广泛应用。随着可视化成像技术和消融装置的不断改进，实体肿瘤消融技术已迅速发展并应用于多个脏器，包括肝脏[3]、肾脏[4-5]、肾上腺[6-7]和肺部[8-10]，并不断扩展到其他部位，如骨骼[11-12]、头颈部和其他部位[13-15]。

微波凝固最初用于 20 世纪 80 年代初期的肝脏手术中止血[16]。与传统的电凝止血技术相比，微波消融不仅凝固速度更快，而且凝固深度更大。这使得微波消融成为治疗不宜手术切除的肝脏恶性肿瘤的有效方法。射频消融仍然是最广泛使用的热消融方式之一。但是，微波消融（Microwave Ablation，MWA）作为相对较新的技术，在治疗不同类型的肿瘤时提供了与射频相似的好处，甚至更多。随着技术和设备的进步，由于其良好的治疗效果，MWA 已经在远东国家和部分西方国家的许多机构中得到推广应用。初步研究表明，MWA 在特定患者中可能是其他消融技术的可行替代方案。

1996 年，我国医疗专家董宝玮等人与航天二院二零七所进行紧密合作，成功研发了我国首台微波消融系统。该系统采用超声引导，通过经皮肝穿刺进行肝癌微波消融治疗。该系统首次在临床中应用于治疗 12 例肝癌患者的 15 个瘤体。这项研究成果令人振奋,因为治疗过程中未出现严重的并发症,并且取得了非常满意的临床疗效[17]。

微波消融技术备受关注,是因为它提供了一种更微创的治疗方法,用于局部热消融实体肿瘤。在这个过程中,微波能量被传递到肿瘤组织中,导致组织升温和凝固,从而能够有效摧毁肿瘤细胞。这种方法无需开刀,减少了手术风险和术后康复时间,为患者提供了更温和的治疗选择。

微波消融技术成功应用于肝癌治疗,激发了更多学者们的研究兴趣,研究人员开始探索其在其他类型的癌症治疗中的潜在应用。随后,微波消融技术逐渐在肺癌治疗中得到了应用。2002 年,冯威健的研究团队将微波消融技术引入肺癌治疗,治疗了 20 例肺癌患者的 28 个病灶。研究结果表明,治疗的有效率达到了 57.1%,且未出现任何明显的副作用或相关并发症[18]。

这一成功的转变引发了更多的兴趣,研究人员开始深入研究肺癌微波消融的潜在机制和临床效果。肺癌作为全球范围内最常见的癌症之一,其治疗一直备受关注。传统的治疗方法包括手术切除、放射治疗和化疗,但这些治疗方法可能会伴随着一系列的副作用和康复期,使患者承受更多的痛苦。微波消融技术的出现为肺癌治疗提供了新的希望,不仅可以减轻患者的痛苦,还能够为以前不能接受其他治疗方式的患者提供一种新的治疗手段,提高了患者的生存率。

我国在肺癌消融领域的研究不断创新。2014 年,叶欣、范卫君等专家率先制定了《热消融治疗原发性和转移性肺部肿瘤的专家共识(2014 年版)》,并在 2017 年和 2021 年分别对其进行了更新[19-20]。这些共识文件的发布与更新为临床医生提供了最新的治疗指南和技术规范,有助于提高治疗效果。共识文件的制定是一个重要的步骤,它汇集了来自多个领域的专家的智慧和经验,为医生提供了有力的工具来更好地应用微波消融技术。

此外,中国的学者还积极参与了国际学术交流,将相关研究成果发表在国际期刊上,促进了国际合作和知识共享。多篇国际专家共识[21-22]的制定和更新也反映了中国在这一领域的积极贡献。这种国际合作和知识共享有助于不断推动微波消融技术在全球范围内的发展,使更多的患者受益。

总体而言,中国在应用微波消融技术治疗肺癌方面已经达到国际领先水平。这一领域的研究和技术创新将进一步提高肺癌患者的治疗效果。这为肺癌患者带来了希望,为医学科研和临床实践注入了新的活力和动力。微波消融技术作为一种极致微创的治疗方法已经取得了令人瞩目的成就,但仍有更多的工作需要完善,以进一步改善治疗效果和推动创新。微波消融技术的未来看似一片光明,但我们也要继续探索,以不断改进和完善这一方法,使更多的患者受益,为癌症治疗领域带来更多希望。

第二节

微波消融的原理

微波消融治疗技术是肿瘤热消融治疗的一种方法,主要基于微波的生物热效应工作机理。通常情况下,可通过影像引导将消融天线导入肿瘤组织,微波可通过消融天线传递至肿瘤组织内。在消融天线辐射端周围的局部组织内,偶极分子和蛋白质的极性侧链以极高频率振荡,吸收微波能量,导致产生大量的热量[23]。这些热量会使细胞核和染色质凝固,蛋白质凝固及细胞染色体畸变,从而诱导细胞死亡。高温还会导致癌细胞浆内溶酶体的活性增高,并产生新的溶酶体,进而使其自溶,达到治疗肿瘤的目的[24]。

目前,临床应用的微波频率以 2 450 MHz 最为常见。微波与生物体作用产生的生物学效应主要体现在生物热效应和其对机体免疫功能的影响方面。

一、生物热效应

1. 微波产生生物热效应的机制

微波产生生物热效应主要是通过作用于人体组织中的极性分子(如水分子、蛋白质分子)而实现的。人体主要由水、碳水化合物、蛋白质和大量带电粒子组成。在微波场的作用下,这些极性分子开始高速振动,引起分子间的相互碰撞和摩擦。这样的能量转化导致了局部的高温,可达 60~150 ℃,从而导致细胞发生凝固性坏死。由于微波辐射器将能量集中在特定范围内,因此可以有效地作用于目标区域。

2. 微波产生生物热效应的特点

1)选择性加热

微波产生的生物热效应具有选择性加热的特点。物质吸收微波能量的能力主要由其介质损耗因数决定。水分子是极性分子,其介质损耗因数较大,因此对微波具有强烈的吸收能力。组织中含水量越高,其选择性加热效应越明显。相较于正常组织,肿瘤组织内血供更为丰富,含水量更高,因此其对微波的吸收能力更强,其选择性加热效应也更加突出。

2)加热迅速

微波加热组织与一般利用热传导原理加热的过程不同。微波场直接将被加热组织本身作为发热体,省略了热传导的过程,因此能够在较短的时间内达到加热效果。

3）加热均匀和热效率高

微波因其波长较长，具有良好的穿透性。微波不受被加热组织电阻的影响，能够均匀渗透电磁波并产生热量，因此实现了加热的均匀性。微波能够且仅能被可加热的物体吸收而产生热量，其他组织既不吸收也不消耗微波能量，因此微波损伤较少，热效率极高。

4）受碳化及血流灌注影响小

微波产热特点包括温度上升快、热量传导速度快和瘤体内温度高。这些特点能更好地克服热沉降效应，明显提高肿瘤的热消融效率。因此，对于瘤体较大、邻近较大血管和支气管的肺部肿瘤的消融，选择微波消融可以获得更好的完全消融率。

5）多针联合使用相互干扰少

在临床实践中，对于直径较大（≥3 cm）的肿瘤，经常会采用多针联合消融以获得更大的消融范围。与射频消融不同，多根微波消融针联合使用时互不干扰，可以通过消融区域互补更好地使热量完全覆盖肿瘤，达到完全消融的目的[24-25]。

6）不影响心脏起搏器

相较于射频消融，微波消融不影响心脏起搏器的工作，因此对于携带心脏起搏器的患者而言，微波消融是首选的消融方法。

7）安全无辐射

微波消融不存在"余热"现象，也不会留下辐射遗留物。微波的传输是在金属屏蔽状态下进行的，微波泄露极少。因此，微波加热是安全且无辐射的。

二、微波消融对机体免疫功能的影响

微波消融治疗后对免疫系统的作用主要表现在增强 T 淋巴细胞、NK 细胞和巨噬细胞的细胞免疫功能。微波消融治疗促进肿瘤宿主免疫反应的机制尚未完全阐明，目前主要认为有以下几种可能性：

1. 抗原决定簇暴露

微波消融可导致瘤细胞表面的抗原决定簇暴露。高热效应可以增加细胞膜脂流动性，使镶嵌在细胞膜脂质双分子层中的抗原更易于流动，从而使肿瘤抗原暴露在细胞膜表面。这有利于抗体和补体与抗原结合，促进免疫反应。此外，微波消融对细胞膜等结构的机械破坏也可以增加细胞质和细胞核内的肿瘤抗原的暴露。这样的改变使肿瘤组织的免疫原性增强，进而加强了机体对肿瘤组织的免疫反应。

2. 热休克蛋白合成增加

微波消融可以促进肿瘤组织合成热休克蛋白（Heat Shock Protein，HSP）。热休克蛋白是一种高度保守的蛋白质,在各类生物细胞中普遍存在。当细胞处于高温、缺氧、微生物感染、组织损伤等"应激"情况下,热休克蛋白会被诱导产生,因此也被称为"应激蛋白"。热休克蛋白能够刺激机体的单核巨噬细胞、树突状细胞、NK 细胞等固有免疫细胞的活化,介导免疫细胞产生相关的细胞因子和表面标志物变化,从而参与免疫细胞的成熟分化和免疫信号途径的优化等过程。作为热疗的一种形式,微波消融同样可以刺激肿瘤产生热休克蛋白。这种机制可能进一步促进了免疫反应,有助于机体更好地抵御肿瘤的生长和转移[26]。

3. 逆转 Th1/Th2 失衡

Th1/Th2 的平衡维持着机体内正常的免疫状态,而 Th1/Th2 的平衡失调(漂移)与微生物感染、肿瘤、自身免疫病、变态反应、移植排斥反应等多种疾病有关。在正常情况下,机体的 Th1/Th2 类细胞处于平衡状态,机体的抗肿瘤作用主要通过 Th1 介导的细胞免疫来实现。然而,一旦发生 Th1 向 Th2 漂移,就会导致免疫抑制状态,从而使机体的抗肿瘤免疫受到严重干扰,促使肿瘤细胞产生逃逸现象。微波消融治疗肿瘤后可以促使 Th2 向 Th1 漂移,从而扭转肿瘤患者 Th1/Th2 平衡失调的状态。这种漂移有助于恢复机体的免疫功能,增强对肿瘤的抵抗力,减少肿瘤细胞的逃逸,从而提高治疗效果[27-28]。

4. 固化瘤苗理论

微波消融的热效应能够使治疗后的肿瘤组织局部细胞膜、胞质以及胞核内的抗原充分暴露和释放。这种"高抗原性"的肿瘤组织可以致敏树突状细胞,进而使树突状细胞递呈抗原,刺激机体产生主动抗肿瘤免疫反应。这种现象被称为"固化瘤苗"。通过此过程,机体的免疫系统能够更有效地识别并攻击肿瘤细胞,从而增强对肿瘤的抵抗力。这种"固化瘤苗"的形成有助于启动机体的免疫反应,对抗肿瘤的生长和扩散,进一步提高微波消融治疗的效果。

5. 微波的非热效应

在微波照射下,不引起生物体温度明显升高而出现的生理病理反应被称为"非热效应"。细胞在经微波照射后可能会出现形态的变化,细胞膜的通透性会增加,酶活性会下降,细胞分裂指数会下降,DNA 合成会受到抑制,染色体可能发生断裂等变化。然而,这些变化对生物体的抗肿瘤免疫效应是否会产生影响,目前仍需要通过进一步的研究来确定。

第三节

微波消融设备及其特点

一、微波消融治疗设备技术特性及安全要求

1. 技术特性

（1）设备工作条件应符合《医用电气设备　第 1 部分：基本安全和基本性能的通用要求》（GB 9706.1—2020）要求。

（2）微波工作频率通常为 2 450 MHz 或 915 MHz，我国大多采用 2 450 MHz，其误差不超过 ±10%。

（3）主机微波输出功率建议不低于 100 W，误差不超过 ±30%。

（4）设备必须具备可调节定时器，以便在达到预定工作时间后停止输出微波功率，精度不超过 ±3% 或 ±2 s。

（5）设备需具备输出功率设定与控制装置，通常范围为 5～100 W。

（6）必须具备测温装置，用于监测热区温度，精度不超过 ±0.5 ℃。

（7）设备必须具备控温装置，在达到设定温度时停止输出微波功率。

（8）微波天线与正常组织接触部分的杆温不得超过 45 ℃。

2. 安全要求

医用电气设备的安全要求如下：

（1）医用电气设备的安全要求符合《医用电气设备　第 1 部分：基本安全和基本性能的通用要求》（GB 9706.1—2020）。

（2）符合《医用电气设备　第 2—6 部分：微波治疗设备的基本安全和基本性能专用要求》（GB 9706.206—2020）。

（3）《微波热凝设备》（YY 0838—2011）作为国内微波热凝设备的标准，包括微波消融治疗设备在开发、设计、生产以及产品质量控制方面的依据，以确保其安全性和有效性。

二、微波消融设备的基本组成

微波消融设备的主要组成部分有微波功率源（主机）、微波传输电缆、微波消融天线、水冷循环系统和测温技术等。

1. 微波功率源

在医用微波技术领域中,功率源主要分为两大类型,一类是磁控管微波功率源,另一类是固态微波功率源。

1）磁控管微波功率源

磁控管微波功率源的优点在于结构简单、效率高、性能可靠和适应负载变化的能力强等,其最大优点就是制作成本低。

2）微波固态源

微波固态源具有频谱纯度高、频率和功率稳定度高、使用寿命长等优点。

2. 微波传输电缆

在微波消融治疗设备上,为了临床应用和操作便利,一般选用具有良好柔软度的半柔同轴电缆线作为微波系统的传输线。半柔同轴电缆线的芯部是由多股镀银铜丝构成的内导体;中间为介质层,如微孔聚四氟乙烯等氟塑料。外层共分三层,第一层为外导体,如铝塑箔或铜塑箔;第二层为外导体,如由镀锡铜线编织网线或镀银铜网线构成;最外层是耐磨性好的保护套,由聚氨酯等材料制成。一般临床手术及环境需要的微波传输线长度为 2 m 左右。

3. 微波消融天线

目前,临床广泛使用的消融天线为第三代微波消融天线,实现了穿刺系统、辐射系统与冷却循环系统的融合。针尖由硬质材料制成,无需引导针,可直接穿刺,这种天线含有内置冷却循环系统（一般为水冷）,同样可以降低杆温。在临床应用中,按操作手柄的外形可以将微波消融天线分为弯柄（L 型）和直柄（I 型）两大类型。

4. 水冷循环系统

水冷循环系统主要由三部分构成,即微波消融天线内部水冷循环管道、外部水冷循环连接管道和主机端蠕动泵（含水源）。水冷循环系统包括进水和回水两组管道,蠕动泵为水循环提供动力。

5. 测温技术

测温主要体现在测量杆温及肿瘤组织内部或瘤周温度,用以判断消融疗效及监测安全性。目前,一般采用热电偶进行测温;但是,由于热电偶测温需要将测温探头插入到组织中间,布置在预定的测温点上,所以会损伤正常组织,特别是测温针要在微波消融治疗手术之前布针在肿瘤组织边缘,存在可能引起肿瘤细胞种植的风险。因此,目前临床实践中往往省略该步骤,通过消融完成时的 CT 影像显示瘤周磨玻璃影浸润范围来进行消融范围判断。

第四节

移动 CT 引导下经皮肺病损微波消融术的适应证和禁忌证

一、经皮肺病损微波消融术的适应证

目前,微波消融可用于肺部原发性和转移性肿瘤,部分患者可在无病理诊断的情况下进行局部热消融治疗。

1. 治愈性消融

1)原发性肺癌

肿瘤最大直径≤3 cm,无淋巴结转移及远处转移。

(1)临床诊断 I 期周围型 NSCLC(非小细胞肺癌)。

(2)原发性肺癌局部治疗后:原发性肺癌术后或放疗后肺内孤立性转移。

(3)多原发肺癌:双肺肿瘤数量≤3 个。

2)肺转移瘤

某些生物学特征显示,预后较好的肺内转移瘤(如肉瘤、肾癌、结直肠癌、乳腺癌、黑色素瘤和肝细胞癌),如果原发病能够得到有效治疗且无肺外的其他部位转移,可进行肺转移瘤的治愈性消融。

(1)肿瘤数量:单侧肺转移瘤数目≤3 个,双侧肺转移瘤数目≤5 个,且多发转移瘤最大者直径≤3 cm。

(2)肿瘤大小:单侧单发转移瘤,且最大直径≤5 cm。

(3)双侧肺肿瘤:对于双侧肺转移瘤,不建议同期进行双侧消融治疗。

2. 姑息性消融

姑息性消融作为综合治疗的重要局部治疗手段,其目的在于最大限度减轻肿瘤负荷、缓解肿瘤引起的症状和提高患者生活质量。

1)周围型 NSCLC 或 SCLC(小细胞肺癌)

经全身治疗后局部进展或寡转移者。

2)进展期 NSCLC

局部消融原发灶或肺内转移灶,以达到降期或减轻肿瘤负荷的目的,为外科手术创造机会,或通过联合化疗、分子靶向治疗或免疫治疗提高疗效,延长患者的生存期。

3）肺转移瘤数量和大小

如肿瘤最大径>5 cm 或单侧肺病灶数目>3 个（双侧>5 个），可进行多针、多点或多次治疗，或联合其他治疗方法（如放疗、粒子植入、局部药物注入）。

4）局部止痛

局部晚期肿瘤侵犯胸壁、肋骨或椎体后引起的难治性疼痛，通过对肿瘤局部侵犯处进行消融，可以达到止痛的效果；对局部放疗失败或放疗后疼痛复发的骨转移部位进行消融，也可以获得不错的止痛效果。

二、经皮肺病损微波消融术的禁忌证

经皮肺病损微波消融治疗具有良好的耐受性，术后肺功能几乎不受影响，因此其绝对禁忌证相对较少。

1. 炎症

穿刺部位或病灶周围感染或放射性严重未得到有效控制者。

2. 肺纤维化

严重肺纤维化，尤其是药物性肺纤维化者。

3. 凝血功能障碍

严重出血倾向，PLT（血小板计数）$<50\times10^9$/L 者。

4. 抗凝药物

5 日内使用抗凝/抗板药物，未进行替代治疗者。

5. 恶性胸腔积液

术侧恶性胸腔积液未得到有效控制者。

6. 脏器功能

重要脏器功能严重不全，内环境严重紊乱者。

7. 全身感染

严重全身感染，发热（>38.5 ℃）未得到有效控制者。

8. 肺外转移

有广泛肺外转移，预期生存期<3 个月者。

9. 体能评分

ECOG（美国东部肿瘤协作组）评分>3 分者。

三、经皮肺病损微波消融术的引导设备

目前,经皮肺病损微波消融术的引导设备包括 CT、MRI 及超声,每一种引导设备各具特色。目前临床多以 CT 引导为主。

1. 电子计算机断层扫描(CT)

CT 能够清晰地显示肺部正常结构和病灶的大体解剖,可为病灶的定性分析、治疗操作、疗效分析提供良好的引导方式和影像学依据[29]。尤其是近年来,随着低剂量 CT 筛查肺癌的普及,较多的早期肺癌被检出。在表现为磨玻璃结节(纯磨玻璃、混合型磨玻璃)的肺癌的早期诊断、影像引导方面,CT 有着无法替代的作用。除了上述优点外,CT 还有价格相对低廉、普及范围较广、容易推广等特色。

2. 核磁共振(MRI)

目前,国内开展 MRI 引导下肺部肿瘤消融治疗较少[30],仍处于探索、起步阶段。其优点在于无电离辐射、软组织分辨率高、任意方向成像、对温度变化不敏感、术后疗效评价准确、容易鉴别肺癌伴阻塞性肺不张或炎症等优点,且 MRI 对消融术后胸膜、胸壁软组织及邻近骨质、神经等损伤的显示能力优于 CT 及超声。其缺点也显而易见:几乎无法区分磨玻璃结节,价格高昂,普及范围相对较窄,较难推广至基层医院。

3. 超声

国内较早开展超声引导下经皮肺病损微波消融术,始于 2006 年[31]。超声引导适用于周围型肺癌,其优点在于在整个穿刺过程中无辐射性,可进行全程引导,医生可以随时调整进针角度和深度,能够确保操作的精确性,提高穿刺效率。患者可以采取舒适体位,无法平卧的患者也可顺利实现穿刺。其缺点在于,充气肺组织及骨组织可能造成阻挡,使超声受到干扰,无法探及某些病灶。

第五节

移动 CT 引导下经皮肺癌微波消融术的操作步骤

南京市胸科医院胸外科中心开展的无痛移动 CT 引导下经皮肺病损微波消融术具有创伤小、安全性高、患者舒适度高的特点。现将操作步骤介绍如下。

一、术前准备

1. 必备检查

术前一周内血常规、血糖、肝肾功能、电解质、凝血功能、血型鉴定、心电图、胸部高分辨率 CT。

2. 可选检查

肺功能、心脏彩超。

3. 鉴别和分期检查

肿瘤标志物、感染标志物、头颅 MRI、腹部 B 超(肝、胆、胰、脾、肾、输尿管)、PET-CT(可选)。

4. 有创检查

经皮肺穿刺活检术。

5. 术前评估及多学科会诊

建议根据患者具体情况和合并症,建议多学科(胸外科、肿瘤科、放射治疗科、介入医学科、影像科、麻醉科、呼吸内科、心内科、病理科等)共同讨论做出决定,并做好术前讨论记录。

6. 药品及监护、抢救设备准备

1)药品

术前应准备水冷媒介(4 ℃冰盐水)、局麻药物(利多卡因等、罗哌卡因等)、镇痛(地佐辛、羟考酮、瑞芬太尼等)、镇静药物(咪达唑仑、右美托咪定等)、镇咳(可待因)、止血(氨甲环酸、酚磺乙胺、尖吻蝮蛇血凝酶等)、抢救药物(肾上腺素、地塞米松等)。

2)抢救及监护设备

抢救车、心电监护仪、吸氧装置等,有条件者可配备麻醉机和心脏除颤仪。

3)其他

胸腔闭式引流包、闭式引流瓶和负压吸引装置。

二、手术当天

(1)开放静脉通路,术前 15 min 给予止血药物,术前 1 h 静滴头孢唑林钠,如手术时间较晚可予术前适当补液,术前排空大小便。

(2)依据术前 CT 检查,初步拟定穿刺体位并安置患者于 CT 检查床上,妥善固定体位,谨防患者跌落。给予吸氧、连接心电监护设备,调试微波消融治疗仪器。

（3）扫描前给予镇静药物，嘱患者平静呼吸，体表放置显影条、设计穿刺路线，注意避开骨性结构，叶间裂、较大血管（直径＞3 mm）尽量选择较宽肋间隙以便于后期调整穿刺角度，必要时更换体位。

（4）标记体表穿刺位点，穿刺角度、深度，依据病灶的影像及生物学特征，结合消融设备厂商提供的消融参数（温度、功率、时间、循环等）选择合适的参数（消融功率和时间）。

（5）穿刺区域消毒铺巾，嘱麻醉医生给予镇痛药物。穿刺点给予局麻，尖刀切开真皮层（"一"字或"十"字型切口），插入微波消融天线。建议采用三步法：

① 对于胸壁较厚者在消融针穿刺至壁层胸膜未进入肺组织前，或对于胸壁较薄者在消融针穿刺入少许肺组织后，行 CT 扫描观察进针角度及穿刺路径上的重要组织结构。

② 消融针穿刺接近靶病灶时，行 CT 扫描观察：进针角度、与邻近重要组织结构的关系及穿刺路径上是否有出血或气胸等并发症发生。

③ 消融针穿刺入靶病灶后，行 CT 扫描（必要时可行三维重建）确认消融针在靶病灶内的位置及与周围重要组织结构的关系。在穿刺过程中如出现大量咯血或大量气胸应及时处理。必要时可采用消融穿刺的辅助技术如人工液胸或人工气胸。

（6）按照最终穿刺位置与病灶的关系，确定最终的消融参数。连接水冷循环管路，排气成功后打开微波输出，观察患者的面部神态。如患者出现疼痛不能耐受，需立即暂停微波输出，重新进行 CT 扫描，观察消融针是否移位或靠近胸膜，必要时可调整消融天线的位置。如消融针位置良好，建议加强镇痛；如患者仍不能耐受，必要时与患方沟通放弃治疗。

（7）消融过程中监测：消融过程中监测包括生命体征监测，患者疼痛监测，患者其他症状监测（咳嗽、咯血），CT 影像扫描监测消融电极是否发生脱靶、移位等。预定消融时间达成后，再次进行 CT 扫描，观察靶病灶周围是否出现不透明高密度区域，该区域称为磨玻璃影。目前普遍接受的观点认为，磨玻璃影大于消融前靶病灶边界 5 mm 以上时认为完全消融。如未出现上述征象，可考虑补充微波输出。消融完成时，消融电极在较低功率（30 W）输出下一边旋转（防止与肺组织粘连，牵拉后出血）一边退出，至胸膜下区域时关闭微波输出（防止损伤胸膜）。

（8）退出消融电极后，观察 3～5 min，再次进行 CT 扫描，了解术侧有无气胸或出血，必要时行胸腔闭式引流术。

（9）麻醉复苏成功后，患者可由轮椅或平车送回病房，24～48 h 内复查胸片或胸部 CT。

（10）如胸腔内无活动性出血及大量气胸，可于术后第二日出院。

三、随访及疗效评价

1. 随访

术后前 3 个月,每个月复查一次胸部增强 CT。一年后每 3 个月复查胸部增强 CT 或 PET-CT 和肿瘤标志物,两年后每 6 个月复查一次,主要观察局部病灶是否完全消融、肺内有无新发病灶、肺外转移以及并发症等。胸部增强 CT 是目前评价消融效果的标准方法,有条件的可使用 PET-CT,PET-CT/增强 CT 两者相结合可以更准确地判断消融后的疗效。

2. 术后影像学表现及疗效评价

对猪肺进行活体实验[32],以 65 W 连续输出 60 s 微波凝固肺组织,大体标本以针道为中心、呈椭球形的黑褐色改变,治疗后即刻、1 周、4 周的凝固范围(长径×短径)分别为 25.2 mm×12.5 mm,30.1 mm×20.1 mm,25.5 mm×19.5 mm。镜下结构由内向外依次为:

(1)中心碳化区直径为 2～3 mm,为针道形成的细条状空腔和黑褐色焦状碳化组织,光镜表现为中心空道及肺泡组织结构消失。

(2)中间凝固区,宽度为(6.3±1.4)mm,为褐色组织、致密,光镜表现为作用后即刻肺泡壁结构破坏,细胞变性坏死;1 周及 4 周时细胞呈完全性坏死。

(3)周边反应区,宽度为(3.2±1.3)mm,淡红色带状,光镜下表现为作用后即刻组织充血水肿,间质性肺炎;1 周后纤维母细胞、胶原纤维增生,轻度纤维化,中性粒细胞、淋巴细胞浸润。

另一项研究[33]初步阐明了微波消融肺组织热沉积剂量与消融范围的关系。有效输出功率和组织热沉降剂量均随主机输出功率的增加而增加,消融体积亦随之增大。不同功率组消融体积与组织热沉积剂量的相关指数为 97.2%,相关性极高。有效输出功率比主机输出功率更能准确地反映消融组织实际接受的功率,而组织的热沉积剂量可真实地反映组织接受的微波消融能量,两者都有可能成为量化消融范围的标准。

热消融后消融区域周围有出血、水肿、渗出、炎性细胞浸润,消融后的影像学表现为高密度区域范围大于消融前。这种影像学表现将持续 3～6 个月,因此传统的实体肿瘤疗效评价标准不适合用于肺肿瘤热消融后局部疗效的评价。消融后增强 CT 扫描显示的变化规律为:消融后 1～3 个月内病灶增大,3 个月后病灶保持稳定或逐渐缩小。以消融后 4～6 周时的病灶为基线判断疗效:

(1)完全消融(出现下列表现的任何一项):病灶消失;完全形成空洞;病灶纤维化,可为疤痕;实性结节缩小或无变化或增大,但 CT 扫描无造影剂强化征象和/或 PET-CT 肿瘤无代谢活性;肺不张,肺不张内的病灶 CT 扫描无造影剂强化征象和/或 PET-CT 肿瘤无代谢活性。

（2）不完全消融（出现下列任意一项）：空洞形成不全，有部分实性，且 CT 扫描有造影剂强化和/或 PET-CT 肿瘤有代谢活性；部分纤维化，病灶部分纤维化仍存有部分实性成分，且实性部分 CT 扫描有造影剂强化和/或 PET-CT 肿瘤有代谢活性；实性结节，大小无变化或增大，且伴 CT 扫描造影剂有强化征象和/或 PET-CT 肿瘤有代谢活性。

（3）局部进展（出现下列表现任何一项）：新增大 10 mm，CT 上不规则或内部强化范围增大，PET-CT 上 FDG 摄取增大；局部新发病灶，CT 上有新增强征象和/或 PET-CT 上新发的 FDG 高摄取。局部进展可以是不完全消融肿瘤残留发展的结果，可以是完全消融后局部复发的结果，也可以是完全消融后肿瘤原位转移的结果。

四、移动 CT 引导下经皮肺病损微波消融技术的优势

热消融常见的不良反应和并发症有气胸、出血、胸痛、肺部感染和肺栓塞等。既往文献[34]报道了一单中心 125 例 142 次热消融的并发症发生率，其中出血 18 例（18/125，14.4%）；气胸 16 例（16/125，12.8%）；胸痛 28 例（28/125，22.4%）；肺炎 3 例（3/125，2.4%）；肺脓肿、肺栓塞和皮肤烫伤各 1 例（1/125，0.8%）。微波消融通常在局部麻醉下实施，患者处于清醒状态。在疼痛的刺激和紧张情绪的影响下，患者在术中的体位容易发生变动，术中消融针容易移位，增加了出血、气胸等并发症的发生率，严重时会造成消融不完全甚至失败；消融过程中患者常常出现咳嗽，剧烈的咳嗽可导致或加重气胸或皮下气肿从而导致消融不得已而中断。术后一段时间常伴随有消融穿刺部位疼痛，同时还会造成患者术后长期严重的心理负担，体验感较差。大多数局麻下的消融操作地点被安排在放射科，距手术室距离远，人员急救能力有限，一旦出现严重的并发症时，如胸腔内进行性出血需中转开胸，恶性心律失常需急救，病人转运至手术室或抢救人员到达现场需较长时间，对于患者的医疗安全质量而言是一场严峻的考验。

第六节

移动 CT 引导下经皮肺病损微波消融术的并发症及处理

一、经皮肺病损微波消融术并发症的分级和分类

1. 并发症的分级

经皮肺病损微波消融术是一种相对安全的局部治疗手段，为便于学术交流和肿瘤消

融临床应用质量控制和评价,需要采用相对统一的术语和标准。一般依据美国介入放射学会(society of interventional radiology,SIR)的标准对肿瘤消融的并发症进行评估分级。

1)不良反应

(1)疼痛;

(2)消融后综合征;

(3)无症状胸腔积液;

(4)影像学可见的无症状胸腔积液;

(5)附随的损伤。

2)轻微并发症

(1)不需治疗,无不良后果;

(2)仅需简单治疗,无不良后果,包括不需要住院 1 天及以上的观察。

3)严重并发症

(1)需要治疗,需要住院或住院时间延长≤48 h;

(2)需要重要的治疗措施,需要住院或住院时间延长>48 h,或该并发症产生永久后遗症;

(3)死亡:需要说明与消融之间的关系。

2. 并发症的分类

1)按照发生原因

与肺肿瘤微波消融相关的并发症可以分为两类:

(1)与穿刺相关。如出血、气胸、邻近器官结构的损伤等。

(2)与消融治疗相关。如迷走反射、消融后综合征、疼痛、肺部感染、肿瘤针道种植转移、皮肤损伤、神经损伤等。其实,很多并发症是由以上多种因素共同作用后导致的。

2)按照发生时间

分为即刻并发症(消融后 24 h 内)、围手术期并发症(消融后 24 h~1 个月)及迟发并发症(消融后 1 个月以上)。

3. 并发症的发生率及种类

肺肿瘤微波消融相对安全,并发症的发生率报道不一,一般在 10%~60%,严重并发症的发生率在 10%以下。消融导致的不良反应包括术中和术后疼痛、咳嗽、胸膜反应、消融后综合征(发热、乏力、食欲缺乏)等;常见并发症包括气胸、胸腔积液、出血、感染等;相对少见的并发症包括非靶区的热灼伤、肋骨骨折、肿瘤针道种植、神经损伤(臂丛、肋间、膈、喉返等神经)等;罕见但可能造成严重后果甚至死亡的并发症包括各种肺炎(包括间质性肺炎、真菌性肺炎)、肺脓肿、大出血/大咯血(包括肺动脉假性动脉瘤破裂出血)、支气管胸膜瘘、肺栓塞、空气栓塞和急性呼吸窘迫综合征。

二、微波消融相关不良反应

1. 疼痛

1)术中疼痛

对肺肿瘤进行微波消融治疗时,一般来说患者的疼痛感比较轻微,大多数在基础麻醉加局部麻醉下即可完成。但对于邻近胸膜的肿瘤,消融时可能疼痛感比较剧烈,可以采用的预防和治疗措施包括:

(1)对穿刺点胸膜进行充分的浸润麻醉;

(2)采用静脉清醒镇痛麻醉的方式;

(3)采用低功率长时间消融的模式,使组织逐步缓慢升温,患者易于耐受;

(4)采用人工气胸技术,即使用细针穿刺到病变局部的胸膜腔,然后注入过滤后的空气或者二氧化碳气体,形成人工气胸,使胸膜下的肿瘤远离壁层胸膜,再行消融治疗,患者的疼痛感会明显减轻。

2)术后疼痛

消融术后疼痛多为局部胸膜炎导致,一般为轻度疼痛,可持续数天,也可持续 $1\sim2$ 周,很少出现中度以上的疼痛,使用非甾体类消炎药物(如塞来昔布、吲哚美辛栓等)止痛即可,必要时可以加糖皮质激素。对于极少数消融术后重度疼痛的患者,可以使用阿片类药物。

2. 咳嗽

1)术中咳嗽

消融术中出现咳嗽十分常见,剧烈的咳嗽可导致或加重气胸或皮下气肿,有时可使消融针脱靶,有时会加剧患者的紧张感,甚至使其不能耐受消融。引起咳嗽的原因主要与消融时局部温度增高刺激肺泡、支气管内膜或胸膜所致,穿刺损伤肺内血管造成较明显的肺实质出血也可诱发咳嗽。术前 1 h 口服可待因可预防或减轻术中的咳嗽反应(吗啡等阿片类药物也有良好的镇咳效果,但应注意不能过量使用,特别是对年老体弱患者使用应慎重,以免过度抑制咳嗽反射造成血块或痰液不能顺利咳出而窒息)。术中发生轻度的咳嗽不会影响消融手术的过程。剧烈咳嗽要暂停消融手术,采取必要的治疗措施,等待患者咳嗽缓解后再行消融(采用自低功率至高功率逐步升温的模式或者进行间断消融也可减轻咳嗽)。

2)术后咳嗽

术后咳嗽是由术中出血、肿瘤组织坏死及其周围肺组织热损伤引起的炎症反应所致,不宜单独镇咳,可适当给予止咳化痰药物、雾化吸入等。术后咳嗽如果合并脓痰、发热等要警惕感染的可能,要及时做痰、血培养,根据情况选择有效的抗生素。

3. 胸膜反应

1)发生机制

消融过程中刺激了支配壁层胸膜的迷走神经,迷走神经反射可使患者的心率减慢、血压下降甚至心搏骤停,一般好发于肿瘤邻近胸膜、身体比较虚弱、术前长时间禁食或者精神过度紧张的患者。

2)处理

开始消融前一定要对患者进行心电和血氧监护,并建立有效的静脉输液通道。消融开始时密切注意患者生命体征的变化,一旦出现心率逐渐减慢至 50 次/min 或以下时,应立即中止消融,充分进行胸膜局部麻醉,并适当应用阿托品、镇静剂等药物,待心率和血压上升并保持稳定后再行消融治疗。需要注意的是,迷走神经反射有可能发展迅速,因此对于有高危好发因素的患者,在开始消融前一定要做好相应准备,准备好抢救药品和器材。

4. 消融后综合征

1)发生率

约 2/3 患者可能发生消融后综合征,这是由坏死物质的吸收和炎性因子的释放引起的,主要症状为低热(<38.5 ℃)、乏力、全身不适、恶心、呕吐等,一般持续 3~5 天,少部分患者可能会持续 2 周左右。

2)处理

对症处理即可,必要时除给予非甾体类抗炎药物外,还可以适量短时应用小剂量糖皮质激素,同时加强支持治疗。

三、常见并发症

1. 气胸

1)发生率及易发因素

气胸是肺肿瘤微波消融最常见的并发症,对其发生率的报道不一,但几乎所有关于肺肿瘤热消融的临床研究中,气胸是发生率排在第一位的并发症,最高报道率可达 60%以上。气胸发生率虽然很高,但是实际上需要置管引流处理的只有 15%左右。气胸可在穿刺消融过程中出现,也可在消融结束、拔除治疗电极后行 CT 扫描时发现。另外,迟发性气胸也应引起注意。发生气胸的危险因素可以分为患者相关因素(年龄、性别、肺气肿等)和消融术相关因素(体位、穿过的肺组织长度、穿刺次数、消融时间等)。综合文献研究的结果一般认为,高龄、男性、伴有肺气肿和慢性阻塞性肺疾病、肿瘤较小(直径<

1.5 cm)、位置深、位于中下叶、穿刺技术不熟练、反复穿刺、多次穿过胸膜或叶间裂、消融时间长、多个病灶同时消融是发生气胸的危险因素。既往有同侧胸部手术史的患者,胸膜常常已经发生粘连而不容易发生气胸。肺部放疗史、化疗史、体位(前/后入路)、消融时间和功率与气胸发生的相关性不大。

2)处理

(1)消融术中气胸

穿刺消融术中出现的气胸,如果不影响消融布针操作、患者生命体征平稳、无不适症状、可以继续消融,则待消融完成后再对气胸进行处理。如果气胸影响消融布针操作、患者有症状(如胸闷、呼吸困难),可以先处理气胸再消融。① 气胸产生速度较慢:可以抽出气体后再进行消融操作。② 气胸产生速度较快:需要置管抽气。可以边抽气边观察消融针的位置、患者症状、消融范围,视情况完成消融操作。③ 气胸产生的速度很快(甚至是张力性气胸):置管抽气不能减少气体量、患者症状不能缓解、消融针移位等,要停止消融操作,并积极处理气胸,等气胸恢复后再择期进行肿瘤消融。

(2)消融术后气胸

术后应密切观察患者,24 h 后常规复查胸片或 CT。消融术后一般嘱咐患者采用穿刺点在下的体位卧床休息,避免剧烈咳嗽、上肢剧烈活动和增加腹压的活动,适当吸氧,可有助于减少气胸的发生。① 少量气胸(肺压缩 30% 以下):患者无明显临床症状,不需要治疗即可自愈。② 中等量以上气胸(肺压缩 30% 以上):中等量以上气胸或者患者伴有胸闷憋气、呼吸困难、血氧饱和度下降,则需要穿刺抽气或置管引流,大多数患者的气胸于数天内好转消失。③ 顽固性气胸:极少数气胸并发于支气管胸膜瘘,经过胸腔闭式引流仍然持续有气体漏出,则难以处理,这种情况称为"顽固性气胸"。对这些顽固性气胸患者可以行胸腔闭式引流和持续负压吸引、行胸膜固定术、气管镜下注入硬化剂、气管内置入阀门等措施。严重的气胸会加重呼吸衰竭,甚至导致患者死亡,年老体弱、基础肺功能差的患者对此必须足够重视。④ 迟发性气胸:一般认为消融 72 h 后发生的气胸称为迟发性气胸。迟发性气胸也是按照气胸的肺压缩量、患者的症状等进行处理。⑤ 气胸合并严重的皮下气肿或纵隔气肿:对于严重的皮下气肿,需要在皮肤多处切开进行排气。纵隔气肿严重,影响呼吸循环者,可于胸骨上窝做横切口,充分游离纤维组织,不缝合伤口,使气肿自伤口排出。亦可行胸腔镜下纵隔软组织切开排气,留置纵隔引流管和胸管,切开处需置入可吸收纱布进行支撑,有利于气体及时排出。

2. 胸腔积液

1)发生率及易发因素

(1)发生率

胸腔积液是肺部肿瘤微波消融的第二常见并发症,其发生率在 30% 左右。多数被认为是胸膜对热损伤的交感反应,胸膜受高温损伤所致的无菌性胸膜炎症也是重要机制之一。反应性胸腔积液和胸腔内出血不同,后者也表现为胸腔积液,但不是发生在术后,而大多是发生在手术当中,易于鉴别。

(2)易发因素

出现胸腔积液的危险因素与肿瘤邻近胸膜、肿瘤较大、消融时间长有关。另外,消融侧原来的胸腔积液没能有效控制也是危险因素之一。

2)处理

(1)少量胸腔积液

在消融术中和术后即刻就可以出现少量反应性胸腔积液,但大多数在术后 3～7 天达到高峰,患者可出现胸闷和低热等表现。绝大部分胸腔积液量少且无症状,不需要处理。

(2)大量胸腔积液

对少数患者积液量较多(一般大于 500 mL),出现胸闷、胸痛、低热、呼吸困难等症状时需及时穿刺置管引流。

3. 出血

肺部肿瘤微波消融后的出血性并发症主要包括咯血、肺组织内出血和血胸,三者关系密切,可以是肺出血的不同表现形式,也可以同时发生,但是三者的临床特征不同。咯血危至窒息,血胸可导致失血性休克,肺内组织出血一般表现为痰中带血,出血量较大时会对肺内支气管形成压迫,引起咳嗽等症状。

1)咯血、肺组织内出血及血胸

(1)咯血

在消融过程中出现大咯血的概率极低。肺内出血导致咯血常见于以下几种情况:① 病灶直径<1.5 cm,小病灶多需要更多的调整进针来进入靶点。② 中下肺野的病灶,此处的病灶更容易受到呼吸运动度的影响,较难穿刺,并且针尖的运动更易损伤血管。③ 穿刺肺组织的针道超过 4.5 cm。④ 肺门区病灶:这类病灶靠近肺门,周围大血管较多,病灶消融中对周围肺组织的损伤范围更大。此类病灶消融应非常谨慎,消融治疗时应精确穿刺避免损伤较大血管,避免用过大的功率追求较大范围的消融,以防止致死性咯血的发生。⑤ 消融路径穿过肺血管,避免穿过血管可以有效减少 80% 的肺出血,平行而不是垂直于血管进针可以最大限度地避免此类危险的发生。如果出现中等以上的咯血时应立即消融,同时静脉输注止血药。由于消融本身可以使血压凝固,随着消融治疗的进行,出血会逐渐停止,因此在消融过程中大出血的发生率并不高。在穿刺过程中应尽量避免穿刺到较大血管或者不张的肺组织等。术后咯血多具有自限性,可持续 3～5 天。保守治疗无效者,可行介入栓塞治疗或剖胸探查。

（2）肺组织内出血

经皮穿刺消融导致的包括穿刺针道在内的肺实质出血很常见，主要是由于微波天线在经皮穿刺到达靶病灶的过程中，刺破了沿途的肺动脉或肺静脉分支。理论上讲，消融针穿过血供丰富的肺组织，必然有出血的发生，只不过出血量较多时可以被 CT 发现。少量出血不会引起临床症状，会自行停止并于 2～4 周内完全吸收。大多数肺内出血不需要处理或仅需要简单的保守治疗。但是，肺肿瘤消融后的肺出血是潜在的严重并发症，可能引起明显咯血或胸腔内出血，处理不当也可能会引起严重的临床不良事件。肺组织内出血是咯血的基础，出血迅速、量大，进入气道后可引起明显咯血，严重者可造成患者呼吸窘迫甚至窒息，必须采取迅速有效的抢救措施，否则死亡率极高。

（3）血胸

主要是在穿刺过程中损伤了胸腔内动脉、肋间动脉等。在穿刺过程中要避免穿刺到上述动脉，如果出现血胸要密切观察并积极保守治疗，保守治疗无效者可行介入栓塞治疗或剖胸探查。体循环血管的压力不同于肺血管，一旦损伤，通常较难自行愈合，需要引起足够的重视。胸腔内出血不仅可来自肺脏，更主要的可能是来自胸壁大血管的损伤。迟发的胸腔内大出血也可能是消融引起的肺动脉假性动脉瘤破裂所致。

2）出血预防、处理和注意事项

（1）出血预防

为预防出血的发生，应注意以下几点：① 术前应完善血常规和凝血功能检查，PLT≥$50×10^9$/L，国际标准化率应＜1.5。不达标者，应采用输注血小板、新鲜冷冻血浆或维生素 K 等措施进行纠正。② 术前停用抗血小板/抗凝药物，此类药物原则上应停用 5～7 天。必须应用抗凝药物时，可使用低分组肝素进行桥接治疗，消融术前 12 h 停用低分子肝素。另有报道，使用过贝伐珠单抗治疗的患者，如果术前停用时间不够（建议有创手术前停用 4～6 周），肺消融治疗可引起大出血，对于类似的抗血管生成药物如阿帕替尼、安罗替尼也应警惕。③ 术中可常规使用止血药物。④ 术前或者术中必须进行胸部增强 CT 扫描，因对比剂过敏或肾功能不全不能进行增强 CT 检查的，可行胸部 MRI 检查，明确肿瘤内部有无大的血管、肿瘤与邻近血管的关系，穿刺时应注意避开明显的血管。⑤ 在进针点选择上，应注意穿刺路径上避开胸廓内动脉/静脉、锁骨下动脉/静脉以及肋间动脉，前两者有相对固定的位置和走形，很容易识别。而肋间动脉的走形变异较大，在后肋间常较迂曲，尤其老年患者更是如此，增强薄层 CT 扫描有助于识别肋间动脉。如果经侧胸壁或前胸壁入路，则尽量经肋骨上缘进针，穿刺路径尽量平行肺血管。

（2）出血的处理

消融导致的出血应依据不同表现和严重程度进行处理。① 仅在 CT 扫描上出现的没有症状的肺组织内出血，可不处理。② 穿刺和消融术中出现的较明显咯血，如果消融针已经就位,应立即启动微波消融,必要时可使用高功率。随着加温凝固,肿瘤本身及周边组织损伤导致的出血多可逐渐停止。如果消融针尚未到达靶病灶,咯血又比较明显,应改变患者体位为穿刺侧在下的卧位,并嘱咐患者尽量咳出进入气道的血液,同时静脉快速补液、给予止血药物,使用吸引器吸引涌出口鼻的血液,谨防窒息,必要时进行气管插管。③ 对于胸腔出血,应严密观察,在积极使用止血药物的同时,行间断 CT 扫描、监测血常规和生命体征的变化。胸腔积血对胸壁小血管损伤有一定的压迫止血作用,因此如果在观察过程中判断出血量不再增加,患者血红蛋白和生命体征比较平稳,则不用马上处理。对于消融后即刻出现的,考虑穿刺点损伤的胸腔出血,可以重新沿原穿刺点插入微波天线,行短时间功率的凝固止血,静脉性或小动脉破裂导致的出血多可停止。④ 对于经上述措施仍然不能控制的胸腔大出血,应立即进行血管造影栓塞或者外科手术止血。

(3) 注意事项

肺肿瘤消融所致肺部大出血的处理较开放性手术困难得多,出血的预后取决于如下因素:① 凝血功能状况;② 肺动脉压,因肺动脉高压会加重出血;③ 心肺功能储备情况是否能够维持足够的动脉氧分压,组织缺氧会导致心搏骤停。抢救成功的关键是维持气道的通畅。

总之,肺组织内出血是咯血的基础,多数轻微而不需要处理,但是如果出血持续而量大,也可能危及生命。术前关注凝血和心肺功能,谨慎对待下肺、靠近肺血管和直径小的病灶,避开穿刺路径中的血管,可最大限度地降低严重出血的发生。大多数肺出血仅需保守治疗,但是引起呼吸窘迫和生命体征不平稳的出血需要积极抢救。

4. 肺部炎症

1) 细菌性肺炎

(1) 易患因素和诊断

① 常见的易患因素:a. 既往存在间质性肺炎或肺纤维化;b. 既往放射治疗史;c. 高龄患者(>70 岁);d. 肺气肿、慢性阻塞性肺病患者;e. 糖尿病未得到有效控制者;f. 肿瘤>4 cm、单侧肺肿瘤数量>3 个;g. 消融后肺不张,如大量气胸、胸腔积液或支气管损伤导致的消融后肺不张;h. 免疫力低下,如消融后短期内化疗。② 诊断:a. 患者消融术后 5~7 天后仍有发热(腋温≥38.5 ℃);b. 咳嗽、黄痰、胸闷、呼吸困难等肺部感染症状;c. 外周血中性粒细胞明显升高;d. 痰、血细菌培养阳性结果;e. 胸部 CT 提示肿瘤消融周围渗出明显,并进行性加重;f. 少数会出现肺功能急剧下降,表现为呼吸窘迫等。上述 6 条具备 4 条即可诊断,其中,痰、血细菌培养阳性为确诊依据。

(2) 预防和治疗

① 预防:对于高龄患者(>70 岁)、肺气肿、慢性阻塞性肺病、糖尿病控制欠佳、肿瘤

＞4 cm、单侧肺肿瘤数量＞3 个、免疫力低下等患者：a. 术前 30～60 min 可以预防性应用抗生素，24 h 内再用一次，一般以一代头孢（头孢唑林钠）为主。b. 必要时消融手术后预防性应用抗生素可以适当延长至 48～72 h。消融术后鼓励患者排痰、吸氧、雾化吸入等。② 治疗：a. 鼓励患者排痰、吸氧、雾化吸入；b. 根据痰、血培养的药敏结果选择有效的抗生素，抗生素要用至体温正常后 3～5 d；c. 肺脓肿及脓胸相对罕见，对肺脓肿和脓胸的治疗，除应用抗生素进行全身治疗外，置管引流冲洗是最重要的局部治疗措施之一，必要时需行外科手术治疗。

2）非细菌性肺炎

消融术后肺炎也可表现为非细菌性肺炎，主要包括反应性肺炎和间质性肺炎。

（1）易患因素和诊断

① 易患因素：基本同细菌性肺炎。② 诊断：a. 患者消融术后 3～5 天后开始发热（腋温≥38.5 ℃）；b. 咳嗽、白痰、胸闷、呼吸困难等；c. 外周血中性粒细胞比例轻度升高；d. 痰、血细菌多次培养（3 次以上）阴性；e. 胸部 CT 显示肿瘤消融周围渗出明显，并进行性加重，甚至波及全肺；f. C-反应蛋白明显升高；g. 抗生素治疗无效；h. 少数患者出现肺功能急剧下降，出现呼吸窘迫等，并呈进行性加重。上述 8 条具备 6 条即可诊断，其中与细菌性肺炎相互鉴别的重要依据为痰、血细菌培养。

（2）治疗

对于非细菌性肺炎，抗生素治疗无效，可试用激素冲击疗法（甲泼尼龙 400 mg，将其加入 5％葡萄糖溶液或生理盐水 250 mL 中，静脉滴注，1 次/天，连用 3 天），并加强支持治疗。

消融术后肺炎是一种复杂的病理生理过程，细菌和非细菌性肺炎有时不能截然分开，两者可相互交叉和转换。因此，在治疗消融术后肺炎时要兼顾多方面，根据临床的实际情况进行个体化的治疗。对合并肺部基础疾病的肺肿瘤患者，消融术后发生的肺炎会导致其肺功能出现急剧恶化（特别是老年人），是非常严重的并发症，死亡率较高。

5. 空洞形成

1）发生率

空洞形成是肺部肿瘤消融后的常见征象，既可以是术后的自然转归过程，也可能是肺部感染、出血等严重并发症的起因。空洞形成的发生率在 10％～17％，大多术后 1～2 个月出现，2～4 个月后吸收。肿瘤邻近胸壁、复发肿瘤和合并肺气肿的患者，更容易出现空洞形成。

2）处理

部分空洞无临床症状，仅需观察即可，无需特殊处理。如果出现发热，应考虑空洞内感染、脓肿形成。另外，要警惕曲霉菌感染。空洞引起的反复出血如果保守治疗不佳时可以考虑介入栓塞治疗。空洞形成后出血风险增加，尤其是靠近肺门的空洞，在后续治疗中应慎用血管生成的靶向治疗。

四、少见并发症

1. 皮下气肿

1）易发因素和发生的原因

皮下气肿是由于肺泡内的气体沿壁层胸膜破口逸出进入皮下所致。易发因素包括如下几点：

（1）消融时间长；

（2）年老体瘦、皮下组织松弛；

（3）放疗史、手术史；

（4）针道过度消融。

2）治疗

皮下气肿常伴随气胸发生，大多数没有症状，因此不需治疗可以自行吸收。但是，少数皮下气肿发生在消融数天后，严重者气肿范围可上至颈部和颜面部，下至下腹部乃至下肢，部分患者出现阴囊气肿。伴有纵隔气肿者，因纵隔软组织压迫气管和纵隔内血管可造成严重的呼吸困难和循环系统障碍，这种情况需要积极治疗。吸氧有助于皮下气肿的吸收，对于严重的皮下气肿，可以在前胸壁皮肤下做一小切口，使积气顺利排出；同时穿刺点局部加压包扎封闭瘘口使气体逸出减少，合并气胸者需置入胸管，可采用负压吸引，如此"内外兼修"，皮下气肿大多数于一周内吸收好转，两周内基本恢复正常。

2. 皮肤损伤

1）发生的原因

发生皮肤损伤的原因包括：

（1）微波消融治疗邻近胸壁的肿瘤时未注意采用保护措施；

（2）消融针的内循环冷却系统发生障碍或消融时忘记开启水循环冷却系统，导致针杆高温烧伤皮肤；

（3）结束治疗消融针道时失误。

2）主要预防措施

主要预防措施包括：

（1）保证术中冷循环系统运转正常，针杆温度不过高；

（2）注意微波消融的范围，勿使消融区域累及皮肤；

（3）穿刺点皮下注射生理盐水，可以使局部皮肤隆起，从而多出 2～3 cm 的安全距离；

（4）人工气胸或人工液胸使肿瘤远离胸壁；

（5）术中注意询问患者的感觉，如有明显疼痛不适，应停止消融，复扫 CT，了解消融天线工作端是否过于靠近胸壁；

（6）微波消融时在穿刺点周围可使用冰水保护。

皮肤损伤是肺肿瘤微波消融时应该能够完全避免的并发症。对肺肿瘤进行微波消融导致皮肤烧伤或冻伤的发生率较低，多数为 I～II 度的皮肤损伤，但也有严重损伤导致皮肤坏死需要植皮的报告。

3. 神经损伤

1）常见神经损伤

微波消融后常见的神经损伤主要包括臂丛神经、膈神经、左侧喉返神经、星状神经节和肋间神经，消融邻近胸壁的肿瘤时其他神经也可损伤，但多数无临床意义。

（1）臂丛神经损伤

臂丛神经起源于 C5～T1 的神经根，汇合后与锁骨下动静脉伴行，支配同侧上肢的感觉和运动，消融导致臂丛神经损伤常发生于肺尖部肿瘤，发生率为 0.3%～0.5%。臂丛神经损伤后可导致同侧上肢感觉和运动障碍。

（2）膈神经损伤

膈神经起源于 C3～C5 的腹侧支，于锁骨下动脉前方进入胸腔，在中纵隔内走形于壁层胸膜和心包间下行至膈肌，支配同侧膈肌的感觉和运动，也负责部分胸膜和心包的感觉。消融导致膈神经损伤主要见于肺内 1/3 区域邻近纵隔的肿瘤。膈肌是最主要的呼吸肌，负担肺活量的 2/3，膈神经的损伤会直接影响呼吸功能。发生膈神经损伤的患者平均损失约 20% 的肺活量和 1 s 最大呼气量。如果肺肿瘤消融后，吸气末患侧膈顶位置比术前抬高了一个肋间，并通过与对侧膈顶的位置验证对比，则可诊断为膈神经损伤。单侧膈神经损伤后的患者一般无明显呼吸困难的表现，双侧膈神经损伤后，患者将会出现严重的呼吸障碍，操作时应避免。

（3）左侧喉返神经损伤

喉返神经是迷走神经的分支，在颈动脉鞘内走行，于锁骨下动脉前方进入胸腔，但与右侧喉返神经不同，只有左侧喉返神经通过纵隔，可能被左上纵隔旁的热消融所损伤。损伤后出现声音嘶哑及左侧声带麻痹。

（4）星状神经节损伤

星状神经节由第 C6～C7 神经节构成的颈部神经节和 T1 神经节融合而成，有时还包括了 T2 神经节和颈中神经节，其损伤常与臂丛神经损伤同时发生，主要表现包括同侧眼睑下垂、瞳孔缩小和面部无汗等。

(5) 肋间神经损伤

肺肿瘤微波消融术后出现肋间神经损伤鲜有报道,但实际发生率并不低。主要见于紧邻胸壁的肿瘤消融术后。肋间神经的损伤可以表现为相应肋间神经走行区域的感觉迟钝或疼痛,术后短期内的疼痛多为胸膜炎症,较剧烈且持续的肋间神经痛需考虑肋间神经损伤。对紧靠胸壁的肿瘤消融时注射局麻药物可以减轻术中的疼痛,但这种方法治标不治本,只有使肿瘤与胸壁进行有效的分离(人工气胸或人工液胸),才能最大限度地保证肋间神经不受到损伤。

2) 神经损伤处理和预防

神经一旦受到损伤,部分患者可以自行恢复,但也有少部分患者会遗留长期后遗症。对于神经损伤,目前为止仍无有效的治疗方法,主要是应用神经营养药物如 $VitB_{12}$ 等,因此预防大于治疗。首先,应熟知各神经走行及容易发生损伤的肿瘤部位,术前应充分与患者和家属沟通可能造成的神经损伤及其表现;其次,对于特殊部位的肿瘤,如肺尖部、纵隔旁或紧邻胸壁的肿瘤,建议消融前采用人工气胸、人工液胸的方法,分离肿瘤与其邻近结构,从而保护相应的神经。

4. 支气管胸膜瘘

尽管消融后气胸大多数不需处理或者仅需要简单的置管引流就能痊愈,但是有时气胸也会顽固而难治,或者消融术后即刻 CT 复查并没有气胸,数日后出现迟发性气胸,这种情况应高度警惕支气管胸膜瘘的可能性。支气管胸膜瘘在肺肿瘤微波消融术后的发生率很低。

1) 发生机制和高危因素

(1) 发生机制

消融或感染使气管和胸膜间的肺组织坏死,坏死组织崩解后,破溃的支气管直接开口于胸膜腔而无法闭合,从而产生顽固的(液)气胸。病理证实,消融区域累及了穿刺点的脏层胸膜,使局部组织变性坏死失去弹性而不能闭合,这是导致消融术后支气管胸膜瘘的根本原因。消融即刻完成时行胸部 CT 扫描,如果消融后支气管与胸膜间的磨玻璃样变范围大,并且累及胸膜范围较广,需警惕支气管胸膜瘘的发生。除此之外,如果从胸部 CT 上看到消融的振捣直接到达胸膜,则更需要高度警惕支气管胸膜瘘的存在。确诊为影像上发现外周的支气管直接开口于胸膜或者胸腔内注入染料后(亚甲蓝),咳出的痰液中有染料颜色出现。

(2) 高危因素

发生支气管胸膜瘘的高危因素包括:① 肿瘤较大且邻近胸膜;② 消融过度;③ 病理类型为鳞癌;④ 既往病灶局部有放疗史;⑤ 肺气肿、慢性阻塞性肺病患者。支气管胸膜瘘与感染关系密切,两者互为因果,相互促进,消融后局部肺组织崩解液化坏死会引发支气管胸膜瘘,而支气管胸膜瘘长期不愈合会诱发肺部及胸腔的感染甚至死亡。

2) 预防和治疗

(1) 预防

预防支气管胸膜瘘的关键是穿刺路径的选择,对于邻近胸膜的肿瘤,消融时不能选择最短路径直接穿刺,而应该经过一段相对正常的肺组织到达肿瘤。对于较大肿瘤消融前后要预防性使用抗生素。另外,要控制好消融的功率和时间,勿过度消融。

(2) 治疗

支气管胸膜瘘的治疗非常困难,通常需要使用多种方法。例如,胸腔置管引流、抗感染治疗、纤支镜下封闭、胸膜固定术和外科手术。① 胸腔置管引流:发生支气管胸膜瘘的患者,由于肺内较大支气管与胸膜相通,胸膜腔负压消失,患侧发生气胸,且呼吸道内的分泌物可经过瘘口进入胸膜腔,造成胸膜腔感染,经久不愈的感染会造成脓胸,会引起胸膜增厚,纤维板形成,早期置管引流可促进积气积液排出。② 抗感染治疗:由于支气管胸膜瘘与胸腔感染互为因果,相互促进,感染致病菌多为多重耐药菌,对于患者痰液及胸腔引流物需进行细菌培养及药敏实验。长期抗感染治疗会引发二重感染及真菌感染。对于真菌感染,临床往往容易忽视,如患者在使用常规抗生素后体温或症状无明显好转,需警惕真菌感染的发生。③ 纤支镜下封闭:纤维支气管镜不仅可以协助诊断支气管胸膜瘘的诊断,也可以在内镜下治疗。例如,如怀疑患者存在支气管胸膜瘘,可将稀释后的亚甲蓝溶液(50～100 mL)注入患侧胸腔,随即行纤维支气管镜检查。镜下可见病灶所在支气管开口处有蓝色颜料出现且伴有气泡,即可确诊支气管胸膜瘘并明确所在位置。关于内镜下的治疗,有文献报道,可在内镜下瘘口周围注入硬化剂,瘘口夹闭,瘘口注入硬化胶,载瘘支气管封闭,气管内瓣膜置入。较小的瘘口一般无需进行内镜下治疗,仅行闭式引流大多可自行愈合。对于较大的瘘口,内镜下治疗效果亦欠佳,往往需要引流干净后,行外科手术修补瘘口。④ 胸膜固定术:胸膜固定术适用于顽固性气胸或较小的支气管胸膜瘘,其原理为采用高渗溶液(如高糖)、刺激性药物(无菌滑石粉)或抗凝自体血喷洒入胸腔,刺激胸膜产生炎性渗出,使得脏层胸膜和壁层胸膜紧密地粘贴在一起,使瘘口形成盲端,促进瘘口愈合。此种方法往往刺激性较大,在使用时往往需配合胸腔内喷洒局麻药品(如利多卡因、丁卡因)等。⑤ 外科手术:外科手术是处理支气管胸膜瘘的终极方法,因创伤较大,一般仅在特殊情况下采取。需要注意的是,胸膜腔感染后,胸腔内软组织水肿,极易出血,且当感染未完全控制时进行手术修补是非常危险的,容易人为造成脓毒血症。常见的手术方法包括支气管残端清创缝闭、病肺切除。手术后仍需进行有效的引流,可放置两根胸管,一根用作冲洗,另一根用作引流。

参考文献

[1] 任同良. 微波消融与手术切除治疗原发性肝癌疗效比较[J]. 新乡医学院学报,2017,34(11):991 – 993,997.

[2] HALSTED W S I. The results of operations for the cure of cancer of the breast performed at the Johns Hopkins hospital from June,1889,to January,1894[J]. Annals of Surgery,1894,20(5):497 – 555.

[3] FRANCICA G,SAVIANO A,DE SIO I,et al. Long-term effectiveness of radiofrequency ablation for solitary small hepatocellular carcinoma:A retrospective analysis of 363 patients[J]. Digestive and Liver Disease:Official Journal of the Italian Society of Gastroenterology and the Italian Association for the study of the Liver,2013,45(4):336 – 341.

[4] POPOVIC P,LUKIC S,MIJAILOVIC M,et al. Percutaneous radiofrequency ablation of small renal cell carcinoma:Technique,complications,and outcomes[J]. Journal of BUON:Offical Journal of the Balkam Union of Oncology,2012,17(4):621 – 626.

[5] TANAGHO Y S,ROYTMAN T M,BHAYANI S B,et al. Laparoscopic cryoablation of renal masses:single-center long-term experience[J]. Urology,2012,80(2):307 – 314.

[6] ATWELL T D,WASS C T,CHARBONEAU J W,et al. Malignant hypertension during cryoablation of an adrenal gland tumor[J]. Journal of Vascular and Interventional Radiology:JVIR,2006,17(3):573 – 575.

[7] DEL PIZZO J J. Radiofrequency ablation for adrenal lesions[J]. Current Urology Reports,2006,7(1):68.

[8] CARRAFIELLO G,MANGINI M,FONTANA F,et al. Radiofrequency ablation for single lung tumours not suitable for surgery:seven years' experience[J]. La Radiologai Medica,2012,117(8):1320 – 1332.

[9] INOUE M,NAKATSUKA S,YASHIRO H,et al. Percutaneous cryoablation of lung tumors:Feasibility and safety[J]. Journal Vascular and Interventional Radiology:JVIR,2012,23(3):295 – 302;quiz 5.

[10] DENT T H S. Microwave ablation therapy of pulmonary metastases[J]. Radiology,2013,266(3):995 – 996.

[11] PALUSSIÈRE J,PELLERIN-GUIGNARD A,DESCAT E,et al. Radiofrequency ablation of bone tumours[J]. Diagnostic and Interventional Imaging,2012,93(9):660 – 664.

[12] CALLSTROM M R,DUPUY D E,SOLOMON S B,et al. Percutaneous image-guided cryoablation of painful metastases involving bone:Multicenter trial[J]. Cancer,2013,119(5):1033 – 1041.

[13] NA D G,LEE J H,JUNG S L,et al. Radiofrequency ablation of benign thyroid nodules and recurrent thyroid cancers:Consensus statement and recommendations[J]. Korean Journal of Radiology,2012,13(2):117 – 125.

[14] FENG B,LIANG P,CHENG Z G,et al. Ultrasound-guided percutaneous microwave ablation of

benign thyroid nodules: experimental and clinical studies[J]. European Journal of Endocrinology, 2012,166(6):1031 - 1037.

[15] SIMON C J,DUPUY D E. Image-guided ablative techniques in pelvic malignancies:Radiofrequency ablation,cryoablation,microwave ablation[J]. Surgical Oncology Clinics of North America,2005,14 (2):419 - 431.

[16] TABUSE K, KATSUMI M, KOBAYASHI Y, et al. Microwave surgery: Hepatectomy using a microwave tissue coagulator[J]. World Journal of Surgery,1985,9(1):136 - 142.

[17] 董宝玮,梁萍,于小玲,等.超声引导下微波治疗肝癌的实验研究及临床初步应用[J].中华医学杂志,1996(2):87 - 91.

[18] 冯威健,刘巍,李彩英,等.经皮微波凝固疗法治疗肺癌的临床应用[J].中华肿瘤杂志,2002,24 (4):388 - 390.

[19] 叶欣,范卫君,王徽,等.热消融治疗原发性和转移性肺部肿瘤专家共识(2017 年版)[J].中国肺癌杂志,2017,20(7):433 - 445.

[20] 范卫君,王忠敏,王俊杰,等.热消融治疗肺部亚实性结节专家共识(2021 年版)[D],2021.

[21] YE X,FAN W J,CHEN J H,et al. Chinese expert consensus workshop report:Guidelines for thermal ablation of primary and metastatic lung tumors[J]. Thoracic Cancer,2015,6(1):112 - 121.

[22] YE X, FAN W J, WANG H, et al. Expert consensus workshop report: Guidelines for thermal ablation of primary and metastatic lung tumors (2018 edition)[J]. Journal of Cancer Research and Therapeutics,2018,14(4):730 - 744.

[23] 庞小峰,张安英.微波的生物热效应的机理和特性研究[J].原子与分子物理学报,2001,18(4):421 - 425.

[24] SIMON C J,DUPUY D E,MAYO-SMITH W W. Microwave ablation:Principles and applications [J]. Radiographics:A Review Publication of the Radiological Society of North America, Inc,2005 (Suppl 1):S69 - S83.

[25] BRACE C L. Radiofrequency and microwave ablation of the liver,lung,kidney,and bone:What are the differences? [J]. Current Problems in Diagnostic Radiology,2009,38(3):135 - 143.

[26] ZHAI H Y,ZHOU Q F,DOU J P,et al. Hepatic microwave ablation-induced tumor destruction and animal end point survival can be improved by suppression of heat shock protein 90[J]. Journal of Ultrasound in Medicine:Official Journal of the American Institute of Oltrasound in Medicine,2020, 39(6):1223 - 1232.

[27] LI L, WANG W, PAN H, et al. Microwave ablation combined with OK-432 induces Th1-type response and specific antitumor immunity in a murine model of breast cancer[J]. Journal of Translational Medicine,2017,15(1):23.

[28] ZHOU W B,YU M X,PAN H,et al. Microwave ablation induces Th1-type immune response with activation of ICOS pathway in early-stage breast cancer[J]. Journal for Immunotherapy of Cancer, 2021,9(4):e002343.

［29］王芬,俞同福,赵欣,等.孤立性肺结节 CT 引导下微波消融术后近期疗效分析［J］.中国胸心血管外科临床杂志,2021,28(8):928－934.

［30］陈锦,林征宇,林清锋,等.MRI 引导下肺转移癌微波消融治疗 6 例［J］.介入放射学杂志,2019,28(11):1056－1061.

［31］HE W,HU X D,WU D F,et al. Ultrasonography-guided percutaneous microwave ablation of peripheral lung cancer［J］. Clinical Imaging,2006,30(4):234－241.

［32］冯威健,刘巍,李彩英,等.经皮微波凝固肺组织的实验研究［J］.河北医科大学学报,2001,22(1):30－31.

［33］王青,顾鸣鸣,韩潇,等.活体猪肺微波消融组织热沉积剂量与消融范围的研究［J］.癌症进展,2016,14(11):1124－1127.

［34］张欣,张肖,张啸波,等.CT 引导经皮穿刺肺肿瘤射频消融术的并发症及防治［J］.中华放射学杂志,2018,52(7):533－537.

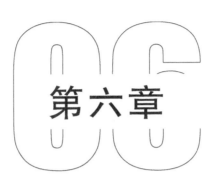

第六章

移动 CT 在肺围手术期并发症的应用

肺部手术术中术后并发症概论及鉴别诊断

肺部手术主要有肺楔形切除术、肺叶切除术、肺段切除术、肺叶联合肺段切除术以及全肺切除术等。其中,肺楔形切除术主要针对外周型肺部阴影,肺叶切除术主要针对肺恶性肿瘤、严重肺损伤或肺深部结节等病症;肺叶联合肺段切除术则适用于局限性肺癌或良性病变,肺部结节位于肺段中或位于两个及两个肺段之间;全肺切除术多适用于中央型肺癌需要行全肺切除的患者。适应证主要包括:肺部肿瘤、持续性咯血、严重的局限性肺疾病等。肺部手术并发症的发生率因多种因素而异,但大致在 $10\%\sim30\%$ 之间[1]。常见的并发症有气胸、出血、感染、肺不张、乳糜胸、胸腔积液等。这些并发症可能导致患者术后恢复时间延长、肺功能受损甚至威胁生命。为了减少并发症的发生,医生需严格掌握手术适应证,提高手术技巧,并加强术后管理。

一、肺部手术的术中并发症

1. 大出血

1) 原因及危险因素

肺部手术术中大出血是严重的并发症之一,其发生原因和危险因素多种多样。首先,肺部手术术中大出血的主要原因之一是手术操作不当。手术过程中,如果医生对肺部血管分布不熟悉,切割或缝合时损伤了大血管就可能导致大出血。此外,手术时间过长、手术创面过大也可能增加出血的风险。此外,患者的个体差异也是术中大出血的危险因素之一[1]。例如,患有高血压、凝血功能障碍等基础疾病的患者,术中出血的风险相对较高。此外,长期吸烟、酗酒等不良生活习惯也可能增加肺部血管的脆弱性,导致出血倾向。

2) 预防和处理方法

基于术中大出血的风险,应做好针对这种并发症的预防及处理工作。首先,充分的术前准备是必不可少的。医生需要对患者进行全面的评估,了解患者的病史和用药情况,以评估患者出血的风险。同时,手术团队需要熟悉手术步骤,准备充足的手术器械和药物,以应对可能出现的出血情况。而且在手术过程中,医生需要仔细操作,尽量避免损伤大血管。如果使用电刀或激光等设备,需要注意设备的功率和使用方法,以避免灼伤和出血。同时,手术团队需要密切观察患者的生命体征和手术野的出血情况,及时发现和处理出血。如果出现大出血的情况，手术团队需要保持冷静，迅速采取措施。可以通过使用止血药、电凝、填塞、缝合等方法来控制出血。如果胸腔镜下出血无法控制，需要立即行术中开胸手术来止血，进行紧急抢救。术后，患者需要接受密切的观察和护理，以及及时的治疗和康复训练，以促进康复和减少并发症的发生。

2. 气胸

1）原因及危险因素

术中气胸的主要原因是患者肺气肿、肺大疱明显以及手术操作不当。在手术过程中，如果不慎损伤了肺部组织或胸膜，导致空气进入胸腔，就会引发气胸。此外，手术过程中使用的器械或操作方法也可能对肺部组织造成损伤，进而引发气胸。

除了手术操作不当，患者自身的一些危险因素也可能增加术中气胸的发生风险。例如，长期吸烟的患者肺部组织健康状况较差，容易出现损伤和病变，从而增加了气胸的发生概率[1]。此外，患有慢性阻塞性肺疾病、肺气肿等呼吸系统疾病的患者，肺部组织的功能和结构受损，也容易出现气胸。

另外，患者的年龄、体质等因素也可能对术中气胸的发生产生一定影响。老年患者的肺功能通常较差，手术耐受性较低，容易出现气胸等并发症。而体质较弱的患者在手术过程中容易出现各种生理指标波动，也可能增加气胸的发生风险。因此，在进行肺部手术时，医生需要充分考虑患者的个体差异和危险因素，采取相应的预防和处理措施，降低术中气胸的发生率。

2）预防和处理方法

为了预防术中气胸的发生，可以在手术前对患者进行全面的评估，包括检查患者的肺功能、胸部 X 光和 CT 扫描等，以确定患者是否存在肺部疾病或其他潜在风险。在手术过程中，应该采取细致的手术操作，避免损伤肺部组织或胸膜，同时保持患者的呼吸道通畅，避免过度通气或过度吸气。

如果不幸发生了术中气胸，应该立即采取措施进行处理。处理气胸的方法包括通过胸腔引流管排出气体、重新张开肺泡、加速术后康复等。同时，医生还应该密切观察患者的病情变化，及时处理其他可能出现的并发症[2]。为了预防气胸的再次发生，可以建议患者在术后积极进行呼吸康复训练，加强肺部功能，避免吸烟和其他不良生活习惯。

总之，预防和处理肺部手术术中气胸需要医生具备丰富的专业知识和经验，以确保患者的手术安全和术后恢复。同时，患者也应该积极配合医生的治疗和建议，共同维护肺部健康。

3. 心脏并发症

1）心律失常

肺部手术术中心律失常是常见的并发症之一，其发生原因及危险因素多种多样。其中,手术创伤、麻醉药物、失血和缺氧等都可能导致心律失常的发生。此外,患者年龄、基础疾病以及手术前的药物使用等也可能增加心律失常的风险。

为了预防术中心律失常的发生,医生可以在手术前全面评估患者的心脏功能,选择适当的麻醉方法和手术方式,并在手术过程中密切监测患者的生命体征,及时发现和处理心律失常的预兆。一旦出现术中心律失常,医生应该立即采取措施进行处理,包括暂停手术、给予药物治疗或电复律等。同时,医生还应该针对患者的具体情况,制定个性化的术后康复方案,避免心律失常的再次发生[1]。

为了预防肺部手术术中心律失常的发生,患者可以在手术前积极配合医生进行各项检查和治疗,保持良好的心态和充足的睡眠。在手术过程中,患者应该保持平静和放松,避免出现过度紧张和焦虑的情绪。通过医生和患者的共同努力,可以有效预防和处理肺部手术术中的心律失常并发症,保障患者的手术安全和术后恢复。

2)心功能不全

肺部手术术中心功能不全的原因主要包括手术应激、失血过多、麻醉药物影响等。危险因素包括患者年龄偏大、术前存在心脏疾病、肺功能不全等。这些因素可导致心脏负荷加重,术中心脏功能失代偿。

为了预防术中心功能不全,医生需在术前全面评估患者的心肺功能,确保患者能够承受手术的应激。术中应密切观察患者的生命体征,尤其是心电图和血压变化,以及时发现心功能不全的迹象。若术中出现心功能不全,医生需立即采取措施,包括减少失血、调整麻醉深度、应用心血管活性药物等,以维持循环稳定。同时,应迅速完成手术,缩短手术时间,减轻心脏负担。术后需转入重症监护室,继续观察和治疗。

预防术中心功能不全的关键在于术前的充分准备和术中的精细管理。医生需与患者充分沟通,了解患者的病史和用药情况,制定个性化的手术方案。此外,加强围术期的护理和康复也有助于降低术中心功能不全的风险。

4. 神经损伤

1)原因及危险因素

肺部手术术中神经损伤虽然不常见,但一旦发生后果严重。其主要原因及危险因素包括:

(1)手术操作的复杂性是主要原因之一。肺部手术中,医生需要精确操作,避免误伤周围的神经组织。然而,由于肺部与许多重要神经相邻,手术过程中容易造成误伤。

(2)患者个体差异也是导致神经损伤的重要因素。每个人的神经分布和走向都有所不同,这增加了手术过程中损伤神经的风险。

(3)手术过程中的一些不可预见因素也可能导致神经损伤。例如,术中出血、炎症等情况可能影响医生的手术视野和操作,从而增加神经损伤的风险。危险因素包括患者年龄较大、患有慢性疾病、神经功能状况较差等。这些因素都会影响患者的神经再生和修复能力，增加神经损伤的风险。因此，在进行肺部手术时，医生应充分了解患者的神经状况，制定个性化的手术方案，降低神经损伤的风险。同时，患者也应在术前与医生充分沟通，了解手术风险，做好心理准备[3]。

2）预防和处理方法

为了预防术中神经损伤的发生，医生在手术前应该充分了解患者的神经系统状况，避免手术操作中对神经造成过度牵拉或压迫。在手术过程中，医生应该使用显微镜或神经监测仪器等辅助工具，提高手术的精准度和安全性。如果不幸发生了术中神经损伤，医生应该立即采取措施进行处理，包括使用药物促进神经再生和修复、进行物理治疗等。同时，医生还应该密切观察患者的病情变化，及时调整治疗方案，避免其他并发症的发生。预防神经损伤的发生，除了医生的专业技能和经验外，患者在术前的准备也非常重要。比如，患者可以在术前进行肺功能锻炼和呼吸训练，增强肺部的代偿能力，降低手术风险。总之，肺部手术术中神经损伤是一项需要医生和患者共同关注的并发症。通过加强预防和及时处理，可以最大程度地降低其发生率，保障患者的手术安全和术后生活质量[3]。

5. 其他术中并发症

1）支气管胸膜瘘

导致肺部手术术中支气管胸膜瘘的原因多种多样。常见的包括手术操作不当、感染以及术后护理不当等。危险因素则包括患者术前存在的肺部疾病、手术时间过长、术中出血量过多等。支气管胸膜瘘的发生给患者带来了巨大的痛苦和风险，因此预防工作尤为重要。医生在手术前应对患者进行全面的评估，确保手术操作规范，减少误伤。同时，加强术后护理，及时发现并处理感染等并发症也是关键。如果不幸发生了支气管胸膜瘘，医生应及时采取治疗措施，如使用胸膜粘连剂、进行手术治疗等。治疗过程中，医生还需要密切观察患者的病情变化，并根据实际情况调整治疗方案。患者在治疗过程中也要积极配合医生，加强自身免疫力，提高治疗效果。

2）食管损伤

肺部手术术中食管损伤是一种罕见但严重的并发症，其主要原因通常与手术操作有关。在手术中，如果使用过于粗糙的手法或手术器械不慎触及食管，都可能导致其受损。此外，某些复杂的肺部手术，如全肺切除或涉及食管周围淋巴结的清扫，也可能增加食管损伤的风险。为了预防这种并发症，医生在术前必须进行详细的手术规划，确保熟悉患者的食管及其与周围组织的解剖关系。在手术过程中，医生应保持高度的专注，使用精细的手术技巧，并确保手术团队之间的良好沟通。如果不幸发生了食管损伤，医生必须立即识别并采取紧急措施。这可能包括进行术中修复、插入胃管以确保患者的营养摄入,以及给予抗生素预防感染。术后,患者可能需要接受进一步的观察和治疗,以确保食管的正常愈合。

二、肺部手术的术后并发症

1. 呼吸系统并发症

1) 呼吸衰竭

肺部手术术后呼吸衰竭是一种严重的并发症,其主要原因包括手术创伤、肺部感染、分泌物阻塞等。同时,患者的年龄、身体状况以及手术前的肺功能也会成为术后呼吸衰竭的危险因素。为了预防术后呼吸衰竭的发生,医生在术前应对患者进行全面的评估,制定个性化的手术方案,并在术后密切观察患者的呼吸状况,及时发现并处理异常情况。若发生术后呼吸衰竭,医生应迅速采取措施,包括给予机械通气、药物治疗等,以维持患者的呼吸功能。同时,医生还应积极寻找并处理呼吸衰竭的原因,如清除呼吸道分泌物、控制肺部感染等。患者在术后也应积极配合医生的治疗建议,如定时进行呼吸锻炼、避免吸烟等不良生活习惯,以促进肺功能的恢复。

2) 肺部感染

肺部手术术后肺部感染主要由手术创伤、免疫力下降、长时间卧床等因素引起。危险因素包括高龄、术前存在呼吸道疾病、手术时间过长等。在感染发生后,患者可能出现发热、咳嗽、呼吸困难等症状。为了预防肺部感染,医生在术前应评估患者的呼吸道状况,术中严格进行无菌操作,术后及时给予抗生素治疗和呼吸道护理。如发生感染,需根据感染的病原体种类和严重程度,选择合适的抗生素进行治疗,同时加强呼吸道管理,如定期吸痰、鼓励患者深呼吸和咳嗽等。患者在康复期间也需积极配合,保持良好的生活习惯,加强营养摄入,提高免疫力[4]。

2. 循环系统并发症

1) 心功能不全

肺部手术后心功能不全主要由手术应激、失血过多或术前存在心脏疾病等因素引起。危险因素包括高龄、长期吸烟史、术前心肺功能储备不足等。为了预防术后心功能不全,医生需在术前全面评估患者的心肺功能,优化手术方案,减少失血和手术应激。同时,术后应密切观察患者生命体征,及时调整治疗方案。若发生心功能不全,医生应迅速采取药物治疗、机械通气等措施,确保患者血流动力学稳定。处理过程中还需关注患者电解质平衡、预防感染等并发症。患者在康复期间应积极配合医生的治疗建议,如按时服药、合理饮食、适度锻炼等,以促进心功能恢复。同时,应保持良好心态,定期复查,确保及时发现并处理潜在问题。

2）深静脉血栓

肺部手术后深静脉血栓的主要原因包括术后长时间卧床、手术创伤导致的血液淤滞，以及患者自身存在的血液高凝状态。此外，年龄、肥胖、既往血栓病史等也是导致深静脉血栓的危险因素。为了预防深静脉血栓的发生，在术前应评估患者的血栓风险，并在术后指导患者尽早进行床上活动或下床行走。同时，可以使用弹力袜、间歇性充气压迫装置等物理方法来促进下肢血液循环。如果患者出现术后深静脉血栓，则应迅速采取措施进行治疗，如使用抗凝药物来防止血栓进一步扩展，以及采用溶栓治疗来清除已形成的血栓。治疗过程中需密切监测患者的凝血功能和下肢症状，以调整治疗方案[4]。

3. 伤口并发症

1）伤口感染

肺部手术后，伤口感染是一种常见的并发症，其发生往往会给患者带来不必要的痛苦。伤口感染的主要原因包括术中操作不当、术后护理不周以及患者自身免疫力较弱等。此外，手术环境、手术时长等因素也可能增加感染的风险。为了预防伤口感染，在手术过程中需严格遵守无菌操作，确保手术器械和环境的清洁。术后，患者和家属也需密切配合医生的护理建议，定期更换敷料，保持伤口干燥清洁。若不幸出现伤口感染的迹象，如红肿、流脓等，患者应及时就医。医生会根据感染的程度选择合适的处理方法，如使用抗生素、清洗伤口等。患者在治疗过程中要保持乐观的心态，配合医生的治疗建议，加速伤口的愈合[5]。

2）伤口裂开

肺部手术结束后，患者都期望伤口能平稳愈合，但有时伤口裂开却成为不小的困扰。究其原因，可能是术后感染"悄悄潜入"，或是伤口遭受了过大张力，也可能是患者自身的健康条件影响了愈合进程。除此之外，不恰当的护理、剧烈的咳嗽或活动也可能让伤口"受苦"。

为了伤口的安全，医生在缝合时会选择稳妥的方法和材料，力图将伤口稳固起来。而患者在术后也需悉心呵护伤口，避免各种剧烈运动，保持伤口的干爽与清洁。定时更换伤口敷料，及时发现并应对可能的感染，都是确保伤口平安的"小秘诀"。若伤口真的"开裂"了，患者也不必过于慌张。及时就医，让医生重新为伤口进行缝合，并开具一些防止感染的药物，通常就能让伤口恢复重回正轨。在这段时间里，患者要保持充足的休息，为身体补充必要的营养，助力伤口早日愈合。

4. 其他术后并发症

1）疼痛综合征

肺部手术后，一些患者可能会经历疼痛综合征，表现为持续的伤口疼痛和不适感。

造成这种现象的原因可以是手术创伤、炎症反应，或者与个体疼痛敏感度有关。此外，缺乏适当的术后疼痛和康复管理也可能增加患疼痛综合征的风险。为了预防疼痛综合征，需要确保在手术过程中使用精细的手术技巧，以最大程度减少组织损伤。术后也要定期评估患者的疼痛水平，并提供合适的疼痛管理措施，如药物治疗和物理疗法。若患者出现疼痛综合征的症状，就需要及时调整治疗方案，可能包括增加疼痛药物的剂量或更换其他疼痛控制方法。同时，心理支持和康复指导也是帮助患者应对术后疼痛综合征的重要手段。

2）肺栓塞

肺部手术后，肺栓塞成为患者面临的一大风险。其主要原因可能是术后血液凝固性增加，或是长时间卧床导致血流缓慢。此外，既往血栓病史、高龄等因素也可能增加肺栓塞的危险性。为了预防这一严重并发症，医生会在术前术后密切观察患者的凝血功能，鼓励早期活动以减少血液淤滞。同时，合理使用抗凝药物也是降低肺栓塞风险的重要手段。如果发生了肺栓塞，医生会立即启动紧急治疗方案，如给予溶栓药物来迅速清除血栓，同时进行呼吸支持和循环稳定等治疗措施。患者在此时需要保持镇静，配合医生的指示进行治疗。总之，肺部手术后的肺栓塞风险可以通过医生的专业指导和患者的积极参与来降低。了解肺栓塞的原因和危险因素，采取预防措施，并在发生时及时寻求医疗救助是保障患者安全的关键所在。

三、肺部术后并发症的鉴别诊断

1. 术后感染与其他感染性疾病的鉴别诊断

肺部手术，尤其是大范围的切除或重建，无疑会给患者的身体带来较大负担，因此术后感染成为医生和患者共同关注的焦点。但如何准确判断这种感染，并对其他感染性疾病做出鉴别，是医学领域的一大挑战。

肺部手术术后感染通常表现为发热、咳嗽、咳痰和呼吸困难等症状。然而，这些症状并非特异性，也可见于其他感染性疾病，如肺炎、支气管炎等。因此，单纯的临床症状并不足以确定感染的类型。在进行鉴别诊断时，医生需要考虑患者的病史和手术情况。肺部手术术后感染通常发生在手术后的几天到几周内，而其他感染性疾病可能有不同的发病时间。此外，术后感染可能与手术操作、伤口情况或术后护理等因素有关，而其他感染性疾病则可能与病原体传播、免疫力下降等有关。

进一步的诊断方法包括体格检查和实验室检查。可以仔细观察患者的伤口、听诊呼吸音，并尽可能要求进行血液检测、痰液培养或影像学检查等。这些检查有助于确定感染的类型、病原体以及感染的严重程度。在鉴别诊断中，还需要考虑抗生素的使用情况。肺部手术术后感染通常需要抗生素治疗，但不同类型的感染可能对不同的抗生素敏感。

因此,医生需要根据感染的病原体类型和严重程度来选择合适的抗生素治疗方案[5]。

及时的诊断和治疗对于预防感染的进一步发展和改善患者预后至关重要。医生应密切关注患者的病情变化,并根据实际情况调整治疗方案。同时,患者和家属也应积极配合医生的治疗建议,加强术后护理和康复,提高免疫力,以促进感染的清除和伤口的愈合。

2. 术后出血与其他出血性疾病的鉴别诊断

肺部手术术后出血通常表现为手术伤口渗血或咳血。这种情况下,需要密切观察患者的症状和体征,包括出血量、颜色和持续时间。同时,还会考虑手术过程中的情况,如手术时长、操作复杂度等因素,以帮助确定出血的原因。

然而,其他出血性疾病也可能表现出相似的症状,因此需要进行鉴别诊断。例如,消化道出血可能导致黑便或呕血,而泌尿系统出血则可能引起血尿。此外,血液疾病如血友病或血小板减少症也可能导致全身性出血倾向。

在鉴别诊断过程中,需要采集患者的详细病史,包括过去的手术史、药物使用以及家族病史等。随后,医生可能会进行一系列的实验室检查,如血常规、凝血功能检测和影像学检查,以帮助确定出血的具体原因。除了病史和实验室检查,还需要考虑患者的整体状况。例如,肺部手术术后出血通常发生在术后早期,而其他出血性疾病可能在任何时间出现。此外,肺部手术后的出血往往是局部性的,而其他出血性疾病可能表现为全身性出血。

肺部手术是一项高风险的医疗过程,不可避免地伴随着各种术中术后的并发症。经过对众多病例的总结与分析,我们得以深入了解这些并发症的原因、危险因素及其处理方法,并从中得出宝贵的启示。术中,医生面临着出血、气胸、心脏损伤等多重挑战。每一个并发症都可能让手术进程陷入僵局,甚至威胁到患者的生命。例如,大出血可能是由于血管分布复杂或手术操作不当导致的,而气胸则可能是因为手术损伤了胸膜。这些都要求医生具备丰富的经验、精湛的技术和冷静的判断。术后,患者也面临着各种风险。从呼吸衰竭、感染到深静脉血栓、伤口裂开,每一个并发症都可能让患者承受巨大的身心痛苦,延长康复时间,甚至导致更严重的后果。其中,有些并发症是可以预防的,通过术前评估、优化手术操作和加强术后护理来减少风险。

第二节

肺结节术前定位的并发症及鉴别诊断

　　肺结节手术,通常是因为肺部出现了疑似肿瘤的小结节、肺部磨玻璃阴影等需要进行病理确诊或治疗。这项手术对于患者来说意义重大,因为及早发现并切除恶性结节可以大大提高治愈率和生活质量。然而,手术并非易事,要想精准地找到并切除这些深藏不露的结节,术前定位就成了关键。这一过程好似侦探寻找线索,需要精确的信息来确定结节的位置。但定位过程中也可能出现误差,有时甚至会引发一些并发症,比如气胸、出血等[6]。这时,医生需要迅速进行鉴别诊断,判断是定位导致的问题还是其他手术中的常见情况,以便及时处理,确保患者的安全。术前定位及其并发症的鉴别诊断不仅关乎手术的成败,更直接影响患者的生命健康。因此,医生在术前需做足准备,选择合适的定位方法;同时对于可能出现的并发症要保持高度警惕,确保每一步操作都精准无误。这样,患者才能更加放心地面对手术,迎接新生。

一、术前定位并发症

1. 影像学定位

1) CT 定位

（1）定位误差

　　肺部结节手术是一项精细而复杂的手术,而术前定位则是手术成功的关键之一。其中,目前最常用的定位方法就是 CT 引导下的肺部结节定位,被早期广泛应用,但也可能出现定位误差,给患者带来不必要的风险[6]。

　　定位误差的产生并非偶然,其原因多种多样。首先,肺部结节的位置和大小可能存在变化,这导致 CT 影像上的结节位置与实际位置不完全一致。其次,患者的体位、呼吸运动以及设备的参数设置等都可能对定位精度造成影响。此外,医生在判读 CT 影像时的主观因素也可能导致误差的产生。

　　定位误差的危害不容忽视。首先,它可能导致手术过程中无法准确找到和切除肺部结节,从而影响手术效果。其次,错误的定位可能导致手术创伤增加,甚至误伤周围的正常组织,给患者带来不必要的痛苦和风险。在最严重的情况下,定位误差还可能导致手术失败,需要重新进行手术,会给患者带来更大的身心负担[7]。

　　为了预防定位误差的发生,我们可以采取一系列措施。首先,医生应该充分了解患者的病史和肺部结节的特点，以便更准确地判断结节的位置和大小。其次，在进行 CT 定位前，医生应该与患者进行充分沟通，指导患者保持正确的体位和呼吸方式。此外，医生在操作 CT 设备时应该严格按照规范进行，确保参数的准确性和一致性[8]。

即使采取了预防措施，定位误差仍然有可能发生。这时，医生需要及时发现并处理。一旦在手术过程中发现定位误差，医生应该立即停止手术，重新进行定位，这便体现出移动 CT 的优势，可以在手术室进行床旁的实时定位。同时，医生还应该与患者和家属进行充分沟通，解释情况并制定新的手术方案。在术后，医生还应该密切观察患者的病情变化，及时发现并处理可能出现的并发症。

除了医生的努力，患者在术前也可以采取一些措施来预防定位误差的发生。例如，保持充足的睡眠和饮食，避免术前紧张和焦虑。在医生的指导下进行呼吸训练和体位训练，以适应手术过程中的要求。

（2）对比剂过敏

在肺部结节手术术前为确保手术准确性，医生常采用 CT 定位方法。在此过程中，对比剂的使用是不可避免的。目前，使用的对比剂为亚甲蓝、吲哚菁绿等，然而部分患者可能会出现对比剂过敏反应[7]。

对比剂过敏的原因多种多样，其中最主要的是患者个体存在的差异。一些患者天生对某些物质敏感，而对比剂中的某些成分可能成为其过敏源。此外，对比剂的注射速度、浓度以及患者当时的身体状况也可能成为引发过敏的因素。对比剂过敏的危害不容小觑。轻度反应如皮肤红斑、瘙痒可能给患者带来不适，重度反应如呼吸困难、血压下降甚至休克则可能危及患者的生命。因此，预防和及时处理对比剂过敏至关重要。

预防对比剂过敏，首先要做的是充分了解患者的过敏史。医生在术前应详细询问患者是否有过敏史，尤其是对其他药物或物质的过敏情况。对于已知过敏体质的患者，医生可以考虑使用其他无过敏风险的定位方法。

若发生过敏反应，医生需立即停止使用对比剂，并根据症状的严重程度采取相应的处理措施。轻度反应通常可使用抗过敏药物进行缓解，重度反应则需要紧急处理，包括给予氧气、升高血压药物等，甚至需要进行心肺复苏。

（3）放射性损伤

CT 定位方法可能带来放射性损伤，放射性损伤主要是由于 CT 扫描时产生的 X 射线辐射。这种辐射能量较高，会穿透人体并与细胞发生相互作用，导致细胞结构和功能的改变。尽管现代 CT 设备采用了先进的辐射剂量降低技术，但仍然存在一定风险。

这种损伤给患者带来的危害是多方面的。短期内，患者可能会出现疲劳、恶心等症状；长期来看，放射性损伤还可能增加患者患癌症的风险，尤其是对儿童和年轻人等敏感人群的影响更为明显。

为了预防放射性损伤,有几个重要的措施可以采取:① 医生应该仔细权衡 CT 定位的必要性,避免不必要的扫描;② 医生可以使用低剂量 CT 扫描技术来减少辐射剂量;③ 患者也可以主动询问是否有其他替代性的无辐射或低辐射检查方法[9]。

如果患者发生了放射性损伤,医生应及时采取处理措施。根据损伤的程度和症状的不同,处理方法也会有所差异。对于轻微症状,通常只需密切观察患者的状况,确保症状自行缓解;而对于较重的症状,医生可能会给予相应的药物治疗或其他支持性治疗措施。

2)电磁导航定位

(1)设备故障

肺部结节手术术前,电磁导航定位方法的使用日益普及,但其设备故障带来的问题也不容忽视。深入了解设备故障的原因、危害,以及如何预防和应对,对于确保手术安全和患者健康至关重要。

电磁导航定位设备的故障通常源于多个因素。首先,长时间使用或维护不当可能导致硬件疲劳或损坏。其次,复杂的手术环境,如电磁干扰或电源波动,也可能影响设备的正常运行。此外,软件故障或操作失误同样可能成为设备失灵的诱因[9]。

设备故障在手术中可能带来的是严重的危害。它不仅会延长手术时间,增加患者的风险,还可能导致手术精度受损,影响治疗效果。在最坏的情况下,可能需要中断手术,给患者带来额外的身体和心理负担。

为了预防设备故障,我们可以采取一系列策略。首先,医院应定期对电磁导航定位设备进行维护和校准,确保其处于最佳工作状态。同时,医生和工程师也应在手术前进行设备检查,排除潜在隐患。此外,提供设备操作的培训,确保医护人员熟悉其工作原理和应急处理也是关键所在。

当然,即便做了充分的预防措施,设备故障有时仍不可避免。在这种情况下,医生和手术团队需要保持冷静,迅速启动应急预案。备用设备的准备、与技术支持团队的及时沟通以及灵活的手术策略调整都是确保手术能够继续进行的关键。

(2)定位不准确

肺部结节手术术前,电磁导航定位方法日益受到医生的青睐,它能够精准地指导手术进行。然而,这种技术也可能会出现定位不准确的情况,给患者带来不必要的风险。

定位不准确的原因有多种。首先,设备本身可能存在一定的问题,如磁场干扰、导航软件故障等,这些都可能影响到定位的精度。其次,患者的个体差异,如肺部结构异常、病变位置特殊等,也可能增加定位的难度。最后,医生的操作经验和技术水平也是影响定位准确性的重要因素。定位不准确可能导致手术偏离目标,影响手术效果,甚至可能误伤健康组织,给患者带来不必要的痛苦。而且不准确的定位还可能延长手术时间,增加手术风险。在极端情况下甚至可能需要二次手术,这不仅增加了患者的经济负担,还可能对其身心健康造成长期影响。

所以,为了预防定位不准确的情况发生,医院应定期对电磁导航设备进行维护和校准,确保其处于最佳工作状态。同时,医生在使用前应详细了解患者的病史和影像资料,对手术难度和可能的风险进行充分评估。在手术过程中,医生应保持高度的专注和耐心,避免操之过急或疲劳操作。此外,对于复杂病例,还可以考虑采用多种定位方法相结合,以提高定位的准确性和可靠性[9]。

如果术中发现定位不准确,医生应立即停止手术,重新进行定位。在必要时,可以考虑使用其他影像技术,如 CT 或超声等,进行辅助定位。同时,医生还应及时与患者和家属沟通,解释情况,并共同商讨后续治疗方案。在术后,医生还应对患者进行密切的监测和随访,确保其恢复情况良好。

3) 经皮肺穿刺定位

(1) 气胸

肺部结节手术术前,经皮肺穿刺定位方法被广泛应用于确定病变位置。然而,这种方法可能会引发气胸这一并发症,给患者带来额外的风险。

气胸的发生主要是由于穿刺过程中损伤了肺组织或胸膜,导致空气进入胸腔。轻者可能仅有少量气体积聚,重者则可能导致大量气体压迫肺部,影响呼吸功能。这种情况的危害不容忽视,气胸可能导致患者呼吸困难、胸痛,甚至危及生命。

所以为了预防气胸的发生,我们可以采取一系列措施。① 医生应充分了解患者的肺部结构和病变位置,选择合适的穿刺点和路径,尽量避免损伤正常肺组织。在穿刺前,可以使用超声或 CT 等影像技术进行辅助定位,提高穿刺的准确性。② 医生在穿刺过程中应保持谨慎和专注,避免过度用力或突然改变穿刺方向。同时,助手和护士也应密切观察患者的生命体征和反应,一旦发现异常情况,应立即报告医生并采取相应的处理措施。

如果不幸发生了气胸,医生应根据气体量的多少和患者的症状进行及时处理。对于少量气胸,患者可能需要卧床休息并接受密切观察。气体量较多的情况下,医生可能会采用胸腔闭式引流术等方法将气体排出,以减轻对肺部的压迫。在严重的情况下,如患者出现呼吸困难或循环衰竭等征象,应立即进行紧急手术处理。

处理完气胸后,医生还应密切关注患者的恢复情况,定期进行复查和评估。患者也应积极配合医生的治疗和建议,保持良好的生活习惯和心态,以促进康复进程[8]。

(2) 出血

肺部结节手术术前,经皮肺穿刺定位方法被广泛应用于确定病变位置。然而,这一过程中可能会出现出血情况,出血的原因可能有很多,穿刺过程中可能会损伤肺部血管并导致出血。而且,患者的个体差异,如凝血功能异常、病变位置接近大血管等,也可能增加出血的风险。当然,医生穿刺的技术水平和经验也是影响出血情况的重要因素。

需要重视的是,轻微的出血可能会导致患者感到不适和紧张,而大量出血则可能危及患者的生命。出血还可能影响手术的进行,甚至导致手术被迫中止。此外,出血还可能引发其他并发症,如感染、气胸等,给患者带来更大的痛苦和风险。

为了预防出血情况的发生,应对患者进行全面的术前评估,了解其凝血功能和病变位置等情况,以制定合适的穿刺方案。在穿刺过程中,医生应熟练掌握穿刺技巧,尽量避免损伤血管。同时,可以使用超声等辅助技术来提高穿刺的准确性和安全性。

当出血发生以后,医生应立即采取措施进行处理。对于轻微出血,可以通过局部压迫或使用止血药物来控制。对于大量出血,可能需要实施紧急手术来止血。在处理过程中,医生应保持冷静和专注,与患者和家属保持沟通,解释情况并制定后续治疗方案。

此外,患者在术前也应积极配合医生的准备工作。如提前告知医生自身的凝血功能情况、药物过敏史等,以便医生制定合适的穿刺方案。在穿刺过程中,患者应保持放松和配合医生的操作,避免紧张和焦虑情绪影响手术的进行。

4）其他定位方法及其并发症

肺部结节手术术前除了常用的 CT、电磁导航和经皮肺穿刺定位方法外,还存在一些其他的定位技术。这些技术虽然较为少见,但在某些特定情况下可能具有独特的优势。

比如,有一种较为新颖的定位方法,也正是南京市胸科医院胸外科在使用的荧光导航技术。通过注射一种能在近红外光下发光的特殊染料,医生可以实时追踪肺部结节的位置。然而,这种方法的并发症可能包括过敏反应、注射部位疼痛和局部感染等。荧光染料可能引发患者的过敏反应,轻者出现皮肤瘙痒、红斑,重者甚至可能出现呼吸困难、低血压等严重症状。还有一种基于声音的定位方法称为超声定位,该技术使用高频声波来探测肺部结节的位置。然而,由于肺部空气的存在,超声在肺部的传播受到很大的限制,可能导致定位不准确。此外,超声探头在皮肤上长时间压迫也可能造成局部疼痛和皮肤损伤[9]。

为了避免在术前定位的时候出现相关的风险或有关的并发症,在术前应对患者进行全面的评估,了解其过敏史、皮肤状况等,以确定是否适合使用这些非常规的定位方法。在使用荧光导航技术时,医生应密切观察患者的生命体征,一旦出现过敏症状应立即停止手术并采取相应的治疗措施。对于超声定位,医生可以选择使用水基凝胶作为耦合剂,以减少对皮肤的压力和摩擦。在并发症发生以后,也要根据实际情况进行恰当的处理。对于过敏反应,可以使用抗过敏药物进行缓解;对于皮肤损伤和局部感染,可以进行清创、消毒和适当的包扎。同时,医生和患者应保持密切的沟通,共同制定后续的治疗和康复方案。

总的来说,肺部结节手术术前的定位方法多种多样,应根据患者的具体情况和手术需求进行选择。对于非常规的定位方法,医生和患者都应有充分的认识和理解,了解其潜在的风险和处理措施,以确保手术的安全性和效果。

二、肺部结节手术术前定位并发症的鉴别诊断

1. 定位误差与其他原因导致的手术偏差的鉴别诊断

肺部结节手术是一项精细且复杂的任务,其中术前定位的准确性至关重要。然而,有时医生可能会面临一个挑战:定位误差与其他原因导致的手术偏差如何鉴别诊断?

首先,让我们了解一下什么是定位误差。这通常指的是由于技术限制、设备问题或患者个体差异等原因导致的术前定位与实际结节位置之间的偏差。例如,电磁导航的磁场干扰或超声定位的声波传播限制都可能造成定位误差。与此不同,其他原因导致的手术偏差可能涉及更广泛的因素。它可能源于手术过程中的实际情况,如肺部组织的变形、手术器械的误差,甚至是医生对结节位置的主观判断。这些因素都有可能在术中导致手术路径的微小变化,从而影响手术的精确性。

那么,如何对这两种情况进行鉴别诊断呢?医生可以仔细分析术前定位的图像数据。如果怀疑定位误差,可以尝试使用其他成像模态进行验证,比如术前行肺部结节的三维重建,或者结合多种定位方法以提高准确性。例如,通过比较 CT 图像和电磁导航数据,医生可能能够发现不一致之处,从而确认是否存在定位误差。医生还可以在手术过程中密切观察实际情况。如果发现手术路径与术前定位存在明显偏差,医生应高度警惕其他原因导致的手术偏差的可能性。在这种情况下,医生可以暂停手术,重新评估结节位置,并与团队讨论如何调整手术策略。当然,在一些特殊情况下,医生的经验和直觉也起着至关重要的作用。一位经验丰富的医生可能更能够准确地判断手术过程中的异常情况,并及时采取相应的措施来纠正偏差[10]。

2. 辐射损伤与其他原因导致的皮肤损伤的鉴别诊断

肺部结节手术术前定位是保证手术精确性的关键环节,然而与此同时,也可能伴随着一些风险,其中最为人们所熟知的就是辐射损伤。但在实际工作中,有时我们会发现患者的皮肤出现损伤,这时就需要医生进行鉴别诊断,确定是辐射损伤还是其他原因导致的皮肤损伤。

辐射损伤通常表现为局部红肿、皮肤干燥脱屑,严重者可能出现水疱、溃烂等症状。这种损伤是由于定位过程中 X 射线或其他放射性物质对皮肤细胞的直接损伤导致的。一般在接受辐射后的数小时到数天内出现,具有一定的潜伏期。皮肤损伤的原因多种多样。例如,有些患者可能对使用的消毒剂、耦合剂或胶带等物品中的某种成分过敏,导致接触性皮炎的发生。这种皮炎表现为红斑、丘疹、瘙痒等症状,与辐射损伤有一定的相似性。此外,长时间的手术压迫、摩擦也可能导致皮肤局部缺血、破损,出现类似的症状。

在关于辐射损伤的鉴别诊断上，医生应详细询问患者的病史，了解定位过程中使用的设备、材料以及手术的具体情况。如果患者有过敏史或使用了新的消毒、定位材料，那么发生接触性皮炎的可能性就大大增加。医生可以仔细观察皮肤损伤的形态和分布。辐射损伤通常呈现为较为均匀的红斑，而接触性皮炎则可能呈现出清晰的边界和与接触物形状一致的皮损。通过皮肤活检等进一步的检查手段，医生可以更准确地判断损伤的性质和原因。

明确了诊断后，医生就可以制定针对性的治疗方案。对于辐射损伤，主要采取的是局部护理和对症治疗，如使用抗炎药物、保湿剂等。而对于接触性皮炎或其他原因导致的皮肤损伤，则需要采取避免接触过敏原、优化手术操作等措施。

3. 对比剂过敏与其他药物过敏的鉴别诊断

在肺部结节手术术前定位过程中，有时需要使用对比剂来增强影像的清晰度，以帮助医生更准确地判断结节的位置和性质。然而，少数患者在使用对比剂后可能会出现过敏反应，这给手术带来了一定的风险。准确鉴别对比剂过敏与其他药物过敏对于确保患者的安全和手术的顺利进行至关重要。

一般来说，对比剂过敏通常发生在注射后的数分钟至 1 h 内，症状可轻可重。轻度反应可能仅表现为皮肤瘙痒、红斑或局部水肿，而重度反应则可能出现呼吸困难、低血压、喉头水肿等严重症状，甚至危及生命。因此，医生在术前应详细询问患者的过敏史，尤其是对碘或其他对比剂成分过敏的情况。

在鉴别诊断时，医生需要注意与其他药物过敏进行区分。其他药物过敏可能由药物本身的成分或添加剂引起，其症状可能与对比剂过敏相似，但也有其独特的表现。例如，某些抗生素过敏可能导致皮疹、发热和关节疼痛，而某些镇痛药物过敏可能引起呼吸困难和面部肿胀。因此，医生需要仔细分析患者的症状和用药史，以确定过敏反应的真正原因。为了更准确地鉴别对比剂过敏与其他药物过敏，医生可以进行一些辅助检查。例如，皮肤过敏试验可以帮助确定患者是否对特定药物过敏。此外，血液检测和影像学检查也有助于排除其他潜在的过敏原因。

一旦确诊为对比剂过敏，医生应立即停止使用对比剂，并给予相应的治疗。轻度反应通常可以使用抗组胺药物和皮质类固醇来缓解，而重度反应则需要紧急处理，包括采取给予氧气、注射肾上腺素等措施来稳定患者的生命体征。

对于预防对比剂过敏的发生，可以采取一些措施。例如，术前应充分了解患者的过敏史和药物使用史。另外，在使用对比剂之前，可以进行过敏试验来预测患者的反应。此外，选择非离子型对比剂也可以降低过敏反应的风险。

4. 定位相关出血与其他原因导致的术中出血的鉴别诊断

肺部结节手术术前定位是一项关键步骤，但有时定位过程可能会导致出血，而在手术过程中也可能因其他原因出现术中出血。正确鉴别这两种出血的原因对于手术的成功和患者的安全至关重要。

定位相关出血通常发生在定位针穿刺或电磁导航定位过程中。它可能是由于穿刺时损伤了小血管,或者电磁导航设备在肺部移动时对周围组织产生了微小的切割伤。这种出血通常是局部性的,表现为小量鲜红色血液渗出;而术中出血可能有多种原因,它可能是由于手术过程中切割或剥离组织时损伤了较大的血管,或者是因为患者存在凝血功能障碍。这种出血通常是持续性的,出血量可能较大,并且血液颜色可能偏暗红色。

要正确鉴别这两种出血原因,就需要综合考虑多个因素,可以仔细观察出血的特点和部位。定位相关出血通常发生在定位针穿刺点或电磁导航设备的移动轨迹上,而术中出血则更多地与手术操作相关,可能发生在手术切口或操作部位附近。还可以评估患者的凝血功能。如果患者存在凝血功能障碍,那么术中出血的风险可能会增加。通过检查患者的凝血指标,医生可以初步判断出血是否与凝血功能异常有关。也可以利用影像学技术进行辅助鉴别诊断。例如,术中超声或移动 CT 扫描可以帮助医生确定出血的具体位置和来源,从而更准确地判断是定位相关出血还是术中出血[10]。

在确定了具体的出血原因后就可以采取相应的处理措施。对于定位相关出血,医生可以通过局部压迫或应用止血药物来控制出血。而对于术中出血,医生可能需要进行进一步的手术探查并修复出血点,或者采取其他止血方法,如电凝或血管栓塞等。

5. 气胸与其他原因导致的术后呼吸系统并发症的鉴别诊断

肺部结节手术术前定位有时会在定位过程中或因为手术本身导致一些术后呼吸系统并发症,其中最常见的是气胸。

气胸是指空气进入胸膜腔,导致肺组织部分或完全塌陷。这可能是由于定位过程中穿刺或手术损伤导致的。术后,患者可能出现胸痛、呼吸困难和咳嗽等症状。医生通过听诊、叩诊和 X 射线检查等手段进行诊断。

术后呼吸系统并发症并非仅限于气胸。其他原因可能导致类似的症状,因此需要进行鉴别诊断。例如,术后肺部感染是常见的呼吸系统并发症之一。与气胸不同,肺部感染通常由细菌或病毒引起,伴随着发热、咳嗽和脓痰等症状。医生通过血液检查和病原学检查来确诊,并采用抗生素等药物进行治疗。

另外,术后肺不张也是常见的呼吸系统并发症之一,它可能是由于手术过程中的机械压迫或分泌物堵塞导致的。与气胸相比,肺不张的症状可能更加轻微,但仍然需要医生的细致观察和诊断。通过胸部 X 射线或 CT 等检查手段,医生可以发现肺组织局部或整体的塌陷并采取相应的治疗措施,如物理治疗和药物治疗。

在鉴别诊断过程中,医生需要综合考虑患者的病史、手术情况、症状和体征等因素。他们可能会进行进一步的检查,如血气分析、肺功能测试等,以获取更全面的信息。此外,医生之间的交流和合作也至关重要,以确保患者得到最准确的诊断和治疗。

对于患者来说,及时向医生报告任何不适和症状变化非常重要。同时,患者和家属应保持与医生的沟通,了解手术和术后的风险,并按照医生的建议进行治疗和康复训练。

肺部结节手术术前定位是确保手术成功的关键,但其并发症及鉴别诊断同样重要。术前定位并发症,尤其是气胸,可能会给患者带来不必要的痛苦和风险。因此,医生在术前应对患者进行细致评估,选择合适的定位方法,并在操作中小心谨慎,尽量避免损伤。同时,术后呼吸系统并发症的鉴别诊断也至关重要。医生应时刻保持警惕,准确判断症状出现的原因,是气胸还是其他并发症,如感染或肺不张。这需要医生具备丰富的经验和专业知识,以确保患者得到及时和正确的治疗。

医学技术不断发展,肺部结节手术术前定位方法也在不断创新。但无论技术如何进步,医生的责任感和专注度始终是保障患者安全的关键。当然医生也应该不断提升医疗水平,为患者带来更好的治疗效果和体验。

第三节
移动 CT 在肺部手术并发症的处理原则

移动 CT,一颗现代医疗技术的新星,其背景深厚、意义重大。在传统大型医疗设备无法满足床边即时诊断的需求时,移动 CT 应运而生,将高质量的 CT 扫描带到了患者的床边。这不仅极大地拓宽了 CT 检查的应用场景,还为重症患者及不便移动的患者带来了福音。肺部手术,具有高风险且复杂的特点,并发症的处理是对医生技术的极大考验。从轻微的气胸、出血,到严重的感染、吻合口瘘等,每一种并发症都可能危及患者的生命。因此,对于医生来说,并发症的早期发现和处理至关重要。移动 CT 能够在术后及时地为患者进行扫描,帮助医生迅速、准确地判断有无并发症发生,从而指导治疗策略。其快速、高效的特性使得医生能够在第一时间对患者的病情做出反应,显著提高了救治的成功率。可以说,移动 CT 为肺部手术并发症的处理提供了新的视角和有力的武器[11]。

一、移动 CT 在肺部手术中的适应证与禁忌证

移动 CT 在肺部手术中的应用已经日益广泛,但是,它并不是所有情况下都适用。了解移动 CT 的适应证与禁忌证对于确保手术安全和患者健康至关重要。

当患者需要接受肺部手术,尤其是复杂的肺部结节手术,如肺部结节切除、肺癌手术等时,术前行肺部结节的定位,移动 CT 可以成为医生的得力助手。它能够在手术过程中提供实时的、高分辨率的肺部图像,帮助医生更准确地定位病变、规划手术路径和监测手

术进展。这对于提高手术的精准性和成功率具有重要意义。并且对危重病人、气管插管的患者、无法行门诊 CT 的患者，可以行床旁移动 CT 的扫描进行诊断，指导下一步治疗，为患者提供方便。然而，移动 CT 并非适用于所有肺部手术。在一些特定情况下，使用移动 CT 可能会带来不必要的风险。这就是我们需要了解的禁忌证。

对于患有严重肾功能不全的患者，移动 CT 的使用应谨慎。因为在特殊情况下进行 CT 扫描需要使用造影剂，而造影剂可能对肾脏造成损害。在这种情况下，医生需要权衡利弊，决定是否使用移动 CT。此外，对于怀孕的女性患者，尤其是在怀孕早期，应尽量避免使用移动 CT。因为 CT 扫描产生的辐射可能对胎儿造成影响。在这种情况下，医生可以考虑使用其他无辐射的成像方法，如超声或 MRI。如果患者存在过敏体质或者对造影剂过敏，也应避免使用移动 CT。因为过敏反应可能会对手术和患者的健康造成严重影响。

二、移动 CT 在肺部手术常见并发症中的价值及处理原则

1. 术后出血

1）移动 CT 诊断术后出血的价值

移动 CT 在术后出血诊断中的价值是不可忽视的。对于肺部手术后的患者，一旦出现术后出血，情况常常十分危急，需要迅速确诊和处理。这时，移动 CT 就成了医生们的得力助手。

移动 CT 能够在床旁为患者进行实时、高分辨率的扫描，让医生们能够迅速了解患者肺部的情况。通过移动 CT 的图像，医生可以清晰地看到术后出血的位置、范围和严重程度，从而为后续的治疗提供重要的参考信息。

当然，移动 CT 也有它的局限性和挑战。由于它是一种较新的技术，因此在使用过程中需要医生和技术人员具备一定的经验和技术水平。此外，移动 CT 的设备和操作成本也相对较高，因此在一些资源有限的医疗机构中可能还无法得到广泛应用。

尽管如此，移动 CT 在术后出血诊断中的价值依然是不可替代的。它能够为医生提供快速、准确的诊断信息，帮助医生及时采取有效的治疗措施，从而挽救患者的生命。随着技术的不断进步和应用的不断扩展，相信移动 CT 在肺部手术并发症处理中的应用将会越来越广泛，为更多的患者带来福音。同时，也期待着更多的医疗机构和医生能够认识到移动 CT 的价值，并将其应用到临床实践中去，为患者提供更加优质、高效的医疗服务[7]。

2）移动 CT 诊断术后出血的处理原则

术后出血是肺部手术常见的并发症之一，若处理不当可能导致严重的后果。移动

CT作为一种先进的诊断工具，在处理术后出血中发挥着重要的作用。其诊断结果不仅有助于医生准确判断出血情况，还能指导医生采取相应的处理措施，如止血、输血和手术探查等。

一旦发现术后出血，医生首要的任务是迅速止血。根据移动CT的诊断结果，医生可以判断出血的位置和范围，从而选择合适的止血方法。例如，对于小范围的出血，医生可以采用药物或物理方法进行止血；对于大范围的出血，则可能需要采取更为复杂的手术方法进行止血。在处理术后出血的过程中，输血也是一个重要的环节。移动CT可以帮助医生判断患者的失血情况，从而决定是否需要输血以及输血的量。合理的输血策略不仅可以补充患者失血过多所造成的血容量不足，还能避免输血过多所带来的风险。

当止血和输血措施无法有效控制出血时，医生可能需要考虑手术探查。移动CT可以为手术探查提供重要的指导信息，帮助医生准确定位出血点，从而提高手术的准确性和成功率。同时，在手术探查过程中，医生也可以根据移动CT的实时监测结果及时调整手术策略，确保手术的安全性和有效性[7]。

2. 气胸与血胸

1）移动CT诊断气胸与血胸的价值

移动CT在诊断气胸与血胸方面的价值是不可估量的。这种先进的技术为医生提供了更准确、更及时的诊断信息，从而帮助医生制定更有效的治疗方案，改善患者的生活质量。

对于气胸患者，移动CT能够迅速检测出胸腔内的气体积聚情况。通过高分辨率的图像，医生可以清晰地看到气体的分布、范围和密集程度，从而准确判断气胸的类型和严重程度。这对于及时采取适当的治疗措施至关重要，可以有效避免病情进一步恶化，减轻患者的痛苦。

对于血胸患者，移动CT同样展现出卓越的诊断能力。血胸是由于胸腔内血管破裂导致的血液积聚，严重情况下可能危及患者的生命。移动CT能够迅速检测出胸腔内的出血情况，可以清晰地看到出血的位置、范围和程度，从而准确判断血胸的严重程度。这为医生制定紧急治疗方案提供了重要的参考信息，有助于及时采取有效的治疗措施，挽救患者的生命。

2）移动CT诊断气胸与血胸的处理原则

移动CT诊断气胸与血胸，为医生揭示了患者胸腔内的隐秘世界。当移动CT发现气胸或血胸量不大且病情稳定时，医生会选择将引流管精准地插入患者的胸腔，让积聚的气体或血液被引出，使肺得以重新扩张。这一过程需要医生丰富的经验和精湛的技术，以确保引流管的正确放置。然而，对于移动CT显示气胸或血胸量大，病情危急的患者，手术治疗是必要的。在手术室，医生会打开患者的胸腔直接清理并止血。移动CT的精准诊断为手术提供了明确的指导,使医生能够迅速找到出血点或气胸的源头,并进行有效的处理。处理完气胸或血胸后,移动 CT 再次发挥作用。它能够对治疗效果进行实时评估,确保胸腔内的气体或血液已被完全清除,肺已恢复正常功能。这不仅增强了医生对治疗的信心,也为患者带来了安慰。

3. 肺部感染与肺不张

1) 移动 CT 诊断肺部感染与肺不张的价值

肺部感染和肺不张是肺部手术后常见的并发症,如果不及时诊断和治疗可能会对患者的恢复产生严重影响。移动 CT 的出现为医生提供了一种强大的工具,能够床旁实时、高分辨率地扫描患者的肺部,帮助医生迅速了解患者的病情。

通过移动 CT 的图像,医生可以清晰地看到肺部感染的部位、范围和严重程度,以及肺不张的程度和影响因素。这些详细的信息为医生制定治疗方案提供了重要的参考依据,有助于医生选择最合适的药物和治疗方式,提高治疗效果。与传统的 X 射线检查相比,移动 CT 具有更高的敏感性和特异性,能够更早地发现肺部感染和肺不张的迹象。此外,移动 CT 还能够提供更多的诊断信息,如肺部结构的变化、病变的形态学特征等,有助于医生进行更深入的分析和判断。移动 CT 的灵活性和便利性也是其重要的优势之一。它能够在患者床边进行扫描,避免了患者转运的风险和不便,同时也大大缩短了诊断的时间。这对于术后病情不稳定、需要紧急处理的患者来说尤为重要。

当然,移动 CT 在肺部感染与肺不张的诊断中也面临着一些挑战和局限性。例如,对于某些复杂的病例,可能需要结合其他检查手段进行综合判断。此外,移动 CT 的设备和操作成本也相对较高,需要医疗机构具备一定的经济实力和技术水平[12]。

尽管如此,移动 CT 在肺部感染与肺不张诊断中的价值依然是不可替代的。它能够为医生提供快速、准确的诊断信息,帮助医生及时采取有效的治疗措施,促进患者的早日康复。

2) 移动 CT 诊断肺部感染与肺不张的处理原则

移动 CT 诊断肺部手术后出现的肺部感染与肺不张为医生提供了精准的信息,使得处理过程更加有针对性。当移动 CT 发现肺部手术后患者出现感染迹象时,首先需要考虑的是抗感染治疗。针对不同类型的病原体选择合适的抗生素进行治疗,确保感染得到有效控制。此时,移动 CT 的高分辨率图像可以帮助医生准确定位感染病灶,从而更好地指导抗生素的使用。

而对于肺不张的情况,物理治疗则显得尤为重要。移动 CT 能够清晰地显示出肺不张的部位和程度,根据这些信息可以为患者定制合适的物理治疗方案。例如,对于轻度的肺不张,可以通过呼吸锻炼和体位引流等方法来改善;而对于重度的肺不张,则可能需要使用支气管镜等工具进行更深入的治疗。值得注意的是,肺部感染与肺不张的处理并非孤立的,很多时候需要综合治疗。移动 CT 的实时、高分辨率特点使得医生能够在治疗过程中及时调整方案,确保治疗效果达到最佳。

此外,预防总是优于治疗。肺部手术后的患者应在医生指导下进行早期的康复训练,加强肺部功能的锻炼,降低感染与肺不张的风险。而移动 CT 则可以在这个过程中提供有力的支持,帮助医生及时发现问题,将风险控制在最低水平[13]。

4. 支气管胸膜瘘与吻合口瘘

1) 移动 CT 诊断支气管胸膜瘘与吻合口瘘的价值

支气管胸膜瘘和吻合口瘘是肺部手术后可能出现的严重并发症,对患者的康复有着巨大的影响。因此,早期发现和及时处理这些瘘管至关重要。通过移动 CT 的扫描,医生可以清晰地看到支气管胸膜瘘和吻合口瘘的位置、大小和形态。移动 CT 图像上的细节表现能够帮助医生准确判断瘘管的类型和程度,从而为后续的治疗提供重要的参考依据。

与传统的 CT 相比,移动 CT 具有更高的灵活性和实时性。它可以在患者床边进行扫描,无需转运患者,从而减少了患者的痛苦和转运风险。同时,移动 CT 还能够提供三维重建图像,帮助医生更加直观地了解瘘管的情况,提高诊断的准确性。此外,移动 CT 还具有较低的辐射剂量,减少了患者的辐射损伤。这一特点使得移动 CT 在连续监测和随访观察中更具优势,医生可以根据患者的具体情况制定个性化的扫描方案,确保患者得到最安全、最有效的检查。

2) 移动 CT 诊断支气管胸膜瘘与吻合口瘘的处理原则

移动 CT 在肺部手术后并发症的诊断中发挥着重要作用,尤其是支气管胸膜瘘与吻合口瘘这两种严重并发症。一旦发现,医生需迅速做出反应并进行治疗。

支气管胸膜瘘是一种手术后可能出现的严重并发症,指的是支气管与胸膜之间形成的异常通道。移动 CT 能够准确诊断这一并发症,显示瘘口的位置和大小。对于支气管胸膜瘘的处理,手术治疗是常用的方法。医生会根据移动 CT 的图像信息精确定位瘘口,通过手术修复或切除瘘口以恢复正常的解剖结构。术后,患者还需要接受一段时间的药物治疗,如抗生素和抗炎药,以预防感染和促进伤口的愈合。

吻合口瘘则发生在肺部手术中的吻合口处,导致手术部位出现异常通道。移动 CT 同样能够精确诊断吻合口瘘,并提供瘘口的位置和程度信息。处理吻合口瘘通常需要综合考虑患者的具体情况。对于较小的瘘口,医生可以采用药物治疗,如使用抗生素控制感染,并密切观察病情的变化;而对于较大的瘘口或药物治疗无效的情况,手术治疗是必要的选择。手术过程中,医生会参考移动 CT 的图像信息,精确修复或重建吻合口,以恢复正常的生理功能。

5. 其他并发症及处理原则

尽管现代医学技术已经相当成熟，但在开展肺部手术的时候仍然无法完全避免一些术后并发症的出现。除了常见的术后出血、气胸、血胸、肺部感染、肺不张和支气管胸膜瘘等并发症外，还有一些相对少见的并发症，而移动 CT 对于这些并发症的诊断和处理也起着至关重要的作用。

例如，手术后可能会出现胸腔积液，这可能是由于手术刺激或淋巴引流不畅导致的。移动 CT 能够迅速发现积液的存在，医生根据积液的量和分布情况可以选择合适的引流方法，避免积液对肺功能的进一步影响。另外，肺部手术后还可能发生肺栓塞这一严重并发症。移动 CT 的高分辨率和高敏感性使得医生能够及时发现肺栓塞的迹象。一旦确诊，医生将立即启动紧急处理流程，如抗凝治疗或手术取栓，以尽快恢复肺部的正常血液循环。

移动 CT 对于术前定位有着更加优势的定论，南京市胸科医院胸外科常规手术室床旁的无痛定位法减轻了患者的恐惧心理，减轻了患者在局部定位时产生的疼痛，增加了定位的准确性和安全性，如发生出血、气胸、胸膜反应，能够及时在手术室快速安全处理，这无疑大大增加了抢救成功的概率，避免不必要的医疗纠纷；同时，如果在术中出现穿刺定位针的脱落，穿刺过浅回缩至胸壁肌肉内或穿刺过深进入肺实质内，可通过移动 CT 术中床旁扫描精准确定穿刺针的位置，取出穿刺针，避免穿刺针遗留在体内，对患者造成不可逆的伤害。

此外，手术后还可能出现肺部瘢痕或肺纤维化，这会影响肺部的正常功能。移动 CT 可以通过对肺部组织的密度和结构进行细致观察，帮助医生及时诊断这些并发症。对于轻度的瘢痕或纤维化，医生可能会采取药物治疗或物理疗法来缓解症状；而对于重度的情况，可能需要进一步的手术干预。而且肺部手术后可能会出现呼吸困难或肺功能下降的情况，这可能与手术损伤或肺部炎症有关。移动 CT 可以帮助医生全面评估患者的肺功能状况，从而制定个性化的康复计划。这可能包括呼吸锻炼、氧气疗法或其他支持性治疗措施，以尽快恢复患者的正常呼吸功能。

移动 CT 在肺部手术并发症处理中扮演着举足轻重的角色。其高分辨率、实时的成像特点使得医生可以快速、准确地诊断术后出现的各种并发症，如出血、感染或肺不张。与传统的固定式 CT 相比，移动 CT 的便携性为患者带来了更大的便利，尤其在紧急情况下能够迅速转运至患者床边进行扫描，显著缩短了诊断时间。这不仅提高了救治的成功率，也使得患者能够在最短时间内得到最有效的治疗。可以说，移动 CT 的出现为肺部手术并发症的处理带来了革命性的变革，极大地提升了医疗效率和患者体验。在未来，随着技术的进一步创新和优化，我们有理由相信移动 CT 将在肺部手术乃至更广泛的医疗领域中发挥更大的作用，为更多的患者带来福音。

移动 CT 在肺部手术并发症处理的优势

移动 CT 技术的产生为肺部手术提供了强有力的支持。这一技术如同医生的"千里眼",能够在术后迅速、准确地检测出患者肺部的任何异常。这不仅大大提高了并发症的诊断效率,还为医生制定治疗方案提供了宝贵的参考。总的来说,肺部手术是一个充满挑战的领域,需要医生拥有丰富的经验和精湛的技术。而移动 CT 技术的发展与应用则为这个领域带来了革命性的变革,使得手术更加安全、精准。未来随着技术的不断创新,我们有理由相信,移动 CT 将继续在肺部手术中发挥更大的作用,为患者带来更好的治疗效果和体验。

一、移动 CT 技术优势

移动 CT 与传统 CT 相比,具有显著的比较优势,为医疗诊断带来了全新的视角和便利。首先,移动 CT 具备出色的机动性。传统 CT 设备通常固定在医院放射科,而移动 CT 则可将高质量的 CT 扫描服务带到患者的床边。这一特点使得移动 CT 在紧急情况下尤其有价值,能够快速地为患者提供及时的诊断。移动 CT 在操作上更加简便,它采用了先进的技术和自动化功能,降低了操作的复杂性。医务人员只需简单的培训即可上手操作,大大提高了工作效率;而传统 CT 设备则通常需要更多的时间和专业知识来进行扫描和图像处理。此外,移动 CT 在图像质量上也不逊色于传统 CT。它采用了先进的探测器和计算机处理系统,能够生成高分辨率、清晰的图像,帮助医生准确地进行诊断和治疗方案制定。移动 CT 的图像质量与传统 CT 相比,差异微乎其微,甚至在某些方面更具优势[14]。

所以说,移动 CT 在机动性、操作简便性、图像质量和患者体验等方面都具备明显的比较优势。它为医疗诊断带来了更大的便利和效率,特别在紧急情况下发挥了重要作用。随着技术的不断进步,移动 CT 有望在医疗领域发挥更广泛的作用,为患者提供更优质的医疗服务[7]。

二、移动 CT 在肺部手术并发症处理的优势分析

1. 移动 CT 实时监测与评估术后病情

随着医疗技术的日新月异,移动 CT 已经成为现代医疗体系中的一名重要成员,尤其

是在术后病情实时监测与评估领域,它正在开创全新的可能。移动 CT 能够在床旁进行实时、高分辨率的扫描,让医疗团队能够及时了解术后病人内部的情况。

对于肺部手术,术后出血、感染、肺不张、支气管胸膜瘘以及肺栓塞等并发症是医生最为关注的问题。移动 CT 通过其高分辨率的成像技术,能够清晰地呈现出术后肺部的细微变化。医生可以根据这些图像,迅速判断是否有出血点、感染病灶或肺不张的迹象,从而做出相应的处理[15]。

当然,移动 CT 并不是万能的。它也有其局限性和挑战,比如设备成本高昂、操作技术要求高等。但随着技术的进步和应用的拓展,这些问题正逐步得到解决。越来越多的医疗机构开始认识到移动 CT 的价值,并将其引入术后监测与评估体系中。

未来,随着人工智能和远程医疗等技术的进一步发展,移动 CT 有望在术后病情实时监测与评估中发挥更大的作用。比如,通过与人工智能算法的结合,移动 CT 可以实现对图像的自动分析和诊断提示,进一步提高诊断的准确性和效率。而通过远程医疗技术,移动 CT 的扫描结果可以实时传输给远程的专家团队进行会诊,为病人提供更为全面和专业的医疗建议。

2. 移动 CT 精确诊断并发症类型与程度

在肺部手术领域,并发症的出现是医生与患者都不愿面对但又必须正视的现实。为了在这些关键时刻提供最准确、最及时的诊断,移动 CT 成为医生们手中的一把利器。凭借其高分辨率、实时的成像特点,移动 CT 能够精确诊断并发症的类型与程度,为医生制定治疗方案提供有力的支持。

而对于肺部感染和肺不张等并发症,移动 CT 能够发挥巨大的作用。通过高分辨率的 CT 图像,医生可以观察到肺部感染病灶的大小、分布和密度等信息,从而准确判断感染的病原体类型和炎症程度。这使得医生能够选择最有效的抗生素进行治疗,提高抗感染治疗的成功率。同时,移动 CT 还能够清晰地显示出肺不张的部位和程度,帮助医生判断肺不张的原因,如分泌物堵塞、机械压迫等,从而采取相应的物理治疗措施,如呼吸锻炼、体位引流等,以恢复患者的肺功能[16]。

除了术后出血、肺部感染和肺不张等并发症外,移动 CT 还能在诊断其他复杂并发症中发挥关键作用。例如,对于支气管胸膜瘘和吻合口瘘等并发症,移动 CT 能够清晰地显示出瘘口的位置和大小,帮助医生判断瘘口的成因和严重程度,从而制定合适的治疗方案。此外,移动 CT 还能够用于评估手术效果和随访观察,帮助医生及时调整治疗方案,提高患者的康复质量。

移动 CT 在肺部手术并发症诊断中的应用不仅提高了诊断的准确性和及时性,还为患者带来了更好的治疗体验和预后。通过精确诊断并发症的类型和程度,医生能够制定更加个性化的治疗方案,提高治疗效果的同时降低不必要的医疗风险。对于患者而言,这意味着更高的康复率和更好的生活质量。

总的来说,移动 CT 凭借其高分辨率、实时的成像特点和便捷性在肺部手术并发症的诊断中发挥着重要作用。未来随着技术的不断创新和优化,我们有理由相信移动 CT 将在肺部手术并发症的诊断和处理中发挥更大的潜力,为更多的患者带来福音。

3. 移动 CT 指导个性化治疗方案制定

在医疗科技日新月异的今天,移动 CT 已经成为许多疾病诊断和治疗的重要工具。尤其是在肺部疾病的诊疗中,移动 CT 的高分辨率、实时成像特点为医生制定个性化治疗方案提供了有力的指导。

肺部结构复杂,疾病种类繁多,因此每个患者的病情都有其独特性。传统的固定式 CT 虽然能够提供详细的肺部结构信息,但患者需要在特定的放射科进行检查,这无疑增加了患者的不适和时间成本,而移动 CT 的出现则彻底改变了这一局面。移动 CT 的高分辨率成像能够清晰地显示出肺部的微小结构,如肺亚叶、亚支气管等,帮助医生准确判断肺部疾病的类型和程度。例如,在肺癌的诊断中,移动 CT 能够显示出肿瘤的大小、位置以及与周围组织的关系,为医生制定手术方案提供重要的参考。

除了高分辨率成像外,移动 CT 还能够进行实时的成像。这意味着医生可以在治疗过程中多次进行扫描,及时了解患者的病情变化和治疗效果。这一特点在肺部手术并发症的处理中尤为重要。例如,在肺部手术后出现出血或感染等并发症时,医生可以立即使用移动 CT 进行扫描,准确判断并发症的类型和程度,然后迅速制定治疗方案。

基于移动 CT 的诊断结果,医生可以为患者制定个性化的治疗方案。这不仅包括手术方案的制定,还包括药物治疗、物理治疗等多个方面。例如,在肺部感染的治疗中,医生可以根据移动 CT 的扫描结果选择对患者最有效的抗生素进行治疗。而在肺不张的治疗中,医生则可以根据移动 CT 的成像结果,为患者定制合适的呼吸锻炼和体位引流等物理治疗方案。

移动 CT 在肺部疾病的诊疗中发挥着重要的作用。它不仅能够提供高分辨率、实时的肺部结构信息,还能帮助医生快速准确地诊断病情和制定个性化的治疗方案。这无疑大大提高了肺部疾病的诊疗效率和患者的就医体验。未来随着技术的不断进步和应用场景的不断扩展,相信移动 CT 将在更多领域发挥更大的作用并为更多的患者带来福音。

4. 移动 CT 提高治疗效果与患者预后质量

在医疗领域,技术的不断进步与创新始终是推动治疗效果与患者预后质量提升的关键因素。其中,移动 CT 技术以其独特的优势正在为医疗界带来革命性的变革,特别是在肺部疾病的诊疗中。

移动 CT 作为一种先进的成像技术,具有高分辨率、实时性以及便携性等特点,这些特点使其成为医生在治疗过程中强有力的助手。

肺部手术并发症的处理是移动 CT 发挥作用的典型场景之一。术后出血、感染、肺不张等并发症的发生是医生面临的严峻挑战。移动 CT 通过快速扫描，能够清晰地显示出术后的肺部状况，帮助医生准确判断并发症的类型和程度。例如，在术后出血的诊断中，移动 CT 能够准确识别出血的位置和范围，指导医生迅速采取有效的止血措施。而在感染的诊断中，移动 CT 则能够显示出感染病灶的分布和严重程度，帮助医生选择合适的抗生素进行治疗。这种精确的诊断信息为医生制定个性化治疗方案提供了有力的支持，从而提高了治疗效果。

除了提高治疗效果外，移动 CT 还在改善患者预后质量方面发挥着重要作用。预后质量是衡量医疗服务质量的重要指标之一，它包括患者的生存率、生活质量以及康复速度等多个方面。移动 CT 通过实时监测患者的肺部状况，能够帮助医生及时调整治疗方案，减少不必要的药物使用和手术操作，从而降低患者的痛苦和康复时间。此外，移动 CT 还能够为医生提供患者病情的长期跟踪信息，帮助医生评估治疗效果，及时调整治疗方案，从而提高患者的生存率和生活质量。

5. 移动 CT 降低医疗成本与减轻患者负担

移动 CT 凭借其独特的优势，在降低医疗成本和减轻患者负担方面发挥着重要作用。移动 CT 是一种体积小、高分辨率的计算机断层扫描设备，能够在床旁为患者提供高质量的 CT 检查。相较于传统的固定式 CT 设备，移动 CT 无需将患者转运至放射科进行检查，大大减少了患者的转运时间和风险。这尤其对于病情较重、转运困难的患者来说，是一项重大的福音。

移动 CT 的引入不仅提高了医疗效率，更降低了医疗成本。传统的固定式 CT 设备需要占用大量的医疗空间，并配备专业的放射科技师进行操作。而移动 CT 则可以在需要时随时部署到患者的床旁，无需额外的空间投入。此外，移动 CT 的操作相对简便，医护人员经过培训后即可掌握操作技能，降低了对专业放射科技师的依赖，从而减少了人力成本。

除了降低医疗成本外，移动 CT 还能够减轻患者的负担。对于需要进行多次 CT 检查的患者来说，传统的固定式 CT 设备需要患者多次转运，不仅增加了患者的不适感，还可能延误治疗。而移动 CT 则可以在床旁为患者连续进行扫描，减少了患者的转运次数和时间，减轻了患者的痛苦和焦虑感[17]。

移动 CT 的高分辨率成像能力还为医生提供了更丰富的诊断信息。医生可以根据移动 CT 的图像结果，更准确地判断患者的病情和治疗效果，从而制定更有效的治疗方案。这提高了医生的诊断水平和治疗效果，也降低了患者因为误诊或治疗不当而产生的额外负担。

移动 CT 在肺部手术并发症处理中，无疑占据了重要的地位并起到了关键作用。其独特的优势使得医生能够迅速、准确地应对各种突发状况,从而保障患者的安全。肺部手术本身就是一项高风险的操作,术后可能出现出血、感染、肺不张等并发症。这些并发症如果没有得到及时处理,可能会对患者的生命造成威胁。而移动 CT 的出现,则为医生提供了一个强大的工具,能够在第一时间发现并评估这些并发症的严重程度。

移动 CT 的高分辨率成像功能使得医生可以清晰地看到术后的肺部情况,从而准确地判断出问题的所在。而其体积小、方便移动等特点则允许医生在患者的床边进行实时扫描,大大缩短了从发现问题到进行治疗的时间。这种快速响应的机制,对于急性并发症的处理尤为重要,往往能够决定患者的生死。

此外,移动 CT 还为医生提供了丰富的信息,帮助他们制定个性化的治疗方案。通过对扫描结果的深入分析,医生可以了解患者的具体病情,从而选择最合适的治疗方法。这不仅提高了治疗的效果,也降低了不必要的医疗风险。

所以说,移动 CT 在肺部手术并发症处理中的作用是不可替代的。它不仅提高了诊断的准确性,还为医生提供了更多的治疗选择。这使得患者能够得到更加及时、有效的治疗,从而大大提高了手术的成功率和患者的生存率。未来随着技术的不断进步,我们有理由相信移动 CT 将在医疗领域发挥更大的作用,为更多的患者带来福音。

参考文献

[1] 罗泽汝心,王渝强,周亚馨,等.术前吸气肌训练预防成人心脏手术患者术后肺部并发症的最新进展[J].中国胸心血管外科临床杂志,2023,30(10):1519-1523.

[2] 肖奕君.拔管前 40%氧浓度肺复张对肺部手术术后肺部并发症的影响[D].成都:成都医学院,2023.

[3] 张华星,贾婧德,曹京旌,等.脊柱手术后肺部并发症的危险因素分析和风险评估表的建立[J].贵州医科大学学报,2023,48(8):974-980.

[4] 周佳宏.颈椎外伤手术后肺部并发症的研究进展[J].中国微创外科杂志,2020,20(11):1036-1039.

[5] 姚辉华,陈星宇,赖威,等.老年病人肝切除手术后肺部并发症发生的危险因素分析[J].临床外科杂志,2023,31(3):247-250.

[6] 谭晓刚.肺部小结节胸腔镜手术前定位方法的研究进展[J].中国微创外科杂志,2021,21(12):1112-1116.

[7] 焦思杨,孙云刚,张强,等.移动 CT 联合基础麻醉在单孔胸腔镜肺部手术术前肺结节定位中的应用[J].中国临床研究,2023,36(8):1166-1169.

[8] 黄仁杰,许德新,林铿强,等.术前 CT 引导下同轴定位针穿刺定位在肺部周围型小结节患者胸腔镜手术中的应用价值[J].福建医药杂志,2021,43(2):42-45.

[9] 黄斯阳,兰碧洋.肺小结节胸腔镜术前定位方法[J].中国现代医生,2021,59(15):163-167.

[10] 叶俊,杨劼,古卫权,等.术前 CT 定位在电视胸腔镜手术治疗肺部小结节中的应用[J].岭南现代临

床外科,2018,18(6):671-674.

[11] 姚梦旭,孙云刚,张强,等.BodyTom 移动 CT 联合基础麻醉应用于术前无痛定位肺小结节的回顾性队列研究[J].中国胸心血管外科临床杂志,2023,30(9):1267-1272.

[12] 刘晓静,马金强,杨炼,等.方舱医院 CT 低剂量扫描在肺部感染复查患者中的临床价值[J].中国医疗设备,6(S2):110-113.

[13] 王莉鸿,陈慧,林莉,等.移动 CT 诊疗车在新型冠状病毒肺炎防控中的应用[J].医学信息,2020,33(14):1-3.

[14] 张彩妮.从移动 CT 到远程会诊系统,金曦医疗瞄准医学影像潜力赛道[J].中国医学计算机成像杂志,2023,9(1):18.

[15] 黄鑫,温林,郝鹏,等.基于紧急医学救援的车载移动 CT 的研究与实践[J].中国医疗器械杂志,2023,47(1):66-69.

[16] 郑全乐,陈文锦,吴国华,等.重症监护患者床旁移动 CT 与常规 CT 头部扫描结果对比分析[J].中华脑科疾病与康复杂志:电子版,2021,11(5):5.

[17] 张伟欣.基于 MSCT 及 CBCT 技术的便携式移动 CT 临床应用分析[J].生物医学工程学进展,2021,42(2):100-102.

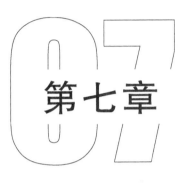

第七章

移动 CT 下的胸外科围手术期护理

围手术期(perioperative period)定义为患者决定手术治疗之刻起,直至与手术相关的治疗活动基本结束之时。此期间涵盖三个关键阶段:手术前期、手术期、手术后期。手术前期是从患者同意手术至被送往手术室的阶段;手术期是从患者被送至手术台到患者术后从手术室移至复苏室或病房的阶段;手术后期是从患者转移到复苏室或病房开始,直至出院并进行后续跟踪的阶段。

"一站式肺结节工作室",是利用 Samsung BodyTom 移动式 CT 进行精准定位,这在实施胸外科手术过程中起着至关重要的作用。而围手术期护理(perioperative nursing)的质量将直接影响手术结果的优劣,这包括院前、术前的准备,术中的照护与关怀及术后的恢复和随访等过程。围手术期护理管理路径的提升和优化旨在通过对胸外科手术患者的心理、生理及社会等方面提供全方位、全流程的护理,以确保手术的安全与成功。

第一节

手术前期的护理

术前护理的安排尤为重要,应通过院前管理、术前访视与评估等步骤,制定个性化护理方案,进行必要的教育和护理干预。

一、院前管理

与患者初诊医生共同进行临床和专科检查,根据患者的病史和症状制订手术计划。确保患者预约住院,携带必要文件,并在入院当天清晨遵守禁食禁饮的规定,接受并完善相关术前检查。

二、术前访视与评估

术前访视由多个专业团队来完成,主要包括病房护理、麻醉护理、手术室护理评估及营养科、康复科医生评估。团队成员侧重不同的评估内容,确保患者在手术前接受全面的护理评估。

择期手术患者的病房护理评估由责任护士在手术前 24 h 内完成,急诊手术患者应在手术前 1 h 内完成。在评估中出现可能影响手术安全的情况时,护士应及时向主管医生报告并协同进行相应处理。

在这一过程中,医护团队需评估患者的生理和心理状态、社会支持系统,确定护理的重点,从而确保围手术期的护理安全,促进患者的快速恢复[1]。

1. 病房常规护理评估

病房常规护理评估包括一般资料、既往史及健康状况、患者的病情、配合情况、自理能力、心理状态、生命体征、饮食睡眠、排便、女性患者是否处于月经周期、患者对疾病的认知和手术的耐受性、家庭支持度和经济承受能力、实验室检查结果及重要脏器功能等。完成坠床/跌倒(表 7-1-1)、Barthel(表 7-1-2)、Braden(表 7-1-3)、Caprini、疼痛评分、营养风险筛查(NRS2002)评分。

对于肝肾功能差者,给予保肝护肾治疗;对于心肺功能差者,术中术后应严密监测心肺功能;对于营养不良者,预先给予营养支持改善营养状况;对于术前有进行抗凝治疗的患者,术前 5～7 天需停用抗凝药物以防止术中出血;对于血小板低者,先进行相应治疗使 $PLT \geqslant 50 \times 10^9/L$。

表 7-1-1　住院病人坠床/跌倒护理评估表

项目/得分/内容	评估内容	
	0	1
身体虚弱	否	是
在家或住院有跌倒病史	无	有
意识状态	清醒或深昏迷	有意识障碍
行动能力	稳定自主或完全无法移动	无法稳定行走
睡眠形态	正常	睡眠形态紊乱或使用镇静催眠药物
有体位性低血压	无	有
使用易导致嗜睡的药物	无	有
排尿或排便需他人协助	不需	需
其他,如行走需要助行辅助装置、视觉障碍、年龄≥65 岁、需要绝对卧床	无	有

表 7 - 1 - 2　**Barthel 指数评定量表**

项目	评定得分				备注
	15	10	5	0	
进食	—	独立进食	部分帮助	极大帮助或完全依赖，或留置胃管	—
洗澡	—	—	独立完成	需他人帮助	—
修饰	—	—	可独立完成	需他人帮助	修饰：洗脸、刷牙、梳头、刮脸等
穿衣	—	可独立完成	需部分帮助	需极大帮助或完全依赖	穿衣：穿脱衣裤、鞋袜、拉拉链、系扣子、鞋带等
控制大便	—	可控制大便	偶尔失控或需要他人提示	完全失控	—
控制小便	—	可控制小便	偶尔失控或需要他人提示	完全失控，或留置导尿管	—
如厕	—	可独立完成	需部分帮助	需极大帮助或完全依赖	去厕所、解开衣裤、擦净、整理衣裤、冲水
床椅转移	可独立完成	需部分帮助	需极大帮助	完全依赖他人	部分帮助：搀扶或用拐杖
平地行走	可独立平地行走 45 m	需部分帮助	需极大帮助	完全依赖他人	部分帮助：搀扶、用拐、助行器等
上下楼梯	—	可独立上下楼梯	需部分帮助	需极大帮助或完全依赖	部分帮助：扶楼梯、他人搀扶或用拐杖

总分：

A. ≤40 分	重度依赖	完全不能自理，全部需要他人照护
B. 41～60 分	中度依赖	部分不能自理，大部分需他人照护
C. 61～99 分	轻度依赖	极少部分不能自理，部分需他人照护
D. 100 分	无需依赖	完全能自理，无需他人照护

Barthel 评定频次及要求：

1. 病人入院、转入、手术、病情变化、护理等级修改时给予 Barthel 指数评定（未成年患儿不评分）；

2. 住院期间按等级护理病情记录频次进行 Barthel 指数评定（特级护理评定 1 次/日；一级护理评定 2 次/周；二级护理 1 次/周）；

3. 首次评估结果记录于病人入院护理评估单及护理记录中，后续评分结果记录于护理记录中，如"Barthel 评分＿＿分，自理能力＿＿依赖"；对自理能力"重度依赖"的病人需纳入口头及书面交班；

4. 护理人员依据病人自理能力给予照护，Barthel 指数评定"重度依赖"的普通病房病人需要 24 h 陪护。

表 7 - 1 - 3　Braden 压疮危险因素评估表

项目	评分			
	1	2	3	4
感觉:对压力相关不适的感受能力	完全受限	非常受限	轻度受限	未受损
潮湿:皮肤暴露于潮湿环境的程度	持续潮湿	潮湿	有时潮湿	很少潮湿
活动力:身体活动程度	限制卧床	坐位	偶尔行走	经常行走
移动力:改变和控制体位的能力	完全无法移动	严重受限	轻度受限	未受限
营养:日常食物摄取状态	非常差	可能缺乏	充足	丰富
摩擦力和剪切力	存在问题	潜在问题	不存在问题	—

2. 评估术后气道并发症的高危因素(表 7 - 1 - 4)

年龄>70 岁、吸烟指数>400 支/年、哮喘、气道高反应性、慢性阻塞性肺疾病(COPD)、肥胖(体重指数>28 kg・m^{-2})或体表面积>1.68 m^2、低肺功能、呼气流量峰值(PEF)<300 L/min、致病性气道定植菌、营养代谢紊乱、既往放化疗史及手术史等[3]。

表 7 - 1 - 4　胸外科患者术前低肺功能高危因素

项目	数值
第 1 秒用力呼气容积(FEV1)	<1.0 L
一秒率(FEV1%)	50%~60%
年龄	>5 岁
肺氧弥散量(DLCO)	50%~60%
预计术后 FEV1%	<40%
预计术后 DLCO	<40%

3. 麻醉护理评估

1) 健康史

健康史包括患者既往的手术与麻醉史,近期是否存在呼吸道或肺部感染,以及任何可能影响气管插管成功的因素,如颌关节活动限制、下颌畸形或颈椎病。此外,评估患者的呼吸、循环和中枢神经系统的状况,询问其烟草、酒精使用状况和药物依赖史,目前的药物使用和不良反应,过敏史及其婚育和家族病史。

2) 症状与体征

检查并评估患者的意识、精神状态和生命体征。观察患者是否有营养不良、发热、脱水或体重减轻,皮肤和黏膜是否有出血或水肿,检查牙齿是否缺失或松动,以及患者是否使用假牙。

3）辅助检查

进行血液、尿液和大便常规检查，血生化检验、血气分析、心电图和影像学检查，评估患者是否有重要器官功能不足、凝血功能障碍、贫血或低蛋白血症等异常情况。

4）心理-社会状况评估

了解病人及其家属对麻醉方法、术前准备、术中配合及术后康复的知识水平，评估是否存在焦虑或恐惧情绪，以及他们对手术的担忧和家庭及工作单位的支持情况。

4. 手术室术前访视评估

在手术前一天访视患者，了解患者的健康状况、手术计划和麻醉方法，以及患者的过敏史和生化检查等信息。评估患者的皮肤完整性、肢体活动能力和手术区域的准备状况。

三、术前常规宣教

术前常规宣教包括一对一的面对面宣教和通过观看视频来直观解释手术前后的注意事项，介绍手术环境以缓解患者的紧张情绪。主治医生进行心理疏导，解释手术的原理和流程，消除患者的顾虑，减轻其恐惧和焦虑情绪，并通过介绍成功的手术案例来增强患者战胜疾病的信心。

（1）鼓励患者表达出内心对手术的焦虑感受、产生的疑问，帮助他们了解手术、麻醉的相关信息，过程中可能出现的状况，并充分说明手术的重要性，以及需要患者和家属在术前、术中、术后的配合方法。

（2）向患者及家属说明术前检查的必要性，以及各个项目的目的、注意事项，并协助完成各项辅助检查，如血型和交叉配血试验、药物及过敏试验。

（3）请患者做好个人准备，修剪指甲、理发、沐浴更衣、手术部位的备皮、肠道准备、保证充足睡眠。女士如有佩戴甲片或涂抹指甲油，也需要自行清洗去除。

（4）在胸外科手术前的准备工作中，术前常规适应性训练对于患者术后恢复具有重要意义。这包括以下几个方面的训练：① 床上排泄，指导患者在床上使用便器进行排便的技巧，以准备应对术后可能需要在床上排便的情况；② 体位训练，指导患者如何在卧床时自行调整身体位置及进行床上翻身，包括术中和术后可能需要采用的特殊体位；③ 肢体功能训练，进行上下肢锻炼，如踝泵运动和股四头肌训练，根据手术的具体部位和类型进行有针对性的分层级分部位训练指导；④ 呼吸训练，在专业指导下，让患者每天进行缩唇呼吸、腹式呼吸和主动呼吸训练，每日三次，每次 20 min。这些训练有助于患者适应术后快速康复的呼吸需求。此外，为确保术中穿刺针的精确定位，患者需要进行呼吸控制训练（屏气及平稳呼吸），包括在不同的体位（平卧位、左侧卧位、右侧卧位、俯卧位）中练习用鼻腔吸气和口腔呼气,学会在吸气末稍作停顿后再进行缓慢呼气。训练中要求患者尽量保持胸廓运动的平稳,并放松全身肌肉。这种训练有助于在保持身体所需氧量的同时减少呼吸频率,避免因呼吸频繁或幅度过大导致穿刺针的移位。

(5)去手术室前取下所有首饰及配件交由家人保管,如各类首饰、发夹、假牙、隐形眼镜以及内衣裤、袜子等。手腕带请勿取下,以便术前进行身份核对。

(6)既往有高血压病史的患者手术日可正常服用降压药。糖尿病患者手术日需空腹,停用降糖药,可备用糖块预防低血糖的发生,应用静脉营养。

四、术前心理护理

1. 评估患者手术前的心理状态

在胸外科手术的术前准备阶段,对患者的心理状态进行详细评估至关重要。由于患者对手术过程、方案可能存在不同程度的不解和担忧,不可避免地对手术存在不同程度的心理紧张和焦虑,这些心理反应受患者的文化背景和社会环境的影响。基于手术患者的心理特点,应针对患者的个性特征,认真、耐心、细致地做好患者的心理护理[2]。具体措施包括,医务人员应主动与患者建立联系,构建稳定的护患关系,详细了解患者的健康状况及需求,并提供必要的解释和安慰。通过有效的沟通技巧赢得患者的信任,以礼貌和尊重的态度对待患者,确保患者在术前感到安全和舒适。认真聆听患者的担忧,耐心回答他们的问题,及时识别并处理任何异常的心理反应。向患者传授相关的疾病知识,帮助其消除疑虑,增强信心,并探讨引发焦虑的原因,进行有针对性的心理干预。同时,可以利用专业知识和技术技能来增强患者的信任感,介绍其他成功案例来增强其战胜疾病的信心。

2. 术前心理疏导

术前心理疏导是必不可少的。通过宣教活动,使用亲切和礼貌的语言向患者及其家属介绍手术流程、注意事项,并帮助他们进行术前准备。手术室护士和医生应在手术前一天访问患者,介绍手术细节,减轻患者的疑虑、紧张和恐惧,消除对麻醉和手术可能带来的影响的担心,从而增强患者的信心和配合度。

3. 保证充足的睡眠

最后,保证患者有充足的睡眠对术前准备同样重要。睡眠不足会降低人的压力应对能力。为确保患者获得足够的休息,可以采用音乐疗法、呼吸放松技巧、热水泡脚等方法帮助患者放松和入睡。如有必要,可适当使用镇静剂或安眠药物,确保患者在术前获得充分休息,以最佳的状态迎接手术。

五、术前戒烟、戒酒

1. 戒烟

吸烟被认为是导致术后肺部感染的一个关键风险因素。研究表明,吸烟不仅会显著增加术后心肺并发症的风险,还可能提高围手术期的死亡率。术前停止吸烟能显著降低术后并发症的发生率,而术前每增加一周的戒烟时间,其效果提升 19%;特别是当戒烟时间达到或超过 4 周时,治疗效果会有显著提升;与戒烟时间少于 4 周的患者相比,戒烟 4 周及以上的患者,相对危险度(RR)降低了 20%;数据显示,术前戒烟 4 周可以降低术后肺部并发症的风险发生率 23%,而 8 周则可以降低发生率 46%,即戒烟时间 4 周以上效果更佳。指南意见推荐术前至少戒烟 4 周[3]。

2. 戒酒

饮酒会导致患者对麻醉药物产生耐受,且长期饮酒者肝功能下降,可能会出现术中麻醉药物在患者体内蓄积,术后麻醉清醒时间延长等不良反应。所以,术前至少 2 周应主动戒酒。而对于有大量饮酒风险的患者,应在手术前至少 4 周进行强化戒酒计划,包括咨询、面谈、药物干预等方式降低手术并发症发生的风险。

六、术前预康复

对于胸外科手术患者,预康复提供了"从诊断到开始手术治疗期间持续优化的过程",安全是预康复的基石,有效是预康复的核心,个体化是预康复的关键。

目前,倡导制订多模态的预康复计划,这包括戒烟、纠正贫血、进行中至高强度有氧运动和阻抗力量训练、吸气肌训练(IMT)、提供以优质蛋白为主的营养支持及心理支持以消除焦虑等。这些措施旨在提升患者的体能,改善生理和功能储备,减少负面情绪,增强手术耐受力,降低术后并发症发生率,从而改善患者围手术期的功能状态,并加速术后康复,从而缩短住院时间[4]。

(1)预康复的理想时间为术前 2~4 周。不推荐因执行预康复计划而将手术延迟超过 4 周。若从决定手术到手术时间少于 2 周,也应尽可能进行预康复。手术决定后,应立即开始对患者进行预康复宣教。

(2)在宣教前,应对患者进行初步的风险分层分级评估,并制订预康复计划。对于那些年龄小于 70 岁、BMI 在 17.5~28 kg/m² 、ASA 分级为 1 到 2 级的低风险患者,且没有肺功能障碍或营养不良的风险,可以考虑采用自主家庭预康复模式,借助在线视频、远程医疗和手机 APP 应用等多种手段实施。

(3)对于中高风险患者,需要进一步评估包括身体机能、心理和认知状态在内的多个方面,以制订个体化的预康复方案。对于有心脑血管疾病、心律失常(包括心脏起搏器用户)、糖尿病(尤其是血糖控制不佳的患者)、外周血管疾病等合并症的患者,应评估其病情的严重程度,必要时应进行专科会诊,优化围手术期用药和治疗策略。

(4)运动训练是预康复的重要组成部分,包括有氧运动训练、抗阻力量训练和 IMT。有氧运动训练是基础,抗阻力量训练是重要组成部分,而 IMT 则需与其他训练结合进行。这些训练的目标是通过改善心肺功能和肌肉的氧利用能力来提升患者的峰值氧耗(VO_2 peak)和无氧阈值(anaerobic threshold,AT)。

当前研究表明,适当的运动训练能够增强肺癌患者术前的运动能力,显著减少他们术后发生肺炎的风险以及缩短住院时间。特别是对于那些术前体能可能不足以承受手术的肺癌患者,实施适当的运动计划尤为重要。有氧运动训练、抗阻力量训练和 IMT 是三种关键的训练模块,这些训练能够优化患者的心肺功能和肌肉适应性,从而改善他们术前的身体状态,加快术后恢复,帮助他们更快地返回日常生活和工作。为了实现这些目标,运动处方的安全性、完整性和有效性至关重要。运动处方需要详细规定运动的形式、强度、持续时间、频率及递进方式。对于高风险患者,应基于详细的评估来制订个性化的运动计划。此外,运动的目标还可能包括减重,改善因基础疾病如神经系统、骨关节系统疾病、慢性疼痛引起的运动功能障碍,改善平衡和减少跌倒等。

1)有氧运动训练

有氧运动训练是胸外科手术预康复中的基础,推荐所有预康复患者均可进行。这类运动通常涉及全身主要肌群的参与,是节奏性、持续性的耐力活动,其运动负荷与摄氧量成线性关系。通过提升肺活量、优化肺内气体交换、增加心排血量、提高肌肉的摄氧能力等方式,有氧运动能有效增强人体的有氧运动能力,显著提升患者的最大摄氧量(VO_2 peak)。对于无慢性疾病、身体较为活跃的非老年人,可以采用适应性强的持续耐力训练方案,包括快走、骑自行车、游泳、慢跑或使用椭圆机、划船机等;训练应为中至高强度,可根据心率和主观用力程度分级(rating of perceived exertion,RPE)来调整。建议的目标心率为"(220-年龄)×70%+基础心率",Borg 评分建议在 13~16 分之间,持续时间为30~60 min。每次训练包括 5 min 的热身、20~50 min 的目标强度训练和 5 min 的放松,频率建议为每周 3~5 次。对于有心血管疾病、呼吸系统疾病、慢性骨关节或肌肉疾病的患者、肥胖者、老年患者,此外有影响心率疾病/药物使用(如 β 受体阻滞剂),出于安全性考虑,需要在掌握患者基础心肺功能的前提下进行训练,必要时应由心肺物理治疗师进行心肺运动试验(cardiopulmonary exercise testing,CPET),以便为患者提供更安全、有效的个体化运动方案。此外,高强度间歇训练(high-intensity interval training,HIIT)也显示出在预康复中的良好应用前景,该训练通过高强度爆发训练和随后的低强度恢复训练交替进行,可以在短时间内达到提升代谢水平的效果,对于那些不能延迟手术的肺癌患者尤其有益。对有心肺疾病的患者进行 HIIT 时,应有专业物理治疗师监督,必要时进行运动心电、血压和血氧监测,以确保训练的安全性和有效性。改进的 Borg 评分为 6～20 分,涵盖从"非常轻松"到"非常用力"的全范围感知强度,6～8 分为非常轻,9～10 分为很轻,11～12 分为轻,13～14 分为有点用力,15～16 分为用力,17～18 分为很用力,19～20 分为非常用力。

2)抗阻力量训练

抗阻力量训练是预康复计划中的关键组成部分,特别是对于年长、体弱、久坐、营养不良以及患有慢性心肺疾病的人群来说,这种训练尤为重要。抗阻力量训练涉及的是通过克服阻力来提升肌肉功能的一种运动方式。它能增强肌肉的氧气利用和工作能力,提高胰岛素敏感性,维护围手术期的氮平衡,并已被证实能提高肿瘤患者的生活质量,缩短住院时间,降低术后肺部并发症的风险。肌肉功能不足可能会限制有氧运动的实施,尤其是对于身体机能受损或年长的患者,抗阻力量训练在提高最大摄氧量(VO_2 peak)和无氧阈值(AT)方面起着关键作用。抗阻力量训练可以采用弹力带、哑铃、身体自重等多种形式,目标是锻炼日常活动中所需的主要肌肉群,包括上肢、胸部、背部、腹部、臀部和下肢等。对于慢性呼吸系统疾病患者,特别强调上肢肌肉群的训练。训练动作可以包括但不限于坐姿提膝、胸部推举、抗阻扩胸、抗阻伸膝、抗阻分髋、下肢推蹬等。抗阻力量训练的强度通常以最大重复次数(repetition maximum,RM)值来表示,推荐使用 8～15 RM;每组动作应完成 10～12 次,每次训练包括 2～3 组,每组间休息 2 min;训练频率为每周 2～3 次,同一肌群在下次训练前应休息 48～72 h。应注意在发力时不要屏气,以避免血压升高;建议老年患者主要采用坐或卧位进行练习,以减少跌倒风险;如果训练后感觉很轻松,则应增加弹力带的强度或哑铃的重量。

3)IMT

针对 IMT,根据 2022 年的胸外科手术预康复管理专家共识,IMT 能增加吸气肌的功能储备,应与有氧运动和/或抗阻力量训练结合进行。呼吸训练旨在提高胸廓的柔韧性、改善姿势、调整呼吸模式、提升肺容量及强化吸气和呼气肌功能,术前有效的呼吸训练有助于清除支气管内痰液,增强呼吸肌力,提高术前呼吸功能,从而减少围手术期肺部并发症如肺不张和肺感染的风险,缩短住院时间。大部分胸外科术后患者出现吸气肌力量下降,IMT 作为预康复的核心内容,通过训练膈肌等骨骼肌,遵循逐步增负荷的原则。快速吸气能增强膈肌的快速肌力,提高肺泡的顺应性;慢速呼气有助于最小化残余空气量。如果使用呼吸训练器等辅助工具时,患者应保持坐姿,放松肩部,进行深度腹式呼吸,从而提高训练效果。若已知最大吸气压(MIP)值,初始负荷应设置为 MIP 的 30%～50%;如果未知 MIP 值,应从最低阻力 0 级开始,并根据患者的反应调整阻力。每天进行 1～2 组,每组 30 次。如果某阻力下能轻松完成 35 次吸气,应适当增加阻力。有自发性气胸或近胸膜大泡的患者应谨慎使用 IMT。训练时应优先使用膈肌,注意间歇休息,避免因吸气肌过度疲劳而引起头晕。单独使用 IMT 尚未证实可以改善术后近远期结果,建议与有氧运动和抗阻力量训练结合使用。对于肺癌合并 COPD 的患者,运动训练前应进行详细的康复评估,以确保训练的个性化、有效性和安全性。在制定训练计划前,应优化支气管扩张剂的使用,以增强训练效果。常见的训练形式包括骑自行车和步行。对于通气功能障碍导致运动受限的患者,年龄估算的目标心率可能不适用。COPD 患者的有氧训练强度可根据峰值负荷的 30%～80%、6 min 步行测试的平均步速的 80%、呼吸困难的 Borg 评分或改良 Borg 评分(13～14 分,有点用力)来设定。训练中应确保血氧饱和度不低于 88%。如果因呼吸困难、疲劳或其他症状难以达到目标强度或持续时间,可采用间歇训练作为替代。与有氧训练相比,力量训练的氧耗水平和分钟通气量需求更低,引起的呼吸困难较少,耐受性更好。除了下肢大肌群外,特别强调对 COPD 患者的上肌群练习。IMT 推荐用于明显吸气肌无力(MIP<70%预计值)的 COPD 患者。除运动训练外,部分患者可能还需进行体位引流、主动循环呼吸技术(active cycle of breathing technique,ACBT)、振荡呼气正压(oscillation positive expiratory pressure,OPEP)等气道清理的呼吸物理治疗。

　　6 min 步行试验(six-minutes walk test,6-MWT)是客观评价运动能力的一种方法,即测定试验者在平地上 6 min 内以尽可能快的速度所能步行的最大距离,单位以 m 表示。基于体重指数(BMI)和年龄的计算公式:男性:6 MWT(m)=1 140－5.61×BMI(kg/m^2)－6.94×年龄(岁);女性:6 MWT(m)=1 017－6.24×BMI(kg/m^2)－5.83×年龄(岁)。健康成年人 6 MWT 的范围在 400～700 m。试验者病情稳定,餐后 2～3 h 为最佳时机,测试前 2 h 内应避免剧烈活动,穿舒适轻便的衣服、鞋子;平日行走需使用助行器具,如拐杖、助步器等,测试过程中应继续使用;高危受试者则建议医生在场;记录 Borg 评分(表 7-1-5)、心率、血压、SpO_2[5]。

表 7-1-5　Borg 指数

0 分	一点也不觉得呼吸困难或疲劳
0.5 分	非常非常轻微的呼吸困难或疲劳,几乎难以察觉
1 分	非常轻微的呼吸困难或疲劳
2 分	轻度的呼吸困难或疲劳
3 分	重度的呼吸困难或疲劳
4 分	略严重的呼吸困难或疲劳
5 分	严重的呼吸困难或疲劳
6～8 分	非常严重的呼吸困难或疲劳
9 分	非常非常严重的呼吸困难或疲劳
10 分	极度的呼吸困难或疲劳,达到极限

表 7-1-6　自认疲劳程度 RPE

1	7	8	9	10	11	12	13	14	15	16	18	19	20
无	极轻		很轻		轻		有点重		重			极重	

七、术前营养支持

在手术前,对所有患者进行营养风险评估是至关重要的,推荐采用营养风险筛查 2002(nutritional risk screening 2002,NRS 2002)。根据国内的共识,若患者呈现以下任何一种情况,则应被认为存在严重的营养风险:① 过去 6 个月体重减轻超过 10%;② 使用疼痛数字评分法(NRS)得分超过 5 分;③ 身体质量指数(BMI)低于 18.5;④ 人血清白蛋白水平低于 30 g/L。对于存在营养风险的患者,应提供适当的营养支持和干预措施。

营养不良和肌肉量减少可影响患者的预后。特别是严重的营养不良和显著的体重下降已被认为是肺部手术后并发症和增加死亡率的独立风险因素。尽管目前尚无确切证据表明优化术前营养状态可以改善肺部手术的预后,但鉴于肺癌患者常伴有慢性阻塞性肺病(COPD),适当的营养治疗能够显著改善 COPD 患者的生活质量和肌肉功能,这可能有助于肺部手术的恢复,并预防并发症的发生。此外,良好的营养状态也有利于进行预康复运动训练,并为手术后的代谢应激提供必要的能量储备。

术前营养支持对于身体质量控制和肥胖管理也极为重要,尤其是在计划进行肺部手术的患者中。肥胖可能会增加围手术期出现低氧和肺部并发症的风险,不利于术后的早期康复。建议肥胖患者在手术前调整并优化饮食结构,适当减轻体重。患者应调整不良饮食习惯,定时进餐,减少或避免高糖高脂食品的摄入,并适量增加蔬菜、水果以及高质量蛋白质(如鱼、鸡胸肉、牛奶、鸡蛋、大豆)的摄入。

术前贫血与术后死亡率及并发症紧密相关,手术的风险随着贫血的严重程度增加而升高。应在术前对患者进行贫血评估,如果存在贫血,建议通过口服或静脉注射铁剂进行 2~4 周的治疗以纠正贫血,从而减少术中及术后输血的风险和相关不良反应。对于巨幼红细胞性贫血的患者,建议口服维生素 B12 或叶酸。

表 7-1-7　住院患者营养风险筛查评估表

	初步筛查	是	否
1	患者身体质量指数(BMI)<20.5 吗?		
2	过去 3 个月内患者体重下降吗?		
3	上周患者饮食摄入量减少了吗?		
4	患者病情是否严重(如在重症监护室)		
是:如果其中有一个问题的答案为"是",则完成下面最终筛查项目 否:如果所有问题都回答"否",则每周重复筛查 1 次			

最终筛查		
身高(m)：	体重(kg)：	
体重指数(BMI)：	白蛋白(g/L)：	
评估项目	分值	得分
一、疾病状态		
1.骨盆骨折或者慢性病合并有以下疾病：肝硬化、慢性阻塞性肺病、长期血液透析、糖尿病、肿瘤	1	
2.腹部重大手术、中风、重症肺炎、血液系统肿瘤	2	
3.颅脑损伤、骨髓抑制、加护病患(APACHE>10 分)	3	
小计		
二、营养状态		
正常营养状态	0	
3 个月内体重减轻>5%或最近 1 个星期进食量(与需要量相比)减少 20%～50%	1	
2 个月内体重减轻>5%或 BMI 处于 18.5～20.5 或最近 1 个星期进食量(与需要量相比)减少 50%～75%	2	
1 个月内体重减轻>5%(或 3 个月内体重减轻>15%)或 BMI<18.5(或人血清白蛋白<35 g/L)或最近 1 个星期进食量(与需要量相比减少)为 7%～100%	3	
小计		
三、年龄		
年龄≥70 岁	1	
小计		
营养风险筛查总分		
备注：总分＝疾病严重程度＋营养状态削弱程度＋年龄校正评分		

八、术前静脉血栓栓塞症的预防与护理

静脉血栓栓塞症(Venous Thromboembolism，VTE)包括深静脉血栓形成(Deep Venous Thrombosis，DVT)和肺血栓栓塞症(Pulmonary Thromboembolism，PTE)，是住院患者常见的并发症，也是医院内非预期死亡的重要原因，已经成为医院临床医务人员面临的严峻问题。目前，多部指南已明确提出 VTE 是可防可治的，VTE 的发生与发展涉及临床诸多学科，其中护理是 VTE 防治中必不可少的重要学科。

血栓风险评估：要求在患者入院后 2 h 内需护士完成 VTE 风险评估，后经医生确认评估结果，同时做出血风险评估，并采用 Caprini 量表进行评估。要求患者在转科、手术(含介入手术)后、病情变化、出院时均需进行 VTE 风险再评估。

外科住院患者 VTE 风险评估及预防推荐使用 Caprini 血栓风险评估量表(表 7-1-8)。该模型相对简单易用，累计患者各项静脉血栓栓塞症危险因素并将对应分值相加获得 Caprini 评分。根据评分结果确定静脉血栓栓塞症危险分层并悬挂高危预警标识，医生应对所有外科患者进行出血风险评估，识别出存在高危出血风险或出血会导致严重后果的患者(参照表7-1-9),依据静脉血栓栓塞症危险分层(表7-1-8)结合出血风险评估(表7-1-9)结果选择合适的预防措施,存在出血高风险者,药物预防需慎重;护士(参照表7-1-10)的预防处方,根据VTE风险分层与手术类型指导患者术后早期下床活动、抬高患肢、踝泵运动等基础预防措施和遵医嘱应用相应的物理、药物预防措施[6]。

表 7-1-8 Caprini 血栓风险评估量表

1 分	2 分	3 分	5 分

☐ 年龄 41~60 岁
☐ 小手术
☐ BMI>25kg/m²
☐ 下肢水肿
☐ 静脉曲张
☐ 卧床患者
☐ 败血症(1 个月内)
☐ 肠炎病史
☐ 严重肺部疾病,包括肺炎
  (1 个月内)
☐ 肺功能异常
☐ 急性心肌梗死
☐ 充血性心力衰竭(1 个月内)
☐ 妊娠期或产后
☐ 有不明原因或者习惯性流产
☐ 口服避孕药或激素替代治疗
	☐ 年龄 61~74 岁
	☐ 关节镜手术
	☐ 开放式手术
	  (>45 min)
	☐ 腹腔镜手术
	  (>45 min)
	☐ 恶性肿瘤
	☐ 卧床(>72 h)
	☐ 石膏固定
	☐ 中央静脉通路
		☐ 年龄≥75 岁
		☐ VTE 病史
		☐ VTE 家族史
		☐ 凝血因子 VLeiden
		  阳性
		☐ 凝血酶原 20210A
		  阳性
		☐ 狼疮抗凝物阳性
		☐ 抗心磷脂抗体阳性
		☐ 血清同型半胱氨酸
		  升高
		☐ 肝素诱导的血小板
		  减少症
		☐ 其他先天性或获得
		  性血栓症
			☐ 脑卒中(1 个月
			  内)
			☐ 择期关节置换术
			☐ 髋关节、骨盆或
			  下肢骨折
			☐ 急性脊髓损伤
			  (1 个月内)

极低危:0 分;低危:1~2 分;中危:3~4 分;高危≥5 分			

表 7-1-9 外科住院患者出血风险评估表

基础疾病相关	手术相关	出血并发症可能会导致 严重后果的手术

☐ 活动性出血
☐ 3 个月内有出血事件
☐ 活动性消化道溃疡
☐ 严重肾功能或肝功能衰竭
☐ 血小板计数<50×10⁹/L
☐ 已知、未治疗的出血疾病
☐ 未控制的高血压
☐ 腰穿、硬膜外或椎管内麻醉术前
  4 h~术后 12 h
☐ 同时使用抗凝药、抗血小板治疗
  或溶栓药物
☐ 凝血功能障碍
	☐ 腹部手术:术前贫血/复杂手术
	  (联合手术、分离难度高或超过一
	  个吻合术)
	☐ 胰十二指肠切除术:败血症、胰
	  瘘,手术部位出血
	☐ 肝切除术:原发性肝癌、术前血红
	  蛋白和血小板计数低
	☐ 心脏手术:体外循环时间较长
	☐ 胸部手术:全肺切除术或扩张切
	  除术
		☐ 开颅手术
		☐ 脊柱手术
		☐ 脊柱外伤
		☐ 游离皮瓣重建手术

注:存在上述因素者,同时具有高出血风险,药物预防需慎重; 对于手术患者,存在以上 1 项或以上因素即为出血高危		

表 7 - 1 - 10　外科住院患者 VTE 预防处方

低危(0～2 分)	VTE 高危,出血风险高	VTE 高危,出血风险低
☐ 早期活动	☐ 间歇充气加压泵(IPC) ☐ 分级加压弹力袜(GCS) ☐ 其他	☐ 机械预防措施(IPC 或 GCS) ☐ 低分子肝素 ☐ 利伐沙班 ☐ 达比加群 ☐ 其他

九、术前气道准备

1. 咳嗽能力的评估

咳嗽是机体的一种本能的神经反射,是呼吸系统保护性反射的关键机制之一,通过产生快速的呼气流来排除呼吸道中的异物或分泌物,确保呼吸通畅并防止误吸。在评估咳嗽能力时,患者的意识水平、吸气末肺容量以及呼气流速都是重要的考量因素。临床上,通常采用半定量咳嗽强度评分(Semiquantitative Cough Strength Score,SCSS),通过观察患者咳嗽的强度分配相应的分值,该方法具有一定的主观性。评估操作包括嘱患者进行多次咳嗽,根据咳嗽强度由弱到强赋予 0～5 的评分。

表 7 - 1 - 11　SCSS 半定量咳嗽强度评分

0 分	没有咳嗽
1 分	没有咳嗽,但可以听见口腔里的气流声
2 分	弱(勉强)可听到的咳嗽
3 分	清楚可听到的咳嗽
4 分	较强的咳嗽
5 分	连续强咳
注:0～2 分,咳嗽力度弱;3～5 分,咳嗽力度强	

2. 咳嗽程度的评估

咳嗽程度的评价主要涉及视觉模拟评分(VAS)、咳嗽症状积分、生活质量评估、咳嗽频率监测和咳嗽敏感性测试等方面,这些都是评估病情和观察治疗效果的重要工具。

1) 视觉模拟评分(VAS)

患者根据个人感受在一条标有 0～10 cm 或 0～100 mm 的直线上做标记,以此表示咳嗽的严重程度。VAS 提供了细致的评级,便于比较治疗前后的变化。

2) 简易咳嗽程度评分表(Cough Evaluation Test,CET)

涵盖日间咳嗽强度、夜间咳嗽对睡眠的影响、咳嗽剧烈程度及其对日常活动和心理状态的影响。研究表明,CET(见表 7 - 1 - 12)具备良好的再测试信度和敏感性,与 VAS

评分及咳嗽生活质量问卷高度相关。CET 是评估咳嗽严重程度及其对健康影响的简便工具。

表 7-1-12　咳嗽程度评分表（CET）

问题条目	无	很少	有一些	经常	频繁
您白天有咳嗽吗？	1	2	3	4	5
您会因咳嗽而影响睡眠吗？	1	2	3	4	5
您有剧烈咳嗽吗？	1	2	3	4	5
您会因咳嗽影响工作、学习和日常活动吗？	1	2	3	4	5
您会因咳嗽而焦虑吗？	1	2	3	4	5
注：白天指晨起至入睡前这段时间					

3. 咳痰的评估（表 7-1-13 和表 7-1-14）

表 7-1-13　痰液颜色及形状评分

1 分	水样透明痰
2 分	白色黏液痰
3 分	淡黄色或黄色痰
4 分	黄绿色痰

表 7-1-14　Miller 痰液分级（经口）

M1	黏液状，无肉眼可见脓液
M2	大部分黏液状液体，含肉眼可见脓液
P11/3	脓液，2/3 黏液
P22/3	脓液，1/3 黏液
P3	大于 2/3 脓液痰
痰液量：大于 25～30 m 为中量以上，大于 50 m 即为大量	

4. 胸外科围手术期气道吸入药物的使用[7]

（1）合并致病性气道定值菌的患者，合理使用抗生素。

（2）年老体弱或婴幼儿、吸气流速低的患者，可采用雾化吸入。

（3）术前合并哮喘、气道高反应、COPD 的患者，围手术期可采用便携式吸入剂。

常见的治疗药物：长效 β2 受体激动剂（扩张支气管）、吸入性糖皮质激素（抗炎）、长效抗胆碱能拮抗剂（扩张支气管）。

表 7 - 1 - 15　常用吸入药物

ICS	吸入糖皮质激素、布地奈德雾化液
LABA	长效 β2 受体激动剂、沙美特罗
SABA	短效 β2 受体激动剂、万托林(沙丁胺醇气雾剂)
SAMA	短效抗胆碱能药物、爱全乐(异丙托溴铵气雾剂)
ICS+LABA	沙美特罗替卡松粉吸入剂(舒利迭)、布地奈德福莫特罗粉吸入剂(信必可)
ICS+LABA+LAMA	全再乐(糠酸氟替卡松、乌美溴铵和维兰特罗)和布地格福(布地奈德、格隆溴铵和福莫特罗)

吸入剂种类繁多,包括干粉吸入剂、气雾剂、雾化吸入剂。

表 7 - 1 - 16　常用吸入药物分类

分类	代表药物
压力定量气雾剂(pMDI)	布地格福吸入气雾剂(倍择瑞)、硫酸沙丁胺醇吸入气雾剂(万托林)、丙酸氟替卡松吸入气雾剂(辅舒酮)
干粉吸入剂(DPI)	单剂量型如噻托溴铵粉雾剂(速乐)、多剂量型如沙美特罗替卡松粉吸入剂(舒利迭)、储存剂量型如布地奈德福莫特罗粉吸入剂(信必可都保)
软雾吸入剂(SMI)	噻托溴铵喷雾剂(能倍乐)

吸入治疗的应用在胸外科护理中非常重要,特别是在处理支气管哮喘和慢性阻塞性肺病(COPD)等疾病时。使用吸入装置的方法因设备而异,通常一个患者可能需要同时操作多种吸入器。由于各种吸入器的使用方式不同,所以遵循临床药师的指导至关重要。例如,干粉吸入器依赖于患者主动的吸气动力来分散药物颗粒,这些颗粒的分散速度需与吸气速度匹配,且此类无氟利昂等抛射剂,使其更便携和易于使用。

每种吸入装置的设计和功能都有其特性,正确和规范的使用方法直接关系到治疗的效果。精确使用吸入器,尤其是干粉吸入器,对于药物效果极为关键。因吸入药物能直接作用于肺部和气道,提供高浓度的局部药物,迅速发挥作用,有效缓解症状,这种治疗方式已成为多国推荐的主要药物给药方式,用于治疗哮喘和 COPD 等呼吸道疾病。因此,掌握吸入装置的正确使用方法,确保药物的最佳疗效,是治疗成功的关键。

5. 围手术期肺康复技术[7]

1)评估

呼吸肌力、6 min 步行试验、心肺运动试验。

2)肺康复技术

制定个体化的肺康复处方、肺康复训练实施记录表、康复训练阶段性评价表。

3)呼吸功能训练

包括腹式呼吸、抗阻呼吸、缩唇呼吸、吸气肌训练、暗示呼吸功能训练、呼吸训练器训练、正确咳嗽训练、上下肢主动活动训练、运动训练等。

4）气道廓清技术

术前主要采用体位引流、主动循环呼吸技术 ACBT、胸部物理治疗。

5）常用呼吸功能锻炼的方法

呼吸功能训练是治疗呼吸道疾病的关键组成部分，特别适用于胸外科患者。以下是一些常用的技术：

（1）缩唇呼吸：患者通过鼻子吸气，缩窄嘴部像吹口哨时呼气，延长呼气时间（呼气时间是吸气时间的 2～3 倍），每次练习持续 15 min。

（2）前倾位：患者坐着时身体前倾 20～45°，这种姿势有助于减轻呼吸困难并提升运动耐力，可结合缩唇呼吸同时使用。

（3）控制性深呼吸：指导患者调节呼吸的频率、深度和位置，采取有意识的慢而深的呼吸方式，用以解决患者浅而快的呼吸问题，帮助开放原本闭合的气道。

（4）腹式呼吸：可在卧位、坐位或立位进行。指导患者在吸气时用力挺腹，手掌各放在腹部和胸部上，呼气时手轻压腹部，加速气体排出，练习频率为每分钟 8～12 次，每次 15 min。

（5）咳嗽训练：患者在坐位或半卧位进行咳痰训练，先进行 5～6 次深呼吸，深吸气后屏气并紧闭声门，随后用力咳嗽以排痰，从术前第三天开始，每天练习 2 次，每次 5～10 min。

（6）拍背咳痰：患者坐位，双手成杯状轻拍背部，从下向上、从两侧向中间节奏性叩击，以此振动肺叶，每个肺叶 1～3 min，每分钟叩击次数为 120～180 次，产生深沉的拍击声。

（7）呼吸训练器：患者采取舒适体位，根据体力情况反复练习（吸气—屏气—呼气），感到疲劳时休息，每天进行 2 次练习。

（8）主动呼吸循环训练：结合呼吸控制、胸廓扩张和用力呼气三种方式，以清除气道内的痰液。呼吸控制结合腹式呼吸，吸气时腹部隆起，呼气时嘴形如吹口哨，缓慢呼出气体，进行 6 次；胸廓扩张则是深吸气后屏气 1～2 s，慢慢呼出，重复 3～5 次；重复以上两步，进行 1～2 次用力呼气，模仿冬季对镜子哈气动作，哈气的同时打开声门，不发出声音，诱导排痰，每日 2～3 次，每次 10 min。

十、围手术期的血糖管理

在中国，糖尿病患者在患病人群中的比例逐年上升，手术中糖尿病患者的数量也在增加。研究显示,约 50% 的糖尿病患者在一生中至少需要进行一次手术,而在 50 岁以上的人群中,这一比例高达 75%。对于手术中禁食的糖尿病患者来说,手术应激、禁食以及中断常规降糖治疗都可能导致血糖控制不佳,这不仅会增加死亡率和发病率,还会延迟伤口愈合和延长住院时间[8]。

根据 2016 年美国外科医师协会发布的手术部位感染指南,要有效降低手术部位感染风险,围手术期的短期血糖控制比长期血糖控制更为重要,因此,对糖尿病患者的围手术期血糖管理显得尤为关键。

1. 原则

围手术期血糖管理的原则包括,控制高血糖的同时避免低血糖发生,保持血糖平稳。这需要严密的血糖监测和及时调整降糖治疗方案。

2. 分类

血糖异常通常分为三类:高血糖、低血糖和血糖不稳定。高血糖主要包括糖尿病相关的血糖升高和与手术相关的应激性高血糖。应激性高血糖通常与手术或创伤应激下交感神经的兴奋、儿茶酚胺及皮质醇的释放有关,这些因素都可能导致胰岛素分泌减少和抵抗增加。

3. 危害

围手术期高血糖不仅可能加剧糖尿病的常见并发症,如冠状动脉粥样硬化性心脏病,还可能导致手术切口感染、伤口难以愈合等问题,严重时可引发心血管急症或急性肾脏损伤。而低血糖的后果通常比高血糖更严重,术后由于麻醉或镇静药物残留,低血糖症状可能难以被及时发现,贻误最佳抢救时机,增加危重患者的病死率。

4. 目标

围手术期血糖的目标应该是个体化的。手术风险越高,术前血糖控制达标的重要性越强。建议术前控制餐前血糖不超过 7.8 mmol/L,餐后血糖不超过 10 mmol/L。对于长期血糖显著增高的患者,围手术期血糖不宜下降过快,术前血糖目标上限可适当放宽至空腹血糖不超过 10 mmol/L,随机或餐后 2 h 血糖不超过 12 mmol/L。对于 ICU 住院时间超过 3 天的危重患者,推荐血糖目标值不超过 8.4 mmol/L。对于非糖尿病患者和血糖控制良好的糖尿病患者,进行精细手术时将围手术期血糖控制在 6.1~10.0 mmol/L 范围内可能是安全的,并能减少术后感染等并发症。对于高龄、频繁发生低血糖、合并严重心脑血管疾病的患者,血糖目标上限也可适当放宽至不超过 12.0 mmol/L,最高不超过 13.9 mmol/L。

5. 围手术期血糖监测频率

围手术期的血糖监测频率应根据患者的具体情况而定。正常饮食的患者应监测空腹血糖、三餐后血糖和睡前血糖。对于禁食患者,应每 4～6 h 监测一次血糖。术中由于血糖波动风险较高,建议每 1～2 h 监测一次血糖。对于使用持续静脉输注胰岛素的患者,应每 0.5～1 h 监测一次血糖。若术后恢复到正常饮食的一半,应开始使用胰岛素或口服降糖药,并推荐每 2 h 监测一次血糖。出院前,应逐步将静脉胰岛素治疗过渡至皮下胰岛素或口服降糖药,并推荐此时的血糖监测频率为每天 2～4 次。

6. 术前识别围手术期血糖异常高危人群

(1) 评估入院患者,对于合并糖尿病患者,了解所测得的随机血糖数值、次日静脉空腹血糖数值以及糖化血红蛋白数值,结合用药方案、低血糖发作情况、糖尿病合并症情况,选择实施每日 4～7 次床旁血糖监测(空腹、三餐前后、睡前)。

(2) 对于既往无糖尿病史患者,若入院随机血糖≥7.8 mmol/L 或次日静脉空腹血糖≥7.0 mmol/L 或者糖化血红蛋白≥6.5％,则实施每日 4～7 次血糖监测(空腹、三餐前后、睡前)。

7. 设立合理的血糖控制目标

(1) 推荐围手术期血糖控制在 7.8～10.0 mmol/L,不建议控制过严,防止低血糖发生概率增加。正常饮食的患者控制餐前血糖≤7.8 mmol/L,餐后血糖≤10.0 mmol/L。

(2) 高龄患者、有严重合并症的患者或者频发低血糖患者血糖目标适当放宽,空腹或者餐前血糖≤10.0 mmol/L,餐后或者随机血糖≤12 mmol/L,原则上不超过 13.9 mmol/L。

8. 术前准备阶段维持血糖平稳

(1) 术前血糖长期增高患者,血糖不宜下降过快,糖化血红蛋白 HbA1c≤7％提示血糖控制满意,围手术期风险较低;建议糖化血红蛋白 HbA1c≥8.5％的患者推迟择期手术,必要时请综合医院内分泌科会诊。

(2) 减少糖尿病患者的禁食时间,尽量安排在第一台手术。禁食期间加强血糖监测,如禁食时间过长,必要时输注含糖液体,含糖液体按糖(g):胰岛素量(U)＝3～4:1 的比例加入胰岛素中和后输注。

(3) 手术当日停用口服降糖药和非胰岛素注射剂,口服磺脲类和格列奈类降糖药的患者术前停药 24 h 以上,肾功能不全的口服二甲双胍患者停药 24～48 h,防止乳酸酸中毒。停用口服药期间加强血糖监测,使用短效胰岛素皮下注射控制血糖水平。对于术前长期使用胰岛素的患者,应更改方案,采用短效胰岛素注射控制血糖。

(4) 确保与手术室安全交接,即刻监测入室血糖。术中使用胰岛素静脉泵控制血糖,每间隔 0.5～1 h 监测一次血糖情况。

十一、术前胃肠道准备

指导患者术前合理饮食,术前一日应进食清淡易消化食物,晚餐可选择半固体食物。术前 8～12 h 禁食,4 h 禁饮。手术前一晚给予患者晚用开塞露灌肠,以预防术后排便困难而增加心肺负担,从而导致心血管意外和气胸,指导患者左侧卧于床上,将开塞露挤入肛门内,保持侧卧位至少 3～5 min 再排便,必要时在床边先备好便盆。

十二、预防性抗生素

根据医嘱进行抗菌药物皮试,术前 0.5～2.0 h 预防性使用抗生素输液,以预防和减少手术相关的外科感染。

因手术需要在 CT 引导下进行,术前需在上肢建立静脉通道,以备术中应用造影剂。另外,微波消融术前需在下肢建立静脉通道,以备术中抢救用药。

十三、其他准备

(1) 洗澡、剪指甲、剃胡须(女士如有佩戴甲片或涂抹指甲油需清洗去除);

(2) 备皮:清洁皮肤、剃除毛发(范围上自锁骨及肩上,下至脐水平,包括患侧上臂和腋下,胸背均超过中线 5 cm 以上);

(3) 手术部位画线标记;

(4) 去掉假牙、首饰、手表、眼镜、内衣裤、袜子;

(5) 佩戴好腕带,以便术前进行身份核对;

(6) 术晨将干净的病员服贴身反穿好。

第二节

手术期的护理

在手术前期,手术室护士需负责对患者进行详细的术前访视,内容包括患者的基本资料、病史、健康状态、亲属对手术的态度和经济能力、患者对手术的承受力、实验室检测结果及关键器官的功能等信息。

在手术过程中,护士需要对患者进行实时的监测,这包括确认手术体位、执行术区的皮肤消毒以及监控患者的皮肤状况、体温、尿量和液体出入量等。

手术后的 24 h 内,手术室护士将再次访视患者,以缓解患者可能出现的紧张、恐惧等负面情绪,并指导患者正确使用镇痛泵,同时密切观察其恢复情况,并记录相关的护理信息。

一、手术的准备

1. 一般准备

护士需在术前对患者进行综合访视,回答患者及家属的疑问,并确保患者按时转至手术室。护士应根据手术计划仔细核查患者信息,确认手术部位无误,并准备好必要的药物和其他物品。此外,护士应通过心理支持减少患者的焦虑和恐惧。

2. 环境准备

手术室环境的管理对手术的成功至关重要。应将手术室及其周边区域装饰以柔和色彩,从而减轻患者的焦虑。进入手术室前,护理人员应通过充分沟通和人文关怀来优化服务,确保为患者提供安全、舒适的环境。此外,器械护士应提前调整手术室所需的温湿度。

3. 手术体位准备

巡回护士根据手术需求配合医师调整手术床或利用体位垫、体位架、固定带等物品安置合适的手术体位,术中常见体位有仰卧位、侧卧位、俯卧位或双臂上举位。若使用高频电刀,则需使负极板与病人肌肉丰富处全面接触,以防灼伤。病人若意识清醒,予以解释,取得其合作。确保手术部位的正确暴露且不影响患者的呼吸和循环功能。同时,注意患者的舒适度和安全,避免由体位引起的压力性损伤。

4. 物品及人员准备

1) 器械护士

器械护士(Scrub Nurse)又称洗手护士。其工作范围局限于无菌区内,主要职责是负责手术全过程所需无菌器械、物品和敷料的供给,还包括术前访视和术前准备等。术前 15~20 min 洗手、穿无菌手术衣、戴无菌手套;准备好无菌器械台,做好无菌物品的检查并摆放;协助医师进行手术区皮肤消毒和铺无菌手术单,连接并固定电刀、吸引器等,在手术中配合、协助医师完成手术。

2) 巡回护士

巡回护士(Circulating Nurse)又称辅助护士,其工作范围是在无菌区外。主要协助手术和麻醉过程,并维持手术室内的最佳环境条件。准备并负责手术全过程中器械、布类、物品和敷料的准备和供给，术前认真检查手术间内各种药物及其他物品是否齐全，电源、吸引装置和供氧系统等固定设备是否安全有效。调试好术中需用的特殊仪器如电钻、电凝器等。术中辅助麻醉医师连接好心电监护及血氧饱和监护系统，建立静脉通路。做好手术台上特殊物品、药品的供给工作，对病人实施整体护理。

5. 核对病人

在手术前，需通过 2 种以上方式核对患者的身份和手术相关信息（床号、姓名、性别、年龄、住院号、诊断、手术名称、手术部位、术前用药），如使用腕带和反问核对法等。同时检查患者的皮肤状况和活动能力，了解病情，询问过敏史，确认血型和交叉配血试验结果，并做好输血和输液准备。还需特别注意保暖和维护患者隐私。

二、手术安全核查

手术安全核查是一个关键的过程，涉及手术医师、麻醉医师和手术室护士的紧密合作。这一核查在麻醉前、手术开始前以及患者离开手术室前进行，目的是确认患者的身份、手术部位以及手术相关的所有细节，以确保手术的正确性和患者的安全。

（1）在实施麻醉前，核查团队需验证患者的基本信息（姓名、性别、年龄、病案号）、手术计划和知情同意的完整性、手术部位及其标记、麻醉的准备状态、皮肤的完整性、术区皮肤的准备情况、静脉通道的建立、患者的过敏史、抗生素的皮试结果、术前的备血准备、假体或体内植入物的情况以及影像学资料的完备性。

（2）手术开始之前，需再次确认患者身份、手术方式、手术部位及其标记，并评估潜在的风险。手术室护士负责核查手术物品的准备情况，并向手术医师和麻醉医师报告。

（3）在手术过程中，使用药物和输血的安全性需要由麻醉医师或手术医师监督，并据实际需要下达医嘱，相应记录由手术室护士和麻醉医师共同核查。此外，对特殊药品进行严格管理，指定专人负责，以避免用药错误。

（4）巡回护士与器械护士应共同负责手术物品的清点，防止任何物品遗留在患者体内，确保患者安全。

（5）手术标本需按规范操作，确保其正确保存、登记和送检，避免任何标本处理错误。

（6）在患者离开手术室前，团队需进行最后一次全面核查，包括确认患者身份信息、实施的手术方式、手术中使用的药物和输血、手术物品的清点、手术标本的处理，以及检查皮肤完整性、动静脉通路和引流管的状况。同时，要确认患者的去向，确保其转移过程的安全。

三、麻醉后评估与护理

1. 麻醉后的评估

1）术中情况

需要记录麻醉方式、所用麻醉药的种类及剂量。同时,应详细记录术中失血量、输血量以及补液量,检查是否出现麻药全身中毒反应、呼吸或心搏骤停等异常情况。

2）身体状况

（1）症状与体征:包括患者的意识水平、血压、心率、体温的评估;监测心电图和血氧饱和度;检查基本生理反射和感觉恢复情况;观察是否有麻醉后并发症的迹象。

（2）辅助检查:评估包括血液、尿液常规检查、血生化、血气分析及重要器官功能的测试结果,以确认是否有任何异常。

（3）心理-社会状况:了解患者麻醉后和手术后可能出现的不适(如恶心、呕吐、切口疼痛)的感受;探询患者术后的情绪状态,以及其家庭和工作环境对其恢复的支持度。

2. 麻醉期间的护理

1）病情观察

麻醉期间,持续监测患者的呼吸和循环功能是至关重要的,以确保这些生命体征的正常。

（1）呼吸功能监护:在麻醉期间,呼吸功能可能首先受到影响。必须保持患者的呼吸功能在正常水平,监测包括呼吸频率、节律和幅度,以及呼吸类型;观察皮肤和口唇颜色,监测脉搏血氧饱和度(SpO_2),动脉氧分压(PaO_2)、二氧化碳分压($PaCO_2$)和血液 pH 值;记录潮气量和每分钟通气量,并监测呼吸末二氧化碳含量。如有需要,进行动脉血气分析以获取更详细的数据。

（2）循环功能监护:维持循环功能的稳定是非常重要的,任何循环系统的异常都直接关系到患者的安全和术后恢复。主要监测指标包括脉搏、血压、中心静脉压(CVP)、肺毛细血管楔压(PCWP)、心电图、尿量及实时失血量。

（3）其他监护项目:需要注意患者的表情和意识变化,监控体温以防止代谢性酸中毒或低温引起的循环抑制和麻醉后苏醒延迟。特别是在儿童中,过高或过低的体温都可能引起严重的问题。

2）并发症的护理

（1）反流与误吸。① 原因:反流和误吸事件通常由患者意识丧失和咽反射缺失引起,一旦反流物质进入气道,可能导致急性呼吸道梗阻;若未能迅速有效地进行干预,可能导致患者窒息甚至死亡。② 危害:误吸胃液可能导致严重的肺损伤,如支气管痉挛和毛细血管通透性增加,这些情况可能进一步引发肺水肿和肺不张,其严重程度与误吸胃液的量及其 pH 值密切相关。③ 预防与处理:减少胃内滞留物;应采取措施减少胃内滞留物,降低胃液 pH 值和胃内压力,同时加强对呼吸道的保护措施。

(2)呼吸道梗阻。① 上呼吸道梗阻:指声门以上的呼吸道梗阻。a. 原因:机械性梗阻常见,如舌后坠、口腔分泌物阻塞、异物阻塞、喉头水肿、喉痉挛等。b. 表现:部分梗阻可能表现为呼吸困难和鼾声,全面梗阻则可能引起鼻翼扇动和三凹征。c. 处理:迅速托起下颌,插入口咽或鼻咽通气管,清除咽喉部分泌物和异物,对喉头水肿患者给予糖皮质激素,严重时切开气管,喉痉挛患者需解除诱因并提供加压给氧,必要时进行气管插管。② 下呼吸道梗阻:指声门以下的呼吸道梗阻。a. 原因:可能由气管导管扭曲、导管斜面紧贴气管壁、分泌物或呕吐物误吸、支气管痉挛引起。b. 表现:轻微表现为肺部啰音,严重时呼吸困难,通气减少,气道阻力增高,出现发绀、心率加快、血压下降。c. 处理:一旦发现立即上报医师并协助进行处理。

(3)通气量不足。① 原因:由于麻醉药、镇痛药和肌松药会引起中枢或外周呼吸抑制。② 表现:CO_2 潴留,可伴有低氧血症,血气分析提示 $PaCO_2$ 高于 50 mmHg,同时 pH 值小于 7.3。③ 处理:提供机械通气直至呼吸功能恢复,必要时根据医嘱使用拮抗药物。

(4)低氧血症。① 原因:氧浓度不足、气道梗阻、弥散性缺氧、肺不张、肺水肿或误吸引起。② 表现:患者在吸空气时 SpO_2 低于 90%,PaO_2 低于 60 mmHg,或在吸纯氧时 PaO_2 低于 90 mmHg,伴有呼吸急促、发绀、躁动不安、心动过速、心律失常、血压升高。③ 处理:及时给予氧气,必要时进行机械通气。

(5)低血压。① 原因:麻醉过深、失血过多、过敏反应、肾上腺皮质功能低下、术中牵拉内脏等。② 表现:麻醉期间收缩压下降超过基础值的 30% 或低于 80 mmHg,长时间的低血压可能导致重要器官低灌注和代谢性酸中毒。③ 处理:调整麻醉深度,补充血容量,进行外科止血,暂停手术操作,给予血管收缩药物,调整麻醉深度至适宜水平,稳定血压后继续手术。

(6)高血压。① 原因:可能与麻醉不足、镇痛药用量不足、手术刺激未能及时控制引起的应激反应有关。② 表现:麻醉期间收缩压超过 160 mmHg 或高于基础值的 30%。③ 处理:高血压病史患者应在全麻诱导前静脉注射芬太尼,减轻气管插管引起的心血管反应。调整麻醉深度以适应手术刺激程度,必要时进行控制性降压。

(7)心律失常。① 原因:由麻醉不足、心肺疾病、麻醉药对心脏起搏系统的抑制、麻醉和手术造成的全身缺氧、心肌缺血引发。② 表现:常见为窦性心动过速和房性早搏。③ 处理:保持适宜的麻醉深度,维持稳定的血流动力学状态,确保心肌的氧供需平衡,及时处理相关诱因。

(8)高热、抽搐和惊厥。① 原因:可能与全身麻醉药引起的中枢体温调节失调相关,或与脑组织细胞的代谢紊乱、患者体质有关。特别是在婴幼儿中，由于体温调节中枢未完全成熟，高热未及时处理可导致抽搐甚至惊厥。② 处理：一旦发现体温升高，应立即进行物理降温，尤其是头部，以防止脑水肿的发生。

四、术中的护理配合

1. 严格执行护理查对

手术医生、麻醉医生、巡回护士三方共同核查患者信息，严格执行护理查对制度，做好身份和手术部位识别，填写手术核查表并签名。

2. 检查手术物品及治疗设备、术中所需药品并协助穿刺定位

医护人员协同仔细检查并准备完善手术所需的所有治疗设备和系统，确认相关电源导线和连接导线是否正确齐全，备好术中使用的无菌物品和各种器械。备好麻醉药品，包括局部麻醉药、镇痛药等；备好急救物品，包括吸痰器、简易呼吸气囊等；备好急救药品，包括呼吸兴奋剂、止血药物等。器械护士提前 30 min 洗手，整理器械和器械台，并与巡回护士共同清点手术台上所有物品（器械、纱布、缝针、物品等）并及时记录。配合麻醉后留置导尿及深静脉置管，对接车床。协助手术医生打开手术包，抽取麻药及准备消毒物品，铺无菌治疗单。协助手术医生 CT 下定位，穿刺点消毒及注射麻醉药品，并在手术切皮前再次进行三方核对。巡回护士和器械护士分别于手术开始前、关闭体腔前、关闭体腔后及缝合皮肤后，共同按顺序逐项清点各种器械、敷料、缝针等用物的数目并查看其完整性，及时核对后即刻登记记录。术中追加物品时，及时清点并登记添加物品的数量，无误后使用。严格执行手术物品清点制度，避免异物遗留于体内。

3. 术中正确传递用物

在手术过程中，器械护士负责将手术器械、敷料、缝针等物品准确无误且迅速地传递给手术医师。此过程需主动、精确且迅速，确保护士清楚各种器械的用途与位置。具体的传递方法如下：

（1）手术刀的传递：采用弯盘方式进行无接触传递，确保水平面向手术医师传递。

（2）剪刀的传递：护士应握住剪刀中部，通过手腕的适当力度将剪刀的柄环部分拍打到手术医师的掌心。

（3）止血钳的传递：握住止血钳的前 1/3 部分，柄环部朝向医师掌心，同样利用手腕的动作完成传递。

（4）缝针的传递：持针器应夹住缝针的后 1/3，而缝线位于持针器的前 1/3 处，护士捏住持针器中部，针尖朝向掌心，针弧朝向手背，利用手腕动作完成传递。

维护手术区的无菌状态，确保手术野、器械托盘和器械桌的干燥、整洁。器械需分类

摆放整齐,使用后及时回收并清洁。不立即使用的器械应置于器械台角落。如器械接触污染区域,如肠道或感染组织,应单独存放,防止交叉污染。密切关注手术进展,若出现大出血、心搏骤停等紧急情况,应保持沉着、冷静,备好抢救用品,积极配合医师抢救。

4. 术中监护和体温管理

巡回护士应持续监控手术进展,调整灯光,及时补充手术台所需物品。连续进行心电监控,每5~10 min 检测一次血压、心率、呼吸及血氧饱和度,密切注意患者状况的任何变化。如发现异常,应立即通知医生并做好记录。保持输液和输血畅通,确保患者手术中的安全,积极配合抢救工作。根据医嘱正确给药,监控药物的输入情况和效果。术中监督无菌操作情况,及时补充术中所需,确保手术顺利进行。严密观察手术仪器系统运行情况,发现问题后及时通知手术医生。

保持患者的体温在 36℃以上,避免术中低体温带来的风险,如术后寒战、凝血功能障碍、麻醉苏醒延迟。使用保温措施,如等候区保温、温床垫、加温毯、加温和加湿麻醉气体、输血和输液的加温设备。手术室的环境温度应保持在 21 ℃以上[9]。

5. 术中对患者常用的护理措施

术中可能出现的各种症状和问题需得到及时处理以保证手术的顺利进行。进行心理护理,观察患者情绪,使用适当的语言安慰患者,缓解其紧张情绪。微波消融时如患者局部产生过多热量导致出汗,应帮助患者擦干汗液并保暖。对于咳嗽或咯血的患者,应指导其通过适当方式以避免误吸。术中如患者疼痛加剧,应控制其身体活动,并及时用药缓解疼痛。密切观察患者的血压、心率、心律和血氧饱和度等指标,任何异常情况及时通知医生,准备抢救器械和药品,随时准备进行抢救。

五、麻醉恢复期的护理

在麻醉恢复期,由于手术创伤、麻醉效应及患者本身的疾病状态,患者面临独特的病理生理挑战和潜在的生命威胁。因此,他们必须在麻醉恢复室(Post Anesthesia Care Unit,PACU)接受专业训练的医疗团队的管理。特别是那些情况严重的病人,通常需要被直接转移到重症监护室(ICU)。在 PACU 中,关键的管理目标是恢复患者的保护性反射,监控并管理生理功能的紊乱,维持稳定的生命体征,以及及时识别和处理由麻醉和手术引起的任何并发症,以降低患者的并发症和死亡率。

1. 专人监护

在患者完全苏醒前,需有专人进行密切护理,持续监控心电、血压、呼吸频率和血氧饱和度(SpO_2)。同时,应注意观察患者的皮肤和口唇颜色及周围毛细血管床的反应,直到患者完全清醒且呼吸循环功能稳定。

2. 呼吸道管理

（1）常规进行给氧并确保呼吸道通畅。这包括术前禁食、术后采取去枕平卧位的同时头部偏向一侧，及时清理口咽部的分泌物。对于痰液黏稠或量多的患者，应鼓励有效的咳嗽，并可能需要使用抗生素、氨茶碱、皮质醇和雾化吸入等治疗，以帮助排痰和预防感染。

（2）拔除气管插管的条件包括：患者意识和肌力恢复到可以按指令进行睁眼、开口、舌外伸、握手等动作，上肢可以抬高并维持超过 10 s；自主呼吸恢复良好，无呼吸困难，潮气量超过 5 mL/kg，肺活量超过 15 mL/kg，呼吸频率约 15 次/min，最大吸气负压超过 25 cmH$_2$O，动脉二氧化碳分压（PaCO$_2$）小于 45 mmHg，动脉氧分压（PaO$_2$）在吸空气时超过 60 mmHg，吸纯氧时超过 300 mmHg；咽喉反射恢复良好，鼻腔、口腔及气管内无分泌物。

3. 维持循环

在麻醉恢复期间，血压可能出现波动，体位变化也可能影响循环功能。低血压可能由低血容量、静脉回流障碍或血管张力降低造成；而高血压可能由术后疼痛、尿潴留、低氧血症、高碳酸血症或颅内压升高引起。应密切监测血压变化，并在出现异常时立即查明原因并进行对症治疗。

4. 安全防范

在患者苏醒过程中，可能会躁动不安或出现幻觉，容易导致意外伤害。应适当采取防护措施，必要时进行约束，以防止患者坠床、撞击或无意中拔出输液或引流管等。其他注意事项包括保持适宜的室温，确保静脉输液和各引流管通畅，记录苏醒期使用的药物及引流量，密切观察是否有术后出血，协助进行必要的监测并进行记录。

5. 转出时机

应根据麻醉恢复情况和苏醒进度来决定，通常患者在 PACU 的停留时间不应少于 30 min，除非有麻醉医师的特殊指示。转入普通病房的条件包括：意识完全清醒；能维持气道通畅，气道保护性反射恢复，呼吸和氧合恢复至术前水平；循环稳定，无不明原因的心律不齐或重大出血，心脏输出量足以保证良好的外周灌注；疼痛和术后恶心呕吐得到有效控制，并有后续的镇痛措施；体温维持在正常范围内；已提出术后氧疗和补液的建议；所有麻醉后苏醒与恢复早期的记录已完善，包括从 PACU 转出的记录单，也可使用麻醉后评分法评估患者苏醒进展，以确定患者是否适合转出 PACU。

6. 安全转运

在转运患者之前应确保血容量充足，轻柔缓慢地移动患者。在转运过程中要妥善固定各种管道，以防脱落。对于可能呕吐的患者，应将头部偏向一侧；对于未完全苏醒的全麻患者，在人工辅助呼吸的状态下进行转运；对于进行了大型手术或病情危重的患者，在人工呼吸及监测循环、呼吸等生命体征的状态下进行转运。

六、术后的整理

在胸外科围手术期术后整理过程中,器械护士需确保术中切除的组织或标本得到安全保管,并与巡回护士或手术医师一起核对病理标本及其检查申请表的详细信息,包括确认标本的来源和数量。应妥善处理手术标本,进行签名记录,并确保标本被及时送往实验室检查。同时,需要分类管理使用过的物品和敷料,整理手术器械,并与消毒供应部门的人员及时交接。

手术完成后,巡回护士应协助医生使用无菌敷料覆盖手术伤口,并进行 5～10 min 的按压,如有需要,使用弹力绷带和沙袋进行加压包扎。确保所有管道固定牢固,并标明清晰的标识。清除切口附近的血迹、消毒剂和其他污渍。注意维持患者体温,并将患者转移到转运床上,细致观察患者的病情以确保其稳定。在移送患者至复苏室或病房前,整理患者的个人物品和护理文件,并对患者的一般状况、各种引流管、皮肤状况以及随身物品进行交接。完成所有记录和签名确认后,方可进行患者的转运。

最后,彻底清理手术间,补充手术间所需的药品和物资,执行日常的清扫和空气消毒工作,以备下一次手术的需要。

第三节

手术后期的护理

在胸外科手术后,由于手术损伤和麻醉的影响,患者的防御能力下降,伴随着术后疼痛、禁食及应激反应,这些因素加重了患者的生理和心理负担。这不仅可能妨碍伤口愈合和康复进程,而且可能诱发多种并发症。因此,手术后期的护理重点是预防并管理并发症,减轻患者的疼痛和不适,快速恢复其生理功能,促进整体康复。

一、术后交接

1. 交接内容

手术完成后,手术室护士应确保患者生命体征稳定;气管插管拔除后,患者完全清醒,然后将患者平稳地送入病房。在移动过程中,应小心保护伤口、引流管和输液管,避免因振动或摩擦导致的滑脱或污染。在患者到达后,应根据麻醉和手术情况调整患者到最舒适的体位,并保持患者体温。巡回护士、麻醉师和病房护士应详细交接患者的手术细节、麻醉类型、管道情况和手术过程，记录生命体征并在交接单上签字确认。

2. 护理评估

1）术中情况

掌握手术和麻醉类型，了解手术过程是否顺利，包括术中出血量、输血和补液情况及引流管留置的详细情况，术中用药情况，药物的作用及副作用等，评估手术对机体的影响。

2）身体状况

评估体温、脉搏、呼吸、血压，并观察意识、心理状态。检查伤口的包扎和渗漏情况，了解引流管的类型、数量、位置和功能，评估引流是否通畅。评估患者的肢体功能恢复情况、24 小时内的出入量，包括尿量和引流失血量，评估患者气道分泌物及清理气道的能力。检查营养摄入情况和体重变化，了解术后不适如疼痛、恶心、呕吐、腹胀等的程度。

3）并发症评估

辅助检查了解血常规、尿常规、生化检查、血气分析等实验室结果，尤其注意尿比重、血清电解质、人血清白蛋白及转铁蛋白的变化。监测术后可能出现的并发症如出血、感染、伤口裂开、误吸、肺不张、深静脉血栓等，并评估其风险因素。

4）心理-社会状况

与患者及家属交流，了解他们对手术结果的看法和心理反应，评估术后可能引起心理变化的因素：① 担心不良的病理检查结果、预后差或危及生命；② 手术致正常生理结构和功能改变，担忧手术对今后生活、工作及社交带来不利影响等；③ 术后出现伤口疼痛等各种不适；④ 身体恢复缓慢，出现并发症；⑤ 担忧住院费用昂贵，经济能力难以维持后续治疗。与患者及家属交流，了解他们对手术结果的看法和心理反应，评估术后可能引起心理变化的因素。

二、安置病人选择合适的体位

在胸外科手术后安置病人时，确保与麻醉师和手术室护士进行详尽的床旁交接至关重要。在转移病人过程中，应采取轻柔稳定的动作，特别注意保护病人的头部、手术区域以及各种引流管和输液管。确保所有引流设备正确连接并固定稳当，同时检查输液系统以确保畅通无阻。根据医嘱进行给氧，并注意保持病人体温，同时避免直接贴身放置热水袋，以防烫伤。

病人的体位安排应根据麻醉类型和手术方式来调整。对于未完全苏醒的全麻病人，应将其安置于平卧位，头部向一侧倾斜，以便口腔分泌物或呕吐物容易排出，从而避免误吸风险。一旦血压稳定，可以调整为半坐卧位以利于呼吸和循环。对于局部麻醉和已清醒的全身麻醉病人,应根据手术部位和病人的具体情况调整体位,如采取高半坐卧位有利于呼吸和引流。在休克状态的病人应抬高下肢 15～20°,头部和躯干抬高 20～30°。肥胖病人适宜采取侧卧位,以促进呼吸和静脉回流。

具体手术类型也决定了体位的选择:肺叶切除术后可以平卧或采用侧卧位;肺段切除或楔形切除术后应避免手术侧卧位,推荐使用健侧卧位以促进患侧肺组织的扩张;全肺切除术后应避免过度侧卧,采取 1/4 侧卧位以防纵隔移位及压迫健侧肺,导致呼吸循环功能障碍。如有血痰或存在支气管瘘管,患侧卧位可以有助于排痰。应避免头低足高的仰卧位以防横隔高度上升影响呼吸。

此外,应指导患者进行适当的床上活动,以防止压疮的发生。在病情允许的情况下,应鼓励患者尽早下床活动,以预防下肢深静脉血栓。由于长时间卧床,患者在起床时应缓慢、循序渐进地进行,遵循每个动作体位改变保持 30 s,以避免因体位性低血压而引起的头晕或晕厥,从而降低跌倒或坠床的风险。

三、病情观察

在胸外科手术后期,对患者的病情监控至关重要。根据医生的指示,使用床旁监护仪细致监测患者的生命体征,并设定适当的报警阈值,以便在发现任何异常时立即通知医生。手术当天,应每小时检查患者的脉搏、呼吸和血压,直到这些生命体征维持在一个稳定的范围内为止,通常这一过程需要 6～8 h。对于接受大型手术、全麻或处于危重状态的患者,监测应更为频繁,每 15～30 min 检测一次上述生命体征以及瞳孔反应和意识状态,直到病情稳定。一旦稳定,监测频率可以调整为每小时一次或按医生的具体指示进行。

持续给予氧气吸入是必要的,并要密切关注患者的咳嗽和咳痰情况。必须及时清理呼吸道分泌物,帮助患者有效咳痰,以促进肺部复张。若观察到痰中有血丝或发生大咯血,应立即采取措施,如将患者的头部偏向一侧,并迅速进行呼吸道负压吸引,以防止误吸和窒息的风险。同时,迅速开设多条静脉通路以供补液和备用血液,确保能够迅速进行急救。

监视切口部位是否有渗血或渗液情况,确保敷料牢固且未发生脱落或感染。保持伤口部位清洁和干燥是非常关键的。对于各种管道,保持其通畅并进行无菌操作至关重要,同时妥善固定管道以防扭曲、阻塞、脱落或发生感染。根据需要定期挤压引流管,观察引流液的量和性状。

对于术后清醒但表现出烦躁或不安情绪的患者,应加强监护措施。对情绪较轻的患者,可以通过语言安抚、握手或轻抚额头等方式帮助缓解其负面情绪。对于情绪较重的患者,可能需要使用约束带以防止患者意外拔管或坠床等危险行为。

四、术后用药及液体管理

在胸外科手术后期，药物安全使用和液体的精细管理是关键的一环。患者通常需要通过静脉输液进行补液，同时使用止痛和利尿药物。监测患者对这些药物的反应及其潜在的不良反应极为重要，并确保静脉输液管路畅通无阻。如果患者在输液过程中出现局部疼痛、肿胀或发红，应立即考虑可能的静脉炎或药物外渗风险。

由于手术中可能出现隐性液体丢失、手术造成的损伤以及术后禁食等因素，患者在术后常需持续静脉输液直至能够恢复进食。输液的总量、成分和速率取决于手术的规模、患者的器官功能状态和疾病的严重程度。在必要时，根据医嘱可能需输注血浆或浓缩红细胞等，以维持有效的循环血量。

科学的液体管理对于维持患者的正常血液循环、满足组织的氧气需求至关重要，不仅可以为器官功能的恢复和组织愈合创造有利条件，还能显著降低死亡率和发生并发症的风险。液体管理的核心包括确保输液的适当顺序、路径、速度、质和量。

1. 输液顺序

通常遵循从快到慢、从盐到糖、从晶体到胶体的原则，以及见尿补钾、按需补充钙的策略。以避免诱发一些潜在的危险因素，从而加重疾病的发生。

2. 输液路径

临床输液途径主要有静脉输液和外周输液两种。主要路径包括股静脉、颈内静脉、锁骨下静脉和颈外静脉等静脉置管。

3. 输液速度

应基于患者的具体病情、年龄、所需药液的性质和输液目的精心选择输液速度。过慢或过快的输液都会对围手术期的治疗造成一定的负面影响。

4. 液体的质

在临床输液实践中，应根据病人的具体病情制定合适的输液策略。输液液体的选择涉及高渗和等渗晶体液的质量对比，以及白蛋白与人工胶体、胶体与晶体的选用。选择合适的液体类型，考虑它们对细胞外液容量调节、肾功能维护的影响。常见于临床使用的晶体溶液包括不同浓度的生理盐水、葡萄糖、乳酸钠林格液及高渗盐水。这些晶体液在维持电解质平衡、调节细胞外液体容量和支持肾功能方面通常优于胶体溶液。然而，过量输注晶体液可能导致多种不良反应。相比之下，胶体溶液具有更好的扩容效果，能有效提高血压、调节心率并增强组织的吸氧能力，同时改善微循环。

5. 液体的量

目前，围手术期的输液管理普遍遵循限制性输液原则。在大型手术后，炎症反应常常导致患者的毛细血管通透性增加,血浆蛋白及血管内液体会从血管中渗出,引起血容量不足和缺氧症状。手术结束后,如果输液量过多同样可能引发多种不良反应,如增加肾脏的排泄压力,引起胃肠道水肿,增加心脏负荷,稀释血液并降低其凝血功能,减少供氧量等问题。

五、术后不适的护理

1. 疼痛

术后疼痛与穿刺伤口和病灶吸收或与壁层胸膜受刺激有关,对患者进行精确及时的疼痛评估是至关重要的[10]。应详细评估疼痛的强度、具体位置、特点、持续时长、触发因素以及伴随的症状。对于轻度疼痛,建议采取分散注意力或休息等非药物方法进行缓解。对于中到重度疼痛,必须及时通知医生,并按医嘱使用止痛药物。同时,监测药物效果及可能的副作用。在使用阿片类药物时,特别要注意监测呼吸频率减少、呼吸抑制和瞳孔缩小等中毒症状。若出现这些症状,应立即向医生报告,并使用盐酸纳洛酮等拮抗剂进行治疗。

1) 疼痛性质及伴随症状的评估

术后,应询问患者疼痛的性质(例如胀痛、刀割痛、针刺痛等)及其持续时间。观察疼痛是否会导致心率加快、血压升高或呕吐等症状。同时,评估可能加剧或减轻疼痛的因素,并使用功能活动评分(FAS)来评估疼痛对患者活动能力的影响,可将疼痛程度分为A级(无限制)、B级(轻度限制)和C级(重度限制)[11]。

2) 评估时机

疼痛评估应在手术结束后将患者转移到护理单元时及患者主诉疼痛时进行。在无痛或仅轻度疼痛时,应每天至少进行一次评估,直到患者出院。如果患者使用PCA(病人自控镇痛)泵,每班至少进行一次疼痛评估。对于评估为中度或重度疼痛的患者,应在遵循医嘱进行镇痛治疗后进行复评。具体时间为静脉给药后15～30 min,皮下注射或肌肉注射后30 min,口服或直肠给药后1 h,或根据药物说明书指示的药效达到最大时进行复评,直到疼痛程度减轻至轻度或完全消失。在患者出院前,还应进行一次疼痛评估。

3) 预防措施

(1) 应指导患者采取适宜的体位,如抬高床头或采取半卧位,以预防并缓解疼痛。

(2) 根据医嘱,定时使用预防性镇痛药物。在给药后,鼓励患者进行深呼吸、有效咳嗽、进行关节活动和下床行走等,以促进功能恢复。

(3) 使用病人自控镇痛(Patient Controlled Analgesia,PCA)泵预防或控制疼痛时,应落实以下护理措施:① 确保PCA泵的管路稳固,仪器正常运行,每班检查并进行班间交接;② 每班对镇痛效果进行评估,观察椎管内或神经阻滞区域的局部情况,注意是否有肢体麻木或肌力下降的潜在并发症,并及时报告医生;③ 指导患者在疼痛时使用自控键,建议在活动前 5～10 min 提前按压自控键以预防活动引起的疼痛。

4)健康教育

① 鼓励患者主动报告疼痛,教育患者如何使用疼痛评估工具;② 向患者及其主要照护者提供关于非药物和药物镇痛方法的信息,包括常见的不良反应,并强调出现问题时及时报告的重要性。

5)护理

(1)轻度疼痛护理

① 采取非药物措施如深呼吸、按摩、分散注意力、冷/热敷或放松训练等以缓解疼痛;② 根据医嘱使用非甾体抗炎药,并监测患者是否出现恶心、呕吐、心悸、头痛或头晕等副作用;③ 根据功能活动评分(FAS),为 A 级和 B 级的患者指导正确的功能锻炼,对于 C 级的患者,则需根据医嘱调整镇痛治疗。

(2)中度疼痛护理

① 在轻度疼痛护理的基础上增加对中度疼痛的护理措施;② 使用弱阿片类药物,并监测恶心、呕吐、便秘、排尿困难、皮疹和谵妄等副作用;③ 提供心理支持,指导使用促进睡眠的方法,并根据医嘱使用辅助睡眠药物。

(3)重度疼痛护理

① 应在中度疼痛护理措施的基础上落实重度疼痛护理措施;② 使用更强效的阿片类药物,监测患者是否出现胃肠道反应、过度镇静或呼吸抑制等严重副作用;③ 对突发剧烈疼痛或持续加剧的病情,立即进行疼痛评估,监测生命体征,察看潜在并发症如大出血等症状,并及时报告医生协助处理。

表 7-3-1 镇痛药物常见不良反应及护理要点

不良反应	护理要点
镇痛不全	1. 应及时评估疼痛程度、镇痛措施、患者主动报告疼痛的意识等; 2. 应检查 PCA 泵开放状态,及时发现和处理导管松脱等各种故障并处置; 3. 应遵医嘱按时/按需给药,可联合使用非药物镇痛措施,观察镇痛效果; 4. 应强化疼痛健康教育
恶心、呕吐	1. 宜指导术后尽早进饮、进食,口服镇痛药宜在餐后服用; 2. 宜指导清淡少油食物,少量多餐,做好口腔清洁; 3. 应遵医嘱停用阿片类镇痛药物或调整剂量,或暂停 PCA 泵; 4. 严重呕吐者,应遵医嘱使用止吐药,及时监测并处理水电解质紊乱,协助医师排除肠梗阻、胃扩张或颅内压增高等可能

不良反应	护理要点
腹胀、便秘	1. 应指导尽早进行床上活动和下床； 2. 可指导行腹部按摩和提肛运动； 3. 遵医嘱对严重腹胀者行胃肠减压，严重便秘者行药物治疗或灌肠通便
尿潴留	1. 术后应尽早拔除导尿管，首次排尿 6 h 内为宜，尽早下床活动； 2. 可通过热敷膀胱膨隆处、温水冲洗会阴部或开塞露塞肛等方法促进排尿，必要时留置导尿管； 3. 如疼痛控制良好，可遵医嘱暂停 PCA 泵或调整阿片类药物使用方案
镇静过度呼吸抑制	1. 应监测呼吸频率和幅度、意识和血氧饱和度变化； 2. 应保持呼吸道通畅，对于舌根后坠的患者可放置口/鼻咽通气道； 3. 若患者术后呈现持续嗜睡状态或不能被唤醒等镇静过度表现，或呈现呼吸频率降低（<10 次/min）、血氧饱和度<90%或动脉血二氧化碳分压>50 mmHg 等呼吸抑制表现，应立即开放气道，给氧，停用阿片类药物及镇静药物，遵医嘱给予阿片受体拮抗剂（纳洛酮或纳美芬），必要时建立人工气道

表 7 - 3 - 2　疼痛程度评估工具

工具名称	工具描述	评估方法与结果	适用人群
NRS（数字评价量表）		用数字 0～10 表示不同疼痛程度：0 为无痛，10 表示最剧烈疼痛，由患者选择最能表示其疼痛程度的数字。可分为无痛（0 分）、轻度疼痛（1～3 分）、中度疼痛（4～6 分）和重度疼痛（7～10 分）	1. 能进行语言或行为交流的患者； 2. 有语言理解能力和抽象数字概念的患者首选
FPS-R		由 6 张从微笑、悲伤至痛苦哭泣的不同面部表情图片组成，分别代表 0、2、4、6、8 和 10 分不同程度的疼痛，由患者选择一张最能表示其疼痛程度的图片。可分为无痛（0 分）、轻度疼痛（2 分）、中度疼痛（4,6 分）和重度疼痛（8,10 分）	1. 能进行语言或行为交流的患者； 2. 老年、轻度认知功能障碍的患者宜优先选择

工具名称	工具描述	评估方法与结果	适用人群
VRS	1. 无痛； 2. 轻度疼痛：有疼痛但可忍受，不影响睡眠； 3. 中度疼痛：疼痛明显，不能忍受，要求使用镇痛药物，影响睡眠； 4. 重度疼痛：疼痛剧烈，不能忍受，须用镇痛药物，严重影响睡眠	采用 4 级评分法，患者从中选择最能描述其疼痛程度的词语。可描述为无痛、轻度疼痛、中度疼痛和重度疼痛	1. 能进行语言或行为交流的患者； 2. 有视觉障碍、对数值尺度无法理解的患者宜优先选择

表 7 - 3 - 3　疼痛对功能活动影响的评估工具

工具名称	工具描述	评估结果	适用人群
FAS	未限制，疼痛完全未限制功能活动； 轻度限制，疼痛轻度限制功能活动； 重度限制，疼痛重度限制功能活动	采用 3 级分级法，包括 A 级（未限制）、B 级（轻度限制）和 C 级（重度限制）	开展功能活动的患者

2. 术后恶心呕吐

术后恶心呕吐（Postoperative Nausea and Vomiting，PONV）是手术常见并发症之一，定义为术后 24 h 内发生的恶心、呕吐。普通患者发生率约为 30%，而具有高危因素的患者发生率可达 80%[12]。

1）评估

（1）术前使用 Apfel 风险评分系统（表 7 - 3 - 4）来识别患者的 PONV 风险等级，这包括四个危险因素：女性、非吸烟者、PONV 或晕动病史、术后使用阿片类药物。根据这些风险因素，将患者分为低风险（0～1 分）、中风险（2 分）和高风险（3～4 分）[13]。

表 7 - 3 - 4　住院手术患者 Apfel 评分表

危险因素	得分
女性	1
非吸烟者	1
PONV 或晕动病史	1
术后使用阿片类药物	1
总分	

（2）术后采用 Koivuranta 风险评分识别患者 PONV 发生风险，进行分层管理。Koivuranta 评分和 Apfel 评分是住院手术患者常用的 PONV 风险评分表，Koivuranta 评分在 Apfel 评分的基础上增加了手术时间＞60 min 这一项[13]。

2）预防

（1）术前干预措施：① 增加 PONV 宣教,加强患者和家属对 PONV 相关知识及非药物干预措施的指导;② 心理指导,采用手册和视频等形式重点介绍麻醉和手术过程,展示手术室环境,指导自我放松的方法,以减少患者术前焦虑;③ 疼痛宣教,加强患者术前疼痛宣教,包括但不限于疼痛出现原因、术后疼痛评估方法、术后镇痛方案、术后镇痛药物、可能的不良反应以及术后疼痛管理的目标等信息;④ 禁食,术前 6 h,可进食淀粉类固体食物,禁饮,术前 2 h,允许摄入清流质饮料、糖水(≤400 mL)。

（2）术后干预措施：① 术后在患者转运过程中,避免快速移动和过多搬运,术后立即抬高床头 30°;② 术后 4 h 内,根据患者耐受情况给予少量水分(不超过 50 mL),无不适后可进食少量流质食物如米汤,逐步恢复正常饮食,实施口腔护理,减轻口渴症状;③ 麻醉后清醒的生命体征平稳者,可在床上进行适量活动,逐步增加活动量;④ 采用多模式镇痛策略,如音乐疗法、想象疗法等,减少阿片类药物的使用;⑤ 使用视觉模拟评分法(VAS)动态评估 PONV,特别是在中到高风险人群中,缩短评估间隔;⑥ 加强床边健康教育,提供心理支持,鼓励患者表达不适感;⑦ 应用穴位按摩、气味疗法等非药物措施缓解症状;⑧ 对于严重呕吐的患者,确保患者头部侧向一侧,及时清理呕吐物,并视情况暂停使用镇痛泵;⑨ 考虑针灸治疗或遵循医嘱使用止吐和镇静药物。

以上措施旨在综合管理和预防术后恶心和呕吐,减轻患者不适,促进患者恢复。

六、术后饮食与早期活动

1. 饮食

术后当日 6 h 内禁饮,口干者可以漱口或使用温水进行口腔内喷雾或将水果黄瓜片贴于口唇周围。6 h 后可摄入少量温水,无恶心、呕吐等不适可进食米汤。过程中如出现恶心呕吐应立即停止进食,并与医护人员联系。如无恶心、呕吐等不适感,逐渐过渡到流质、半流质饮食,术后第二日可行正常普通饮食。可进食易消化、高热量、高蛋白、高维生素的清淡食物,尽量少吃一些易胀气的食物,如牛奶、豆浆、甜食等,避免进食油腻刺激性的食物。也可进食补肺润燥、清热祛痰的食物。同时告知患者及其家属手术结果,为其传递有利信息,予以支持、鼓励。

2. 早期活动

术后早期活动对患者的恢复至关重要,它有助于增强肺活量,降低肺部并发症的风险,改善血液流通,促进伤口愈合,预防深静脉血栓的形成,恢复肠道蠕动及减少尿潴留。患者麻醉药效一旦消退,即应鼓励其在床上进行深呼吸、定期翻身、主动及被动四肢运动等。在进行这些活动时,应确保所有导管稳固并防止跌倒,同时提供必要的辅助。然而,并非所有患者都适宜进行早期活动。具有特殊限制的患者（如脊柱手术后）、处于休克、心力衰竭、严重感染、大出血或极度虚弱的患者应避免早期活动。

1）上肢锻炼

（1）术后当天：手握拳、放松，3～5 min/次，3～5 次/天。

（2）第 1～2 天：上肢抬举动作（抬至胸部），3～5 min/次，1～2 次/天。

（3）第 3～5 天：上肢抬高到颈部，可逐步抬举患侧上肢绕过头顶，触及对侧耳朵，3～5 min/次，1～2 次/天。

2）踝泵运动

（1）患者应平卧，进行上钩和下踩动作，每个动作保持 5 s。

（2）以踝关节为中心进行 360°的环绕动作。

（3）每天进行 3～5 次，每次持续 5～10 min。

3）股四头肌等长收缩

（1）患者应保持下肢伸直，膝盖下压，用力紧蹬大腿肌肉 5 s，然后放松。

（2）根据患者的具体情况，每组进行 50～100 次，每天 3～4 组或 5～10 组。

（3）应同时进行双下肢的活动。

七、气道药物使用

1. 给药方式

有静脉、口服、吸入等。吸入给药方式可以使药物以气溶胶的形式直接作用于呼吸道，相较于口服和静脉给药，吸入给药起效快、局部药物浓度高、用量少，可减少全身不良反应[14]。

2. 吸入给药设备分类

有便携式吸入装置和雾化吸入装置两类。

1）便携式吸入装置

这类设备包括传统的压力定量吸入器（pMDI）、干粉吸入器（DPI）、软雾吸入器（SMI）。便携式吸入装置携带方便，能反复定量给药，更便于院外使用。

压力定量吸入器（pMDI）：传统 pMDI 要求精准的手口协调，但药物主要沉积在口咽部。采用共悬浮技术的新型 pMDI 产生较小的药物颗粒（约 3 μm），形成稳定悬浮物，降低对吸气流速的依赖，提高肺部沉积率至 48%，便于患者使用且提高治疗效果。

干粉吸入器（DPI）：操作简易，适合患者协调使用，尤其是那些能够生成一定吸气流速的患者。对于呼吸力较弱的老年人或儿童，可能存在使用限制。

软雾吸入器（SMI）：提供更细腻的雾化药物颗粒，有助于提高药物的肺部传递效率。

指南推荐意见:对于病情平稳、呼吸有力、能够主动配合吸入治疗的患者,或对于便携性有一定要求的患者(如院外),建议使用便携吸入装置治疗。

(1) 压力定量吸入器(pMDI)的使用:① 摇匀设备后,深呼吸 2～3 次。② 在最后一次深呼吸后,充分呼出,将设备放入口中,紧闭嘴唇,按压释放药物,深吸气并屏住呼吸 5～10 s 后呼气。③ 如需重复给药,间隔 2～3 min 后再次执行。④ 使用后清洁设备,口含嘴保持干燥,并记录用药次数。

(2) 干粉吸入器(DPI)的使用:① 检查药物量并确保口含嘴干燥,如潮湿,应擦干后使用。② 使用单一剂量吸入器,将药物胶囊置于储药槽,穿刺后释放药物封闭备用。③ 使用多剂量设备时,按照说明调整装置至就绪状态。④ 平静呼吸 3～5 次后深吸一口药物,屏气尽可能长的时间后慢慢呼气。⑤ 弃去已用过的胶囊,使用后清理设备,置于干燥处保管。⑥ 雾化后应漱口(含漱)。

2) 雾化吸入装置

雾化吸入装置包括喷射雾化器、超声波雾化器、振动筛孔雾化器。这类设备适用于需要持续给药的患者,尤其是围手术期、体弱或吸气流速极低的患者。雾化治疗特别适合术后初期使用,因为患者可能由于疼痛、体弱或气道水肿等原因而无法有效地用力吸气。雾化吸入制剂可能包括糖皮质激素、支气管扩张剂、黏液溶解剂等,能同时雾化多种药物,满足包括机械通气患者在内的广泛需求,提高了使用的灵活性和便利性。

(1) 雾化吸入前评估:① 应综合评估患者的病情、意识状态、呼吸功能、痰液情况、过敏史。② 应评估患者的吸气流速和配合能力,吸气流速可应用呼吸训练哨进行筛查。③ 应评估气管黏膜肿胀、管壁痉挛(如主诉呼气困难)等影响吸入效果的因素。④ 对于自身免疫功能减退的患者,应评估口腔黏膜有无真菌感染。⑤ 检查雾化设备的功能状态,确保设备正常工作。

(2) 雾化吸入体位的调整:协助患者采取舒适的坐姿,确保安全。对于无法坐起的患者,应尽可能抬高床头以促进呼吸和雾化效果。

(3) 雾化吸入设备的选择:选择雾化设备时应考虑患者的具体疾病和用药需求,以减少不良反应。① 对于合并 II 型呼吸衰竭的慢阻肺病患者,推荐使用网状雾化器或空气压缩雾化器;② 使用抗生素、毒性药物、抗肺泡蛋白类药物,或需要降低气道高反应的药物时,宜选用网状雾化器;③ 当涉及使用高张盐水的痰液诱导或气道局部麻醉,应选用超声波雾化器;④ 重度或极重度慢阻肺病患者使用氧气驱动的雾化器时长不应超过 15 min;⑤ 对于可能因温度变化而降低药效的药物,例如布地奈德、蛋白和肽类,不宜使用超声波雾化器。

(4) 雾化设备的准备与连接:① 连接电源或氧源前,再次检查雾化器和壁式氧气表的状态;② 药液应按建议量加入储药槽中,如果药液存放于冰箱内,使用前应让其回温;

③ 连接雾化器与管路,并确保所有连接处无漏气。

（5）雾化的过程:① 调整氧气流量至 6～8 L/min,监控雾化过程;② 指导患者正确使用口含嘴或面罩;③ 对于无法配合的患者,应使用面罩并确保其与面部紧密贴合,防止药物误入眼睛;④ 雾化时建议患者口鼻呼气,进行间断深呼吸,以提高药物的吸收效率。

（6）雾化后的处理:① 雾化时间一般为 15～20 min。使用含糖皮质激素的药物后,患者应漱口以清除残留药物,防止口腔感染;② 面部应避免使用油性面膏,雾化后需要洗脸清洁。

（7）清洁和消毒:① 雾化结束后,按照制造商的指南拆解并清洗雾化器的所有部件,注意不要损坏网状雾化器的精细筛孔;② 定期消毒雾化器、送气管、过滤片及其盖子,以维持设备的卫生和效能。

（8）不良反应的观察和处理:① 在吸入过程中密切观察患者可能出现的不良反应,如口干、咳嗽、恶心等,适时调整治疗策略;② 对于因雾化液特性可能引起的支气管痉挛或其他呼吸不适,应调整雾化强度或暂停治疗。

八、术后血糖管理

（1）出手术室回到病房即刻检测血糖,术后禁食期间监测血糖 4～7 次/天。

（2）手术应激、疼痛、感染会导致血糖升高,注意加强疼痛管理,以免血糖波动。使用肠内外营养制剂的患者应注意糖负荷,选用糖尿病专用剂型,注意输注速度,减少血糖波动。

（3）进入 ICU 监护患者,使用静脉胰岛素泵控制血糖,个体化给药每小时监测血糖。

（4）患者饮食恢复后逐步恢复胰岛素皮下注射(血糖监测 4～7 次/天)或者口服降糖药控制血糖(血糖监测 4 次/天)。

（5）术后血糖控制不良或应激性高血糖患者采用胰岛素静脉泵(短效胰岛素加生理盐水,浓度 1U/mL 配泵)控制血糖,使用期间密切监测,个体化给药。

（6）预防和识别糖尿病急性并发症,遵医嘱及时给予处理。

① 低血糖的危害大于高血糖,发生一次低血糖围手术期死亡率将增加。对于静脉胰岛素泵使用患者,当血糖浓度≤5.6 mmol/L 时应当及时调整胰岛素泵入剂量。当血糖浓度≤3.9 mmol/L 时,应立即停用胰岛素并进行升糖处理,加强监测,仔细分析发生低血糖的原因。

② 血糖过高的患者应注意关注有无呕吐、腹泻以及呼吸困难的情况,预防患者脱水,注意电解质平衡,防止酮症酸中毒,尤其是使用二甲双胍的患者,出现上述状况应当立即汇报医生,防止乳酸酸中毒导致病情进一步加重。

九、静脉血栓栓塞症的预防

静脉血栓栓塞症(Venous Thromboembolism,VTE)包括深静脉血栓形成(Deep Vein Thrombosis,DVT)和肺栓塞,是 VTE 在不同部位和不同阶段的两种临床表现形式。随着老龄化趋势的加剧及心血管疾病的发病率增高,预防和管理血栓栓塞性疾病已成为医学各领域尤其是外科领域的重点。国家医疗质量安全改进目标已将提升 VTE 规范预防率列为 2022 年的优先任务。特别是在肺癌这种常见的胸部恶性肿瘤中,由于其高发病率和高死亡率,围手术期的 VTE 发生率尤其值得关注。

1. 基础预防

1) 调整患者体位

对于卧床患者,应抬高其下肢至心脏水平以上 20～30 cm,注意不要在膝下放置硬枕,或使髋关节过度弯曲。

2) 激励患者活动

指导和协助患者进行下肢的主动及被动运动,包括踝泵运动和股四头肌练习;鼓励患者根据病情恢复尽早开始下床活动。

3) 医疗设备的选择和维护

尽可能选择外径最小、创伤最小的输液设备;规范安装及维护各类静脉内导管,尽量避免在下肢和受影响肢体进行静脉穿刺。

4) 日常生活指导

指导患者每天至少饮用 1 500～2 500 mL 的水,以维持适当的水化状态;指导患者戒烟限酒,保持均衡饮食,控制体重、血糖和血脂,避免长时间坐着不动。

5) 术中体位和保温

在手术过程中,辅助患者保持合适的体位,并通过使用保温毯、调节室内温度和覆盖棉被等手段保持体温。

这些预防措施旨在降低患者发生 VTE 的风险,确保他们在接受治疗和恢复过程中的安全性和有效性。

表 7 - 3 - 5　踝泵运动的方法

方法	频次
踝关节屈伸运动:在无痛感或微疼痛的范围内,最大限度地向上勾脚尖,让脚尖朝向自己,保持3～5 s,再最大限度向下绷脚尖,保持3～5 s,以上动作为一组。双腿可交替或同时进行	踝关节屈伸运动每天 3～4 次,每次 20～30 组。环绕运动的频次和屈伸运动相同。运动频次可根据患者的活动耐受能力适当调整
踝关节环绕运动:以踝关节为中心做踝关节 360°环绕	

表 7-3-6　股四头肌功能锻炼的方法

方法	频次
绷腿锻炼:仰卧,绷直双腿,膝关节尽量伸直,大腿前方的股四头肌收缩,踝关节尽量背伸,保持 10 s,再放松休息 10 s,以上动作为一组。双腿可交替或同时进行	绷腿锻炼和抬腿锻炼,每天 3~4 次,每次 20~30 组。运动频次可根据患者的活动耐受能力做适当调整
抬腿锻炼:仰卧,伸直腿,抬高下肢至 20 cm 左右的高度,维持 5 s,缓慢直腿放下,以上动作为一组。双腿可交替或同时进行	

2. 机械预防

1) 抗血栓袜

(1) 日常管理:每日应脱下抗血栓袜,检查皮肤和肢体状况;如有过敏反应、损伤等,立即停用并进行适当处理;若观察到下肢肿胀、疼痛、皮温降低或足背动脉搏动减弱甚至消失,应立即脱去抗血栓袜,并测量腿围,及时向医师报告以便做进一步处理。

(2) 袜子的维护:注意抗血栓袜在踝部、膝部和大腿根部不应有褶皱,若发现应立即调整;定期检查袜子是否磨损或损坏,必要时应更换新的。

(3) 健康教育:教育患者如出现疼痛、瘙痒、麻木或发凉等症状,应立即通知医护人员;提醒患者使用膝长型抗血栓袜时,不应拉伸过膝;并建议连续穿戴,直至患者活动能力完全恢复。

2) 间歇充气加压装置

(1) 观察及处理:确保充气管在腿套的外表面,避免被压迫或扭曲;密切监控患者使用过程中的症状变化,如肢体疼痛、皮肤颜色或温度改变,及时报告医师以便采取措施。

(2) 健康教育:指导患者不可自行移除腿套或随意调节装置的设置;提醒患者在翻身或活动时注意保护连接管,避免任何可能导致装置损坏的动作;强调如出现疼痛、麻木或任何呼吸困难等急性症状,应立即通知护理人员。

3) 足底加压泵

(1) 观察及处理:与间歇充气加压装置同样是保证充气管位于腿套外部,避免损坏或压迫;关注使用过程中患者的任何不适,包括局部疼痛或系统性症状如气促或晕厥,并应立即停用装置,报告医师。

(2) 健康教育:与间歇充气加压装置相同,重点教育患者关于设备的正确使用和即时报告任何异常。

3. 药物预防

1) 不良反应监测

定期检查患者是否出现伤口渗血、皮下血肿、脏器或黏膜出血及月经异常等症状,并及时通报医师进行处理。

2）实验室指标检测

关注患者的国际标准化比值（INR）、凝血酶原时间（PT）、活化部分凝血酶时间（APTT）、血小板计数（PLT）等关键指标，异常时应迅速向医师汇报。

3）健康教育

教育患者及时报告任何出血症状如皮肤瘀伤、牙龈出血、鼻出血、尿中或粪便中出现血迹等；建议使用软毛牙刷，避免用力抠鼻，减少身体碰撞，避免接触尖锐物，限制剧烈运动以减少出血风险。

4）口服抗凝药物指导

（1）详细说明口服抗凝药物的正确用法、剂量及相关注意事项；

（2）禁止患者自行调整药量或随意添加非处方药物；

（3）如忘记按时服药，应咨询医师后按医嘱补服。

5）皮下注射抗凝药物的技术指导

（1）推荐首选注射部位为腹壁，避开脐周 2 cm 范围，双侧大腿前外侧上 1/3 处、双侧臀部外上侧、上臂外侧中 1/3 等处也可选择；

（2）定期轮换注射部位，保持两次注射点之间至少 2 cm 的距离；

（3）注射过程中应避免皮损、瘀斑、瘢痕、硬结、色素沉着、炎症、水肿、溃疡和感染等不适部位；

（4）提供适当的体位，如腹壁注射采取屈膝仰卧位，上臂注射可选择平卧或坐位；

（5）预灌式注射剂无需排气，注射后不需压迫，如有穿刺处出血或渗液的情况，应以穿刺点为中心，垂直向下按压 3～5 min；

（6）持注射器以执笔姿势，于皱褶最高点垂直穿刺进针，推注药物前不抽回血，操作全程应提捏皮肤；

（7）注射后，注射部位忌热敷、理疗或用力按揉；

（8）注射后若皮肤出现皮下青紫、瘀斑等，应记录范围、大小及转归情况。

6）静脉注射抗凝药物的注意事项

（1）确保药物现配现用，监控并控制静脉给药的速度；

（2）若发现置管侧肢体、肩部、颈部或胸部有皮下出血点，应立即上报医师，并按照医嘱进行处理；

（3）强调患者不得自行调节输液速率。

通过这些详细的指导和管理措施，可以有效地实施 VTE 的预防，同时减少相关不良反应的发生，确保患者的安全和治疗效果。

表 7-3-7　常用口服抗凝药使用注意事项

药物种类	常用药物	注意事项
维生素 K 拮抗剂	华法林	1. 指导患者在服用华法林期间应保持饮食种类稳定,避免食用过多增强或减少华法林药效的食物; 2. 增强华法林药效的食物包括银杏、大蒜、生姜、花椒、胡萝卜、木瓜、西柚、芒果、葡萄柚和鱼油等; 3. 减弱华法林药效的食物包括含大量维生素 K 的食物(如波菜、黄瓜、木瓜、西芹、水芹、花菜、甘蓝、动物肝脏)、绿茶、鳄梨、紫菜等藻类和豆制品等
Xa 因子 直接抑制剂	阿哌沙班 艾多沙班 利伐沙班 贝曲沙班	贝曲沙班不宜与食物同服,阿哌沙班和艾多沙班可随餐服用或鼻饲,利伐沙班 15 mg 及以上剂量应与食物同服,其他无特殊说明的 Xa 因子直接抑制剂可空腹或随餐服用
凝血酶 直接抑制剂	达比加群酯	1. 需整粒服用; 2. 可餐时服用或餐后即刻服用; 3. 服用时饮水 100 mL 以上,服用后保持直立或坐位 30 min 以上

十、 引流管的管理

1. 观察与护理

(1) 应至少每 4 h 观察患者的生命体征、血氧饱和度,听诊呼吸音,观察呼吸节律、频率、幅度。

(2) 应每日检查置管部位有无渗血、渗液,以及皮肤是否过敏,检查伤口敷料有无松脱、污染等。

(3) 应监测引流液的颜色、性状、量、流速和是否有气体逸出,水封瓶内水柱波动情况,并根据患者病情及医嘱调整监测频率。

2. 发现异常及时处理

(1) 若引流装置中出现大量鲜红血液或引流物浑浊含脓栓,应立即通知医生;

(2) 如术后引流血量超过 200 mL/h,或乳糜胸引流量超过 200 mL/天,应及时处理;

(3) 引流装置中气体的异常排放如突然停止或持续逸出,也需立即报告。

3. 患者活动鼓励

鼓励患者咳嗽、深呼吸以及早期活动,变换体位以促进恢复。

4. 保持有效引流

(1) 应保持引流瓶直立,放置于低于患者胸壁引流口平面 60～100 cm 处。

(2) 应保持管路密闭、通畅,防止牵拉、打折或压迫,不应夹闭有气体逸出的胸腔引流管。

（3）一侧全肺切除术后患者，胸腔引流管全夹闭或半夹闭，并定时开放引流；气管明显向健侧移位者，在排除肺不张后，应遵医嘱缓慢放出适量的气体或液体，每次放液量宜少于 100 mL。

5. 引流管出现异常时及时处理

（1）堵塞时，应查找堵塞原因，协助医师挤压或用无菌生理盐水冲洗管路；

（2）不能疏通时，应配合医师拔除或更换引流管；

（3）发生引流管脱出时，应嘱患者屏气，勿剧烈咳嗽，立即用无菌敷料覆盖切口，并用胶带将敷料的三边封好，剩下一边提供单向阀功能，以保证胸膜腔内的气体逸出；

（4）引流装置连接处断开时，应立即在患者近心端夹闭或反折引流管，消毒接口后重新连接恢复引流，必要时更换引流装置。

6. 引流装置更换

（1）按照产品说明，定期更换引流装置，保持设备的无菌密封状态。

（2）当引流装置无菌密闭状态被打破（如连接处断开、装置损坏等）时，应立即更换。

（3）使用水封式胸腔引流装置时，确保添加适量无菌生理盐水至指定水位：① 对于单瓶/双瓶，水封瓶内长管应没入液面下 3～4 cm。② 对于三瓶，水封瓶内长管应没入液面下 3～4 cm，调压瓶内通气管宜没入液面下 15～20 cm。

（4）使用数字化胸腔引流装置者，更换前应设置为待机模式。

（5）使用干封阀式胸腔引流装置者，应按照说明书检查干封阀功能。

（6）连接外部负压吸引系统的引流装置：① 应遵医嘱调节负压吸引压力，初始吸引压力宜调节在 10～20 cmH$_2$O；② 更换引流装置前，应关闭并分离外部负压吸引系统；③ 不需要负压吸引时，应将负压吸引系统与引流装置断开。

7. 引流拔除和并发症管理

（1）拔管前应冷敷或使用镇痛药物准备，拔管后指导患者采取健侧体位，监测生命体征及并发症如胸闷或胸痛。

（2）识别并处理并发症，如皮下气肿，确保及时报告并协助处理。

（3）告知患者及照护者拔管后应避免剧烈运动、提举重物等。

8. 并发症识别及护理

1）皮下气肿

（1）观察：如患者的胸部、腹部、颈部或手臂出现肿胀，并有海绵样的感觉或捻发音现象，需立刻报告给医师。

（2）护理：积极协助确定皮下气肿的原因。常规检查引流管是否堵塞或滑脱，并检查切口及其周围区域。对于局限性皮下气肿,应持续监控患者的生命体征和气肿范围的变化,注意是否压迫呼吸道。对于广泛性皮下气肿,配合医生进行皮下切开以引流。

2）复张性肺水肿

（1）观察:监测成人患者在大量胸腔积液引流下,如果流量超过 1 000～1 500 mL/h,或儿童超过 20 mL/(kg·h),同时伴有剧烈咳嗽、胸痛、呼吸困难或血氧饱和度下降,应立即向医师汇报。

（2）护理:细致记录患者的生命体征、痰液性质、血氧饱和度和咳嗽情况。在医师指导下,如有需要,可能需暂时夹闭胸腔引流管并采取正压通气措施以支持患者的呼吸。

通过以上这些引流管相关的策略,护理人员能有效地监测和管理可能出现的并发症,确保患者安全和恢复的最优路径。

十一、心理护理

胸外科术后患者在其病程中心理变化极其复杂,而心理社会因素在病情的发展中起着重要的因素。因此面对患者的各种心理变化,护理人员要认真细致地把握其各种心理状态,采取针对性的心理护理,促进患者降低恐惧焦虑的心理。使其对手术治疗的信心明显增加,以良好的状态配合治疗,促进患者康复。

1. 评估

可采用焦虑/抑郁自评量表（SAS/SDS）来对患者进行评估,这是由 William W. K. Zung 分别在 1971 年和 1965 年编制的,用于测量焦虑、抑郁状态轻重程度及其治疗过程中变化情况的心理量表,经过几十年的反复使用和验证,是应用相当广泛的自评量表,主要用于疗效评估,不能用于诊断。

1）SAS 量表

本量表共含有 20 个反映焦虑主观感受的条目,适用于有焦虑症状的成年人,对一般人群具有普适性,测试时间为 5～10 min。如果评定者的文化程度太低以至于不能理解或看不懂 SAS 问题内容,可由工作人员念给他听,让评定者独立地做出评定。过程中切记要避免对评定者进行诱导和暗示。

每个条目按近一周症状出现的频度采用 4 级评分,分别是:

A. 没有或很少时间(过去一周内,出现该症状的情况不超过 1 天);B. 小部分时间(过去一周内,1～2 天有过该症状);C. 相当多时间(过去一周内,3～4 天有过该症状);D. 绝大部分时间或全部时间(过去一周内,5～7 天有过该症状)。

本量表中的题目有两种计分方式:

正向计分题按 1、2、3、4 计分;反向计分题按 4、3、2、1 计分。采用反向计分的题号为：第 5、9、13、17、19 题；其余为正向计分。把 20 道题的得分相加得到粗分，粗分乘以 1.25 四舍五入取整数，即得到标准分。

SAS 量表评分等级划分：

焦虑评定临界值为 50 分，分值越高，反映焦虑倾向越明显。

50～60 分为轻度焦虑，61～70 分为中度焦虑，70 分以上为重度焦虑。

表 7-3-8　Zung 焦虑自我评价量表

提问内容：	没有或很少时间	小部分时间	相当多时间	绝大部分或全部时间
1. 我感到比往常更加神经过敏和焦虑	1	2	3	4
2. 我无缘无故地感到担心	1	2	3	4
3. 我容易心烦意乱或感到恐慌	1	2	3	4
4. 我感到我的身体好像被分成几块，支离破碎	1	2	3	4
5. 我感到事事都很顺利，不会有倒霉的事发生	4	3	2	1
6. 我的四肢抖动和震颤	1	2	3	4
7. 我因头痛、颈痛和背痛而烦恼	1	2	3	4
8. 我感到无力且容易疲劳	1	2	3	4
9. 我感到很平静，能安静坐下来	4	3	2	1
10. 我感到我的心跳较快	1	2	3	4
11. 我因阵阵的眩晕而不舒服	1	2	3	4
12. 我有阵阵要昏倒的感觉	1	2	3	4
13. 我呼吸时进气和出气都不费力	4	3	2	1
14. 我的手指和脚趾感到麻木和刺痛	1	2	3	4
15. 我因胃痛和消化不良而苦恼	1	2	3	4
16. 我必须时常排尿	1	2	3	4
17. 我的手经常温暖而干燥	4	3	2	1
18. 我觉得脸红发烧发红	1	2	3	4
19. 我容易入睡，晚上睡得很好	4	3	2	1
20. 我做恶梦	1	2	3	4
粗分				
标准分				

2）SDS 量表

本量表共含有 20 个反映焦虑主观感受的条目，适用于有抑郁症状的成年人，对一般人群具有普适性；测试时间一般为 5～10 min。如果评定者的文化程度太低以至于不能理解或看不懂 SDS 问题内容,可由工作人员念给他听,让评定者独立地做出评定。过程中切记要避免对评定者进行诱导和暗示。另外量表的分值仅作为参考,并不能够作为诊断的绝对标准。

每个条目按近一周症状出现的频度采用 4 级评分,分别是:

A. 没有或很少时间(过去一周内,出现该症状的情况不超过 1 天);B. 小部分时间(过去一周内,1~2 天有过该症状);C. 相当多时间(过去一周内,3~4 天有过该症状);D. 绝大部分时间或全部时间(过去一周内,5~7 天有过该症状)。

本量表中的题目有两种计分方式:

正向计分题按 1、2、3、4 计分;反向计分题按 4、3、2、1 计分。采用反向计分的题号为:第 2、5、6、11、12、14、16、17、18、20 题,其余为正向计分。把 20 道题的得分相加得到粗分,粗分乘以 1.25 四舍五入取整数,即得到标准分。

SDS 量表评分等级划分:

抑郁评定临界值为 50 分,分值越高,反映抑郁倾向越明显。

50~59 分为轻度抑郁,60~69 分为中度抑郁,70 分以上为重度抑郁。

表 7 - 3 - 9　Zung 抑郁自我评价量表

提问内容	没有或很少时间	小部分时间	相当多时间	绝大部分或全部时间
1. 我感到情绪沮丧,郁闷	1	2	3	4
2. 我感到早晨心情最好	4	3	2	1
3. 我要哭或想哭	1	2	3	4
4. 我夜间睡眠不好	1	2	3	4
5. 我吃饭像平时一样多	4	3	2	1
6. 我与异性密切接触时和以往一样感到愉快	4	3	2	1
7. 我感到体重减轻	1	2	3	4
8. 我为便秘烦恼	1	2	3	4
9. 我的心跳比平时快	1	2	3	4
10. 我无故感到疲劳	1	2	3	4
11. 我的头脑像往常一样清楚	4	3	2	1
12. 我做事情像平时一样不感到困难	4	3	2	1
13. 我坐卧不安,难以保持平静	1	2	3	4
14. 我对未来感到有希望	4	3	2	1
15. 我比平时更容易激怒	1	2	3	4

提问内容	没有或很少时间	小部分时间	相当多时间	绝大部分或全部时间
16. 我觉得决定什么事很容易	4	3	2	1
17. 我感到自己是有用的和不可缺少的人	4	3	2	1
18. 我的生活很有意义	4	3	2	1
19. 假如我死了别人会过得更好	1	2	3	4
20. 我仍旧喜爱自己平时喜爱的东西	4	3	2	1
粗分				
标准分				

2. 心理护理

1）术后及时反馈手术情况

患者术后从手术室返回病房,护士要在第一时间到达患者床旁,并第一时间送上真诚的祝福,用恰当的语言告知患者手术情况,说话时音量适当,语速适当放慢,用亲切和蔼的语言进行鼓励。注意多传达有利的信息,减轻患者的焦虑和恐惧,放松他们的心情。

2）正确处理术后伤口疼痛

护士应及早告知患者术后 24 h 内伤口最疼,48 h 后会减轻,使患者有足够的心理反应,告知患者如果注意力过度集中,情绪过度紧张,就会加剧疼痛。意志力薄弱、烦躁和疲惫也会加剧疼痛。从环境方面来说,噪声、强光也会加剧疼痛。因此医生和护士应体察和理解患者的心情,从每一个具体环节来减轻患者的疼痛。给予有效的止痛药,暗示可以减轻疼痛,让患者听喜欢的音乐。

3）帮助患者树立战胜疾病的信心

加强对手术后患者的巡视,经常询问患者,重视并明确患者所处心理状态,给予适当的解释和安慰。有些患者术后平静下来之后会出现抑郁反应,主要表现在不愿意说话、不愿意活动、易烦躁、厌食及睡眠不佳等。这种心理状态如不及时排解,必将影响患者的术后恢复。所以要努力分析患者的性格、气质和心理特点,注意他们不多的言语含义,主动关心和体贴他们。

十二、出院指导

1. 病情观察

(1) 体温。密切观察患者的体温变化,对体温低于 38.5 ℃者可给予物理降温,鼓励患者增加饮水量,并注意加强基础护理,如保持患者的皮肤清洁、干燥,保持患者舒适的休养环境;体温持续超过 38.5 ℃ 不退者请及时入院,查血常规、血培养、GM 试验等,注意有无感染征象。

（2）疼痛。肺部肿瘤热消融治疗后出现疼痛,一般为轻度疼痛,很少出现中度以上的疼痛,可以通过心理疏导、分散注意力、充分休息等对症护理,必要时根据医嘱给予止痛药物应用。

（3）咳痰。注意痰液的性状,若出现痰中带血进行性加重或者咯血等情况请及时就诊。

（4）迟发性气胸。避免剧烈咳嗽,剧烈活动上肢,保持大便通畅。若患者突然出现呼吸困难、胸闷、憋喘、疼痛、气促等症状应警惕发生迟发性气胸,出现时应该及时就诊。

（5）胸腔积液。若患者出现持续加重的呼吸困难、胸闷、憋喘、气促等症状,应警惕胸腔积液的发生,出现时应该及时就诊。

（6））复查时间。常规出院后 1 个月以及之后每 3 个月来院复查 CT 以便进一步评估病情[15]。

2. 对患者的心理及生活指导

1）心理指导

在体力和精力允许的情况下可参加一些有益的活动（如癌症患者协会或俱乐部等组织）,患者之间的相互交流、相互鼓励有益于克服社交回避心理。也可以从事力所能及的工作,承担一定的社会家庭角色,有助于树立自信心,增强自尊心,消除对肿瘤的紧张心理。

2）饮食指导

可进食高蛋白,如鸡蛋、牛奶、精制瘦肉、鱼虾类等食物;高热量（糖尿病患者除外）如米饭、面条等;高维生素食物如新鲜水果蔬菜等;低脂肪及清淡食物,忌油腻、生冷及刺激性食物。

3）作息指导

（1）适当的活动和休息,以不加重症状为宜。

（2）注意调整卧床与睡眠的关系,避免日间睡眠过多造成夜间失眠。

（3）睡眠定时,忌熬夜。

（4）如夜间失眠请及时寻求医生的帮助,必要时根据医嘱服用镇静安眠药。

（5）绝对禁烟,预防感冒。

（6）逐步增加活动量,可进行散步、慢跑、太极拳等有氧运动,以促进肺功能恢复。

4）环境指导

为患者提供安静、无刺激的适宜修养的环境,如柔和的光线,适宜的温度、湿度,新鲜的空气,避免噪声的刺激。

第四节

并发症及其护理

一、术后并发症的分类

1. 胸外科术后并发症

1) 按照严重程度分

(1) 轻微并发症:一般不需要处理,不遗留永久损害;

(2) 严重并发症:致残或者导致死亡,需要住院或者临床处理,提升护理级别或延长住院时间。

2) 按照发生率分

(1) 常见并发症:发热、感染、疼痛、皮下气肿、持续漏气、出血等;

(2) 罕见并发症:皮肤烫伤、支气管胸膜瘘、乳糜胸等。

3) 按照发生时间分

(1) 即刻并发症;

(2) 围手术期并发症(1 个月内);

(3) 远期并发症(>1 个月)。

二、并发症的护理

1. 发热

1) 原因

术后发热主要是由手术反应、吸收热、药物、输液、脱水、深静脉血栓形成、感染等引发。非感染性的发热常在手术当日或次日出现,体温一般在 38.5 ℃ 以下,可持续 3～5 天。

(1) 术后早期发热

是指术后 1～3 天内的发热,通常是生理性的,表现为低热,称残余的全身严重反应综合征(SIRS),是由于手术的创伤或局部的炎症(积血的吸收、脓液引流本身也都会引起发热)所致。当然,除了这些生理性原因,也可见病理性的原因,如肺不张。

(2) 术后中期发热

是指术后 4～6 天内发热,通常提示某处有感染在"活跃",这时你根本不清楚是什么样的感染,也不清楚哪里有感染,但是不到 1～2 天,你就会见到伤口感染或者吻合口漏。如果此时进行了积极的处理,那么体温也可能自行消退。此时多见于肺炎、尿路感染、伤口感染早期、外科并发症的造势期。

(3) 术后后期发热

是指术后的 7～10 天内发热,通常提示已经存在未引流的脓肿,如伤口感染(化脓性和包裹性的)、深部感染(感染液积聚、脓肿、吻合口漏)等。

2) 护理

在术后期间,护理人员应密切监测患者的体温变动。若体温略高但不超过 38.5 ℃,通常不需特别处理,应鼓励患者多饮水以促进体温调节。如果体温持续升高超过 38.5 ℃,应按照医嘱使用降温药物。对于体质较弱的老年患者,还需适当补充液体以预防脱水。若患者出汗过多,应及时更换衣物并保持床上用品的干净和整洁。

面对高热伴随寒战的症状,应警惕潜在的感染风险。根据医嘱,进行必要的血培养和 GM 试验,以确认感染源。同时,记录并监控患者使用降温药物后的体温变化,并注意记录药物可能引起的不良反应,指导患者进行相应的对症处理。

在患者发热期间,建议进食清淡、易消化、富含纤维的食物,并确保摄入足够的水分。患者应保持卧床休息,避免过度劳累以减少体力消耗。此外,保持室内适当通风和湿度,确保空气质量,对于确诊感染的患者,还应实施严格的消毒隔离措施,以防感染扩散。

2. 切口感染

在术后 3～4 天内,如果观察到切口出现疼痛加剧以及局部红肿、发热、压痛或存在波动感,同时伴有体温上升、脉搏加速或白细胞计数增高的症状,这些可能表明切口发生了感染。

1) 原因

切口感染可能因手术中留有无效腔、血肿、异物,或是因为局部组织的血供不足。此外,贫血、糖尿病、营养不足或肥胖等也可能加剧感染风险。

2) 护理

(1) 预防:① 严格执行手术期间的无菌操作,确保彻底止血,防止残留无效腔、血肿或异物残留等;② 保持切口及其覆盖敷料的清洁与干燥;③ 加强营养支持,提高患者的抗感染能力;④ 按医嘱合理使用抗生素,并细致观察手术切口的恢复情况。

(2) 处理:① 初期感染应采用有效的局部理疗及抗生素治疗;② 对于化脓的切口,应适时拆除部分缝线,充分开放切口进行清理,并放置含凡士林的油纱条以引流脓液,定期更换敷料,以促进二期愈合;③ 如需进行二期缝合,应做好充分的术前准备工作。

3. 压力性损伤

术后皮肤压力性损伤是一种常见的并发症。

1) 原因

这种损伤多发生在因术后疼痛或手术需求而长时间卧床的患者身上。长期的局部压迫,皮肤与汗液、尿液及各种引流液的接触,加上营养不良和水肿等因素,都可能促成压力性损伤的形成。

2) 护理

(1) 预防:① 定期改变患者体位,至少每 2 h 翻身一次,减少皮肤受压;② 使用专门的压力性损伤评估工具,根据患者的风险等级执行相应的预防措施;③ 保持患者皮肤及床单的清洁和干燥;使用便盆时应抬高患者的臀部以减少压迫;④ 鼓励患者进行每日的主动或被动运动,并尽早尝试下床活动;⑤ 提供充足的营养支持,增强患者的整体健康和皮肤的抵抗力。

(2) 处理:① 移除可能导致皮肤损伤的任何直接原因;② 对于未破裂的小水疱,允许其自然吸收;③ 对于较大的水疱,应在无菌条件下用注射器抽取疱内液体,并使用无菌敷料进行包扎;④ 浅表性溃疡应覆盖透气性良好的保湿敷料;⑤ 对于有坏死组织的深度溃疡,需清洁创面并去除坏死物,确保良好的引流。

4. 疼痛

术后疼痛是一种常见并发症,它被国际疼痛协会(International Association for the Study of Pain, IASP)定义为与实际或潜在组织损伤相关的感觉和情绪体验,突出了疼痛的主观性和个体差异。提示在评估疼痛强度时,应以患者本人的主诉为依据。

1) 原因

疼痛主要由术后组织的炎症反应和腹膜张力增加引起,尤其是在深呼吸时感觉加剧。疼痛的强度和持续时间与肿瘤大小、位置及患者的痛感阈值密切相关。通常在术后的前 2～5 天内疼痛较为明显,并可能因咳嗽、深呼吸、行走及进行物理治疗而加剧,严重的疼痛还会影响患者的正常生理功能和休息。

2) 评估

采用数字评分法(Numeric Rating Scale, NRS)用 0～10 分代替文字来表示疼痛的程度,0 分表示无痛,10 分表示剧痛,中间次序表示对患者进行评估疼痛的不同程度。以数字形式衡量疼痛分级程度:0 分为无痛;1～3 分为轻度疼痛,不影响睡眠;4～6 分为中度疼痛,影响睡眠;7～10 分为重度疼痛,严重干扰睡眠。

术后 48 h 每班评分;如使用镇痛药物的患者行效果评价后再评分(无疼痛者不再评估);术后 48 h 后数字评分 1～3 分,未给特殊处理者不续评;预防性镇痛的患者疼痛评分 1～3 分时每天评 1 次;停药后不再评估。口服后 60 min,皮下注射后 30 min,静脉用药后 15 min 评估。

3）护理

术后疼痛护理在胸外科领域中至关重要，由于疼痛是患者的主观体验，护理工作需细致而周到。

（1）疼痛监测与沟通：定期检查患者的疼痛状况，包括疼痛的时长、位置和性质。鼓励患者主动描述疼痛强度，通过观察其面部表情来评估疼痛水平。

（2）轻度疼痛管理：与患者耐心沟通，利用注意力转移等策略帮助减轻疼痛。解释疼痛可能的原因，缓解患者的焦虑和紧张。

（3）舒适性护理：协助患者调整体位，以减轻压力并提高舒适度。

（4）非药物镇痛措施：指导患者使用非药物方法如冷敷、热敷或音乐疗法等来缓解疼痛。

（5）使用病人自控镇痛泵（Patient Controlled Analgesia，PCA）：在手术后初期，持续应用 PCA 设备进行有效镇痛，常用药物包括吗啡、哌替啶和芬太尼。

（6）强度较大的疼痛管理：对于症状较严重的患者，依医嘱调整药物种类和剂量，根据疼痛治疗的"三级阶梯"原则治疗，包括应用强效镇痛药如地西洋、布桂嗪等，并可考虑使用糖皮质激素作为辅助治疗。

（7）药物使用后的监控：细致观察药物的效果及潜在副作用，特别注意监控患者的呼吸、心率、血压等生命体征。特别是使用 PCA 和硬膜外镇痛时，要密切监测呼吸功能，及时记录并处理任何异常。

（8）功能活动指导：在指导患者进行康复活动前，强调早期活动的重要性，同时根据患者体能安排逐步增加的活动量。如活动引起疼痛加剧，应立即停止并采取适当的镇痛措施。

这种全面的术后疼痛管理策略旨在改善患者的舒适度，加速恢复过程，并预防疼痛导致的长期并发症。

5. 皮下气肿及纵隔气肿

1）原因

皮下气肿可见于普胸术后或继发于张力性气胸，胸腔内高压气体可通过切口、胸膜破损处进入皮下或纵隔；胸膜缝合不佳和咳嗽时，部分胸腔内气体窜入皮下或纵隔。少量皮下气肿多见于切口周围，部分稍显肿胀，按之有捻发音，对患者无需特殊处理，密切观察病情变化。严重的皮下气肿，气体沿皮下、筋膜和肌肉间隙迅速发展，上可达颈部及面部，直至颚弓及眼睑，向下发展至胸、上臂直至大腿、阴部，一般以颈部最明显。如有进行性纵隔气肿存在，可造成张力性纵隔气肿，压迫气管及大血管影响呼吸循环，其后果与张力性气胸一样严重。

2）护理

（1）评估皮肤触诊有无皮下捻发音,评估皮下气肿的部位、范围和进展情况。观察有无张力性气胸症状,如患者出现胸闷、呼吸困难等症状应立即报告医师,进行急救处理。

（2）有胸管患者,检查胸管是否通畅,不通畅者设法疏通或另置胸腔引流,以减低胸腔内压力。

（3）检查切口有无漏气,对合是否良好,必要时给予凡士林纱布封闭或加压包扎。

（4）皮下气肿程度严重者,皮肤消毒后,可在颈部等皮下气肿最严重处插入几个针头,作排气用。

（5）咳嗽剧烈的患者,为避免加重皮下气肿,可给予适当的镇咳药物。

（6）吸氧,改善患者缺氧状况,可协助皮下气肿吸收。

（7）标记皮下气肿范围,记录气肿的进展情况。

（8）加强患者心理护理。

（9）饮食避免辛辣刺激的食物。防寒保暖,避免感冒咳嗽加重症状。

6. 肺不张

胸外科手术后的肺不张多为痰液或血液阻塞引起的阻塞性肺不张,肺不张与肺部感染互为因果、相互转换。肺功能较好者术后小范围肺不张无明显症状。肺功能差的患者或者面积较大的肺不张患者可出现缺氧和二氧化碳潴留,表现为发热、呼吸急促、低氧血症、心动过速、血压升高等。体格检查可见气管向患侧移位、患侧胸廓塌陷;听诊患侧呼吸音减弱或消失。但由于大量胸腔积液、积血等引起的压迫性肺不张则表现为患侧胸廓饱满、气管向健侧移位。胸腔闭式引流者可见胸管水柱波动幅度较大。胸片可见肺体积缩小和密度增高等情况。

1）原因

支气管分泌物堵塞、咳痰无力;支气管扭曲或成角,见于隆凸成形术、支气管袖状切除或成形术后支气管成角或扭曲;压缩性肺不张,见于术后胸胃扩张、大量脓腔积液、血气胸、乳糜胸等压迫肺组织;胃内容物误吸,术后麻醉未醒呕吐误吸阻塞支气管;肺表面活性物质异常造成的肺不张,如重症肺炎、急性肺水肿等;长时间吸入高浓度氧;患者合并有基础疾病、术前肺功能差。

2）护理

（1）加强术前戒烟宣教,必要时术前给予雾化吸入和抗感染治疗。

（2）加强术后呼吸功能锻炼、咳嗽排痰、雾化吸入等气道护理,促进早期肺复张。

（3）术后排痰困难者,必要时气管镜协助吸痰。

（4）监测患者术后体温变化,及时控制肺部感染。

（5）术后有效镇痛,促进患者有效咳嗽和早期下床活动。

（6）保持胸腔引流通畅，及时引流出胸腔内积血积液，防止压迫性肺不张。食道或贲门手术者保持有效的胃肠减压，避免胸胃扩张。

（7）为严重低氧患者给予合适的氧疗方式，如高流量氧疗、无创通气，必要时给予机械通气辅助呼吸。

7. 持续性漏气

持续性肺漏气（PAL）是肺切除术后常见的术后并发症，美国胸外科医师协会和欧洲胸外科医师协会将肺切除术后肺漏气超过 5 天定义为持续性肺漏气，临床发生率为 8%～26%。多数肺漏气患者在术后 3～4 天内可自愈。

1）原因

慢性基础性肺疾病（如 COPD）、高龄、男性、吸烟史、FEV1%异常、术中胸腔粘连、肺上叶切除、营养不良等被认为是术后持续性漏气的常见危险因素。切割闭合器钉孔及缝线针眼是术后常见的漏气部位。

肺漏气分级：Ⅰ级，用力咳嗽时漏气。Ⅱ级，轻咳或深呼气末时漏气。Ⅲ级，平静呼气末即有漏气。

2）护理

（1）吸氧。鼓励患者适当做深呼吸、自主咳嗽排痰，以促进肺复张，但应避免吹气球等用力屏气的动作，以免加重肺漏气。

（2）保持胸腔引流管通畅。术后持续肺漏气患者，尤其是Ⅲ级漏气患者，转运时禁止夹管，以免出现胸闷、发绀、呼吸困难等张力性气胸的临床表现，严重者危及生命。

（3）术后肺漏气患者可采用$-10\sim-20\ cmH_2O$ 的负压引流，维持胸腔负压，促进气体及时排出，促进肺复张。一旦胸部 X 线片确认肺已复张，无论是否存在肺漏气，都可停止负压吸引，以减少患者不适及利于早期下床活动。

（4）数字化引流系统（Digital Drainage System，DDS）更方便调节负压，可持续记录和监测漏气量变化，常用于手术后难治性持续性大量漏气患者。

（5）胸膜粘连术是治疗术后持续性漏气的常用治疗方法，经胸腔引流管注入 50%葡萄糖、碘伏等药物促使壁层、脏层胸膜粘连。注药后应夹闭引流管，嘱患者在床上左右变换体位，1 h 后（或遵医嘱）开放引流。如患者有胸闷、气促等症状，可及时开放引流管。

（6）指导患者多进食高蛋白、高维生素饮食，以提高机体自身的修复能力。保持大便通畅，防止便秘。

（7）做好心理护理。患者术后长时间肺漏气，均有不同程度的焦虑、抑郁等情绪，应加强沟通与心理支持。

8. 出血

1) 原因

术中止血不完善、创面渗血未完全控制、原先痉挛的小动脉断端舒张、结扎线脱落、凝血功能障碍等是术后出血的常见原因。主要表现为术后引流液呈血性、量多;切口渗血、皮下淤血、血肿等。严重者可有皮肤苍白、湿冷、脉搏加快、细速,血压降低、尿量减少等低血容量休克的表现。轻度休克患者表现为神志清、烦躁不安、面色苍白、口干、出汗、心率增快、脉速尚有力、四肢尚暖,但肢端发绀、发凉,尿量稍减。休克指数(脉率/收缩压)≥1.0。重度休克患者表现为意识模糊、反应迟钝、面色苍白、四肢厥冷、发绀、皮肤花斑、脉细而无力、少尿或无尿。

2) 护理

(1) 观察胸腔闭式引流液的颜色、性质及量,及时记录,出血量多时注意挤压胸管,防止血凝块堵塞影响引流。如术后出现 1 h 引流液达 100 mL 或引流液突然增加、引流液颜色鲜红应立即通知医生。如每小时引流液达 100 mL 持续 3 h,呈鲜红色,伴或不伴有血凝块,患者出现烦躁不安、血压下降等血容量不足的表现,应考虑胸内有活动性出血。应加快输液输血速度,遵医嘱使用止血药,保持胸腔引流管的通畅,确保胸腔内积血及时排除。如每小时引流液达 200 mL 持续 3 h 以上,或每小时引流液达 100 mL 持续 5 h 以上,应做好手术止血的相应准备。

(2) 密切观察心电监护情况,评估是否有失血性休克的临床表现。当休克指数(心率/收缩压)＞1.0 时,应警惕是否有潜在失血可能。

(3) 观察切口渗血、渗液情况,如渗血、渗液较多,应及时通知医生并协助医生更换切口敷料。

(4) 体位与活动:患者出血量多时应卧床休息,避免剧烈咳嗽和下床活动,可进行床上肢体功能锻炼,适当做患侧肩、肘关节活动,预防并发症。

(5) 心理护理:多与患者沟通,安慰患者,积极治疗。

(6) 保持大便通畅,勿用力,必要时可予开塞露。

(7) 指导患者采取连续咳嗽的方法将痰液咳出,避免爆发性咳嗽。

9. 胸膜反应

1) 原因

胸腔穿刺致胸膜反应的机制目前尚未阐明,有学者认为主要是消融过程中刺激了支配壁层胸膜的迷走神经,兴奋的迷走神经可使心率减慢甚至心跳停止,或是局部麻醉不充分,或是部分患者对疾病的不了解、对治疗手段的恐惧甚至处于高度紧张状态等均可导致胸膜反应的发生。术前应加强与患者沟通,避免精神过度紧张。

2）护理

手术中出现胸膜反应，应遵医嘱肌注 654-2 或阿托品，或者彻底麻醉附近胸膜后再行手术。在手术的过程中，严密观察患者的心率、血压的变化，如出现胸膜反应，应立即停止手术，给予加快补液量，阿托品 1 mg 静推后遵医嘱用药，直至病情缓解。

10. 皮肤烫伤

1）原因

微波消融时，肿瘤组织坏死液化产生液体，在拔出微波针时，液体可顺着鞘管流出而引起肺部恶性肿瘤消融治疗的围手术期护理皮肤烫伤，表现为潮红或水疱。

2）护理

拔出微波针时要慢，如有液体溢出，应用治疗碗接引或在伤口周围加盖生理盐水棉垫以保护皮肤，如术中出现皮肤烫伤，护理中注意保持创面清洁干燥，无菌包扎或用烧伤外涂。一般 3～5 天水疱自行吸收，不吸收者按烧伤处理。

11. 支气管胸膜瘘的护理

支气管胸膜瘘（BPF）是指各级支气管与胸膜腔交通形成的窦道，多由于肺部病变如肺脓肿破入胸膜腔或肺切除术后支气管残端未能愈合引起。支气管胸膜瘘是肺切除术后的严重并发症之一，多出现于术后 1～2 周内。大多数保守治疗可以恢复，少数表现为顽固性气胸，处理困难可行胸膜硬化术、气管内栓塞术或外科手术。

1）原因

支气管缝合张力过大、缝线松脱、支气管残端血运不良、支气管缝合处感染、破裂，术前放射治疗、营养不良等。

主要表现：发热、呼吸急促、胸痛、刺激性咳嗽、咳脓血痰、胸腔引流管持续排出大量气体。随着体位改变有刺激性咳嗽、咳铁锈色或褐色、胸液样痰、体温上升，X 线片可见液气胸等。健侧卧位时刺激性咳嗽明显而患侧卧位时可减轻或缓解。亚甲蓝试验：经胸管向胸腔内注入亚甲蓝，患者咳出蓝染痰即为亚甲蓝试验阳性。

2）护理

（1）观察患者的生命体征，注意体温、脉搏、呼吸有无异常，做好高热护理。

（2）观察咳嗽情况及痰液的颜色、性质、量有无异常。肺切除术后正常情况下在体位改变时无刺激性咳嗽，协助患者咳嗽排痰时痰量少，为黄白色或偶带陈旧性血丝痰。如患者随体位改变有刺激性咳嗽，痰液为铁锈色或褐色、量多，应密切观察。

（3）观察胸腔闭式引流，如引流管内有大量气体溢出则应考虑是否有支气管胸膜瘘发生。

（4）指导患者患侧卧位或半卧位，以防漏出液流向健侧，避免支气管残端被浸泡于胸腔积液中。

（5）鼓励患者有效咳嗽,进行呼吸功能锻炼。

（6）遵医嘱进行抗感染治疗。

（7）加强营养支持,摄入高蛋白、高维生素饮食,控制血糖,促进伤口愈合。

（8）加强体温监测,做好高热护理。

（9）加强心理护理,支气管胸膜瘘后病情重、病程长,要积极疏导患者的悲观情绪。

（10）介入封堵治疗 BPF 在临床上已得到广泛应用,对于瘘口＜8 mm、身体状况差不能耐受手术修补瘘口者,介入封堵治疗是一个很好的选择。封堵治疗术后患者应避免剧烈咳嗽,防止封堵材料脱出,观察患者是否会出现因封堵材料堵塞气管致低氧血症,封堵材料掉入胸腔出现胸闷、胸痛、再漏气等症状。

12. 乳糜胸

乳糜胸是由于胸导管或其主要分支破裂,其内的淋巴液漏出后积存于胸膜腔内形成。胸导管的淋巴液通常主要来自肠道的乳糜,富含脂肪及其消化产物,所以典型乳糜液是乳白色、无异味的碱性液体。乳糜胸多发生在术后 2～4 天。

1）原因

多见于术中行纵隔淋巴清扫肺癌患者,与术中损伤胸导管或结扎胸导管的缝线松脱有关。

2）主要表现

胸腔引流液量多且无逐日减少的趋势,通常 24 h 引流液量超过 1 000 mL,患者出现胸闷、气促、脉快、心悸、血压下降甚至休克。禁食期间或饥饿状态下乳糜液呈淡血性或清亮淡黄色液体,进食后尤其进食脂肪类食物后引流液呈不凝固、乳白色液体。

3）护理

（1）观察胸腔闭式引流液的颜色、性质及量,及时发现引流量和性状的变化。早期可通过胸水乳糜试验确定有无乳糜胸的发生。

（2）观察患者有无突发胸闷、气促、脉快、心悸、血压下降甚至休克,特别是已拔除胸腔引流管开始进食的患者,症状更明显,应及时通知医生并配合处理。

（3）一旦发现乳糜胸,患者应禁食,给予静脉营养支持,并纠正水、电解质紊乱。

（4）若病情允许可以进食,宜低脂或无脂、高碳水（糖尿病患者除外）、高蛋白饮食,避免进食肉类、肉汤、纯牛奶等含脂肪多的食物,控制液体量的摄入。低脂饮食 1 周后,无乳糜液引出者可恢复正常饮食。

（5）指导患者有效排痰和进行呼吸功能锻炼,促进肺功能的恢复。

（6）指导患者半坐卧位,加强引流管护理,保持引流通畅。定时以离心方向挤捏胸腔引流管,引流量达 500 mL 时应及时更换引流瓶,以免影响有效引流。

（7）胸腔灌注的护理：使用高糖等胸膜粘连剂进行胸腔灌注时，灌注完毕应夹闭胸管，每 15～30 min 更换体位一次，根据医嘱保留数小时开放引流。夹管期间密切关注患者有无疼痛、胸闷等反应，及时汇报处理。

（8）如果每日引流量超过 1 000 mL，持续 5 天以上者，需考虑再次手术结扎胸导管。可于术前 2 h 喝少量牛奶或动物油，便于术中查看乳糜液瘘口。

（9）加强心理护理。护理人员应细致耐心地向患者解释禁食的必要性及意义，开导患者解除焦虑烦躁的心理，增强患者对治疗的信心。

13. VTE

肺栓塞（PE）指各种栓子脱落阻塞肺动脉或其分支为发病原因的一组疾病或临床综合征。最常见的是深静脉血栓脱落。胸部恶性肿瘤手术患者的 VTE 危险因素包括围术期和手术相关两大部分。肺动脉栓塞后，栓塞的肺动脉支配区域的肺组织发生出血或坏死者称为肺梗死。

1）危险因素

（1）围手术期危险因素包括：既往 VTE 史、手术、创伤、卧床、恶性肿瘤及肿瘤治疗史、高龄、内科基础疾病（特别是呼吸系统合并症）、肥胖、吸烟、下肢静脉曲张、严重感染、使用镇静剂、遗传性或获得性血栓形成倾向等。

（2）手术相关危险因素包括：中心静脉置管和其他侵入措施的应用、麻醉药物的应用、手术时间、手术方式以及机械通气等。

2）临床表现

急性 PE 的临床表现常因肺动脉血栓栓塞的部位不同而明显不同：

（1）小面积 PE（栓塞面积小于 20%）可无明显症状，或仅有发热、短暂气急、胸背疼痛、咳嗽、咯血、心悸、多汗或血压下降等不典型症状；

（2）大块或多发性 PE（栓塞面积大于 50%）可出现典型的呼吸困难、胸痛、咯血和/或循环衰竭三联症；

（3）猝死型肺栓塞：术后短期内发生大面积 PE，常发生猝死。其在胸外科手术患者中多表现为术后 7 天内下床活动后突发的呼吸困难、晕厥甚至心跳骤停。

3）预防

对于胸外科手术患者，任何微小的可疑栓塞表现都应该密切监测和评估。如患者术后出现以下几种临床表现应高度警惕 PE 的存在：

（1）自主呼吸时，低氧血症进一步恶化；

（2）具有慢性肺部病变和已知的二氧化碳潴留的患者，出现呼吸困难和低氧血症加重，动脉血二氧化碳分压下降；

（3）不明原因的发热；

（4）在血流动力学监测期间,肺动脉压和中心静脉压突然升高。

4）护理

（1）患者教育:肺癌患者应接受 VTE 的风险教育。建议患者改善生活方式,如戒烟和戒酒,控制血糖或血脂等。存在 DVT 危险因素的人群,指导避免可能增加静脉血流瘀滞的行为如长时间坐位、跷二郎腿、穿束膝长筒袜、长时间站立不活动等;卧床患者鼓励床上肢体活动,疾病允许时鼓励早期下床活动和走路;适当多饮水;指导患者积极治疗原发病如高脂血症、糖尿病等。

（2）休息与活动:① 急性期应绝对卧床休息,避免下肢过度屈曲,在充分抗凝的前提下卧床时间为 2～3 周;保持大便通畅,避免用力。② 恢复期鼓励患者多做床上下肢主动或被动活动,注意保持患肢的功能,抬高患肢,以利静脉血的回流。

（3）吸氧:根据缺氧程度选择合适的氧疗方式,改善通气功能,监测脉氧变化。

（4）下肢静脉血栓的护理:① 观察双下肢有无深静脉血栓形成的征象,如酸胀、乏力、肿胀、双下肢不对称、局部皮肤发绀等。② 观察患肢的皮肤颜色、温度、水肿程度变化,严禁挤压、按摩患肢,防止血栓脱落,造成再次肺栓塞。水肿及压痛缓解后可逐渐下床活动。

（5）溶栓与抗凝治疗的护理:密切观察出血征象,如皮肤青紫、血管穿刺处出血过多、血尿、腹部或背部疼痛;宜留置外周静脉套管针避免反复穿刺、静脉穿刺部位压迫止血需加大力量并延长压迫时间,定时监测 PT、APTT、INR。

（6）用药指导:按医嘱服用华法林,不可擅自停药;定期监测 INR;选用软毛牙刷刷牙;出血表现立即就医;随身携带"服用抗凝药物"的标签。

（7）饮食护理:给予高蛋白、高维生素、易消化的食物。高脂饮食和富含维生素 K 的食物,如卷心菜、菜花、胡萝卜、洋葱等可能干扰华法林的药效,尽量不予食用。

（8）心理护理:评估患者的焦虑程度,鼓励患者增加信心和安全感。

（9）下周周径的测量方法:大、小腿周径的测量点分别为髌骨上缘以上 15 cm 处和髌骨下缘以下 10 cm 处,双侧下肢周径差＞1 cm 有临床意义。

14. 呼吸衰竭

1）原因

术后急性呼吸衰竭多见于术后早期,是指某些突发的致病因素,如急性肺水肿、胸部外伤或手术创伤、急性气道堵塞等,使肺通气和(或)肺换气功能迅速出现严重障碍,短时间内出现呼吸衰竭。

2）临床表现

呼吸困难、心动过速、发绀、低氧血症、躁狂、昏迷等症状。

3) 护理

（1）保持呼吸道通畅，清除气道分泌物。

（2）吸氧。确定氧浓度的原则是在保证氧分压迅速提高到 60 mmHg 或指脉氧达 90% 的前提下，尽量减少吸氧浓度。可采取鼻导管或面罩吸氧的方式。

（3）病情危重者可采取高流量氧疗、无创通气。

（4）必要时建立人工气道（气管插管或气管切开），接呼吸机行机械通气时应按机械通气护理要求。

（5）遵医嘱使用呼吸兴奋剂。

（6）持续心电监护，监测呼吸指标及动脉血气。

（7）定时雾化，翻身排背，有效咳痰。

（8）限制补液速度和量，防止肺水肿。

（9）保持床单位平整、干燥，防止发生褥疮。

（10）鼓励患者多摄入高蛋白、高维生素食物。

15. 心律失常

1）原因

胸部外科手术后由于缺氧、失血、手术创伤、水电解质失衡、麻醉药物等，可加重原有的或诱发潜在的心血管疾病，引起心律失常。术后常见的心律失常包括心动过速、心房颤动、房性或室性期前收缩及房室传导阻滞等。

2）临床表现

患者出现心慌、心悸、气促、头晕、黑蒙等症状，心电监护显示心电图异常、血氧饱和度下降等。

3）心电图表现

（1）房颤、房扑：心电图表现 P 波消失，并被 F 波或 f 波替代。

（2）室上性心动过速：心电图表现心率 >160 次/min，心律整齐，QRS 波形态时限正常，P 波常难看清，室上性心动过速多由疼痛、发热、贫血、低血容量、低氧血症及迷走神经损伤等因素所致。

（3）频发室性期前收缩、阵发性室性心动过速：心电图表现室性期前收缩 QRS 波宽大畸形，时限 >0.12 s，前面无固定 P 波，后面的 T 波与 QRS 波方向相反，有完全代偿间歇。室早多由于低血钾、低氧血症及洋地黄中毒所致。频发室早（≥5 次/min）或 Ron T 时，易发生室性心动过速或室颤，需立即治疗。

（4）心动过缓：表现为心率 <50 次/min。高血钾及长期缺氧、洋地黄过量等均可引起房室传导阻滞或病窦综合征。

（5）心脏停搏：包括室颤、心室停搏或心室缓慢、自身节律以及心脏电活动与机械活动分离等。心电图表现为水平线或颤动波。

4）护理

（1）术后应进行持续的心电监护，及时发现患者心电图、心率、心律、氧饱和度等变化。

（2）遵医嘱。应用抗心律失常药时速度一般应缓慢，必要时稀释，并有医生在场。用药时需严密观察心律、心率、血压、指脉氧和患者意识的变化。

（3）患者出现心悸、头晕、黑蒙症状时应立刻平卧，防止外伤，同时做床边心电图检查。

（4）关注术后患者电解质变化，尤其是术后呕吐、食欲缺乏患者，预防低钾血症发生，指导含钾丰富的食物。

16. 脓胸

1）原因

胸外科术后并发脓胸与术中污染、术后引流不畅、积血、积液、感染、术后并发支气管胸膜瘘（BPF）、食管吻合口瘘等因素有关。术后脓胸患者中约 80% 以上合并有支气管胸膜瘘（BPF）。

2）临床表现

渗出液增多，其性质由浆液性逐渐转变为脓性。有发热、脉快、白细胞增高等感染中毒表现，也有胸痛、呼吸困难、咳嗽等呼吸道症状。

3）护理

（1）加强心理护理，解除患者的紧张情绪。

（2）生命体征观察：观察呼吸、血氧饱和度及口唇颜色变化，有无发热、脉快、呼吸困难、白细胞数升高，严重者有胸痛、气急症状，甚至感染性休克。

（3）加强营养，鼓励患者进高蛋白、高维生素饮食，注意水电解质平衡。严重营养不良时，遵医嘱予静脉营养支持治疗。

（4）进行脓液培养及药物敏感试验，遵医嘱行有效抗生素治疗。

（5）高热患者做好高热护理。

（6）加强引流管护理，保证引流通畅，注意观察引流量和性状的改变。

（7）胸腔冲洗是清除胸腔及肺部感染的重要方式，否则容易出现脓胸的中毒症状，并形成分割，甚至腐蚀周围血管引起大出血。胸腔冲洗的护理：① 胸腔冲洗的前提是需要通过胸带冲洗管的双腔引流管完成。冲洗时将冲洗液连接冲洗管腔，注意应严格遵循无菌操作原则。② 冲洗初速度为 20～30 滴/min，避免大量液体进入体内引起患者的不适。观察患者无不适后可调整为 40～60 滴/min 或遵医嘱。冲洗时一般不夹闭胸腔引流管。③ 冲洗时协助患者先取患侧卧位，再取坐位，每 30 min 更换体位。嘱患者做深呼吸运动、咳嗽运动,使冲洗液充分与胸腔接触。④ 冲洗中观察患者有无胸闷、呼吸困难、刺激性咳嗽,如出现刺激性咳嗽症状,须及时停止冲洗,扶患者取坐位,促进引流液的排出。⑤ 最初冲洗后的几天由于纤维素排出,会出现胸腔引流管阻塞或引流不畅,要及时更换胸腔引流管,置入的胸腔引流管不宜太细。⑥ 冲洗后如发现冲洗液未引流出,应及时查明原因。

(8) 对于再次行胸廓成形术的患者,术后需用厚棉垫及胸带局部加压包扎。胸带包扎的松紧度以能容纳一指为宜,防止压力过大导致胸带周围尤其是腋下皮肤的破溃。

(9) 长期慢性脓胸患者,开窗引流可消除脓胸引起的发热等全身中毒症状,较快清除脓腔。护理中注意保护创口,加强消毒隔离,避免交叉感染。开窗引流主要适用于:① 全肺切除术后,伴或不伴 BPF 的脓胸。② 耐药菌和特殊病原菌引起的脓胸。③ 患者不能承受开胸手术,其他引流方法无效者。

17. 谵妄

术后谵妄(Postoperative Delirium,POD)是老年患者在手术后常见的一种急性中枢神经系统综合征,是一种急性发作的、暂时性脑功能异常。在 65 岁以上的手术患者中,其发生率约为 12.0%。POD 多数发生在术后 1 周内,以注意力不集中、意识水平变化和认知功能急性改变为特征,病程和严重程度常有波动,有中间清醒期,可有多种临床表现[16]。术后谵妄不仅可能导致患者出现一系列严重的临床后果,甚至可能导致死亡,因此,防治术后谵妄是围手术期麻醉管理的关键环节。

1) 临床表现

(1) 注意力缺陷:患者对外界刺激的反应减弱,表现为难以集中注意力,表情呆滞。

(2) 意识障碍:表现为对周围环境认识的清晰度下降或出现不同程度的木僵或昏迷。

(3) 认知功能下降:是 POD 最常见最典型的表现之一,主要包括感知混乱、思维障碍及记忆力减退。

(4) 睡眠-觉醒周期障碍:表现为日间嗜睡和夜间失眠,或者完全逆转的睡眠周期。

(5) 神经运动异常:可表现为过度警觉、易激惹或显著嗜睡,行为活动明显减少。

(6) 情绪失控:患者可能间歇性地出现恐惧、妄想、焦虑、抑郁或躁动等情绪波动。

2) 易患因素

① 高龄;② 认知功能障碍;③ 合并多种内科疾病;④ 视力障碍;⑤ 听力障碍;⑥ 酗酒史。

3) 诱发因素

(1) 疼痛:术后疼痛管理不当是引发谵妄的常见原因。

(2) 抑郁:术前抑郁状态与术后谵妄密切相关。

(3) 贫血:术后贫血和不适当的液体管理可能加剧低氧血症,增加谵妄风险。

（4）合并感染：术后感染是谵妄的重要诱因。

（5）营养不良：与重度营养不足和维生素缺乏相关。

（6）活动受限和环境因素：长时间卧床、束缚使用、低氧血症、电解质紊乱及酸碱平衡失调、便秘、尿潴留和睡眠不足都可能诱发谵妄。

（7）药物影响：某些药物如抗胆碱能药、苯二氮类药物及某些阿片类药物使用不当可能诱发谵妄，特别是哌替啶因其强烈的抗胆碱作用更为常见。

4）处理措施

通过术前的筛查（目前使用最广泛、公认的谵妄筛查工具为意识模糊评估量表 CAM）、术中麻醉管理和监测、术后管理和治疗来有效干预谵妄的发生。

（1）非药物管理

表 7-4-1　易患因素及可能的对策

易感因素	可能的对策
老年（65 岁以上）	术后高龄患者加强关注
认知功能储备减少 1. 痴呆 2. 认知功能损害 3. 抑郁	1. 访视时提醒家属第一时间把视听辅助工具带入 ICU 2. 如有认知障碍和精神疾病史是否可以延长家属陪伴时间
并存疾病 1. 严重疾病 2. 多种并存疾病 3. 脑卒中史 4. 代谢紊乱 5. 创伤和骨折 6. 终末期疾病 7. 合并 HIV 感染	1. 查看病史，访视后登记高危人群 2. 尤其观察术前高血压（术后高血压和低血压，控制血压波动）、糖尿病病史患者 3. 关注术中术后血糖变化，与术前对比
摄入减少 1. 脱水 2. 营养不良	1. 接台手术患者摄入量是否充足，看手术麻醉及术前临时医嘱单 2. 术后血气中电解质及血红蛋白 3. 高危患者使用 Mini-nutritional assessment 评估表评估营养状态
生理功能储备减少 1. 自主活动受限 2. 活动耐量降低 3. 视觉或听觉损害	1. 术后看护护士关注是否有辅助视听工具 2. 加强床上活动及早期康复训练的实施 3. 咨询家属日常生活习惯，与家属商量对策
药物应用 1. 精神作用的药物 2. 应用多种药物	1. 注意是否有精神药品及其他药物的使用（抗胆碱能药物） 2. 高血压药、糖尿病药物的及时使用
酗酒	1. 访视时询问、术后观察有无酗酒史 2. 如有，加强观察和关注，必要时可用药

表 7 - 4 - 2　促发因素及可能的对策

促发因素	可能的对策
药物 1. 镇静催眠药 2. 多种药物治疗 3. 抗胆碱能药物 4. 酒精或药物戒断	1. 询问病史 2. 及时用药 3. 观察病情变化,加强评估
手术 1. 心血管手术 2. 长时间体外循环 3. 矫形外科手术 4. 非心脏手术 5. 各种诊断型操作	1. 评估手术时长 2. 评估手术方式及术中各种情况
收入 ICU 1. 环境改变 2. 疼痛刺激 3. 身体约束 4. 精神紧张 5. 导尿管和引流管	1. 收入 ICU 后及时与患者沟通,告知目前时间、地点,是否有类似钟表的工具可供使用 2. 加强疼痛管理 3. 呕吐患者出入量的关注 4. 减少约束 5. 家属的宣教及家属参与患者的沟通管道的护理,最大化的舒适,加强固定 6. 尽早拔除不必要的管道 7. 尿道不舒适的患者是否可以使用利多卡因涂抹
并发疾病 1. 感染 2. 严重急性疾病 3. 代谢紊乱 4. 医源性并发症 5. 贫血 6. 发热或低体温 7. 脱水 8. 营养不良 9. 低蛋白血症 10. 脑卒中	1. 查看血气分析结果 2. 加强对低氧血症患者的关注和护理,必要时尽早使用高流量吸氧装置 3. 加强高血压、糖尿病患者的血压值和血糖值的监测,避免波动过大 4. 查看血红蛋白和血清蛋白值,必要时用血和补充蛋白 5. 卒中患者重点关注 6. 注意出入量平衡 7. 关注体温变化,必要时增减被褥,促进舒适

（2）药物管理

苯二氮类药物因可能会诱发谵妄,故除苯二氮类药物戒断或酒精戒断引起的谵妄外,不推荐苯二氮类药物用于治疗谵妄患者的激越行为。

对于行为和情感障碍明显,如过度兴奋、混乱行为、幻觉或妄想引起的患者极端不适,或当患者行为可能危及自身及他人安全,或者当其行为干扰治疗和检查流程,且非药物治疗效果不佳时,可以考虑使用抗精神病药物进行管理。

氟哌啶醇常用于缓解谵妄症状,而喹硫平则有助于缩短谵妄的持续时间并改善相关的非认知症状。奥氮平和利培酮在改善谵妄症状方面的效果与氟哌啶醇相似,但利培酮在姑息治疗患者中并未显示出改善谵妄症状评分的效果。

在术后谵妄的药物治疗中,应遵循以下原则:优先考虑单一药物治疗,从小剂量开始,选择抗胆碱能活性较低的药物,并在症状改善后及时停药。治疗期间,应持续实施非药物干预,重点是纠正可能的病因。药物治疗通常持续 1 到 2 周,谵妄消退后 2 天可以开始逐步减药。

在用药期间,需要监控患者的锥体外系反应、心电图中 QT 间期的变化以及意识水平的变化。如果治疗后谵妄症状持续未改善,应重新评估诱发谵妄的原因,并根据情况调整治疗方案或进行进一步的随访,以判断是否有痴呆的并发症。

参考文献

[1] 中国老年保健协会肺癌专业委员会,天津市医疗健康学会加速外科康复专业委员会.老年肺癌护理中国专家共识(2022 版)[J].中国肺癌杂志,2023,26(3):177 - 192.

[2] 包磊,朱丽群,舒芳芳,等.成人择期手术术前焦虑非药物管理的最佳证据总结[J].护士进修杂志,2023,38(11):1036 - 1042.

[3] 支修益,刘伦旭,中国胸外科围手术期气道管理指南编写委员会.中国胸外科围手术期气道管理指南(2020 版)[J].中国胸心血管外科临床杂志,2021,28(3):251 - 262.

[4] 刘子嘉,张路,刘洪生,等.基于加速术后康复的胸外科手术预康复管理专家共识(2022)[J].协和医学杂志,2022(3):13.

[5] 中华医学会心血管病学分会,中国康复医学会心肺预防与康复专业委员会,中华心血管病杂志编辑委员会.六分钟步行试验临床规范应用中国专家共识[J].中华心血管病杂志,2022,50(5):432 - 442.

[6] 中国胸外科静脉血栓栓塞症研究组.中国胸部恶性肿瘤围手术期静脉血栓栓塞症预防与管理指南(2022 版)[J].中华外科杂志,2022,60(8):721 - 731.

[7] 王天佑,胸外科围手术期肺保护中国专家共识(版)专家组,中国医学基金会胸外科专业委员会.胸外科围手术期肺保护中国专家共识(2019 版)[J].中国胸心血管外科临床杂志,2019,26(9):835 - 842.

[8] 莫一菲,包玉倩.中国血糖监测临床应用指南(2021 年版)解读[J].中华糖尿病杂志,2021,13(10):926 - 929.

[9] 范美龄,刘雨薇,李智,等.围术期体温监测的最佳证据总结[J].解放军护理杂志,2022,39(5):47 - 50.

[10] 朱云柯,林琳,廖虎,等.中国胸外科围手术期疼痛管理专家共识(2018 版)[J].中国胸心血管外科临床杂志,2018,25(11):7 - 14.

[11] 中国抗癌协会肿瘤麻醉与镇痛专业委员会.中国肿瘤患者围术期疼痛管理专家共识(2020 版)[J].中国肿瘤临床,2020,47(14):703 - 710.

［12］Gan T J，Belani K G，Bergese S，et al. Fourth consensus guidelines for the management of postoperative nausea and vomiting［J］. Anesth Analg，2020，131(2)：411-448.

［13］张乐，宋锴澄，申乐. 加速康复外科理念推动下的多模式术后恶心呕吐管理策略：《第四版术后恶心呕吐管理指南》解读［J］. 协和医学杂志，2021，12(4)：490-495.

［14］中国老年医学会呼吸病学分会，中国康复医疗机构联盟呼吸康复专业委员会. 吸入疗法在呼吸康复中应用的中国专家共识［J］. 中华结核和呼吸杂志，2022，45(8)：753-761.

［15］刘伦旭，高树庚，何建行，等. 非小细胞肺癌术后随访中国胸外科专家共识［J］. 中国胸心血管外科临床杂志，2021，28(1)：4-10.

［16］吴美，程云，周红艳，等. 老年患者术后谵妄非药物预防措施的证据总结［J］. 护理学杂志，2019，34(7)：76-79.

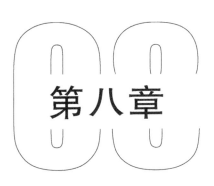

第八章

移动 CT 操作典型案例

第一节

移动 CT 下肺结节术前定位中的应用

案例 8-1-1

1. 主诉

检查发现肺部结节 2 年。

2. 简要病史

患者女性,70 岁,2 年前因咳嗽至当地医院查胸部 CT 发现右上肺结节,直径约 9 mm。未予治疗,定期随诊观察。医院复查胸部 CT:右上肺纵隔旁实性结节,大小约 13 mm×9 mm,考虑肿瘤可能,为求治疗收住入院。既往有高血压、颈动脉斑块病史,有脑外伤手术史、胆囊手术史。临床诊断:肺部阴影。

3. 定位指征

右上肺实性结节(疑似肿瘤),术前定位指导手术切除范围。

4. 术前定位及手术治疗

1)定位模式

基础麻醉联合移动 CT 引导下经皮肺穿刺定位。

2)定位规划

右上肺前段结节,大小 13 mm×9 mm,穿刺点定位于右侧前胸壁,靶皮距为 6.5 cm,拟使用 1 根肺穿刺定位针。

3)麻醉方式

基础麻醉(咪达唑仑＋羟考酮)。

4)定位过程

患者平卧于 CT 检查床上,基础麻醉成功后,行 CT 扫描,放置定位标记栏珊,确定穿刺皮肤进针点,测量进针角度及深度。穿刺点周围软组织使用利多卡因局部浸润麻醉,插入 hook-wire 穿刺针,针尖位于结节近端,注入少许亚甲蓝溶液,将穿刺针内芯向前推入 1 cm,释放锚钩,拔出穿刺征外套管(图 8-1-1)。

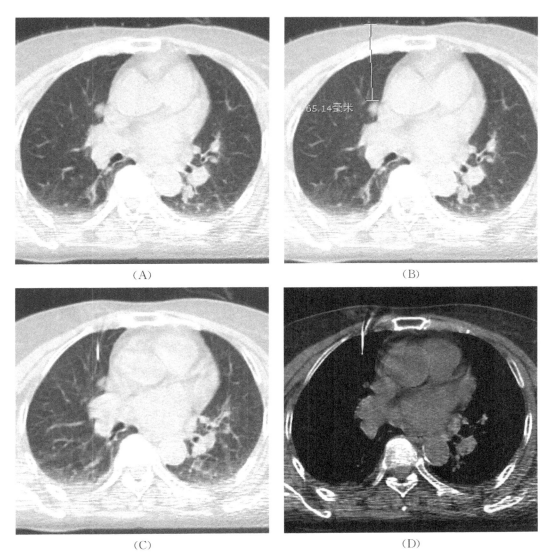

图 8-1-1　右上肺结节术前定位过程

图注:(A) 定位前扫描:患者取仰卧位,右肺上叶纵隔旁实性结节,大小 13 mm×9 mm;(B) 定位穿刺规划:靶结节距胸壁约 65.14 mm;(C) 移动 CT 引导下穿刺定位;进针深度 5 cm;(D) 定位完成后纵隔窗。

5) 手术方式

单孔胸腔镜下右上肺前段切除+淋巴结清扫术,术中快速病理提示:右上肺前段倾向腺癌。

案例 8-1-2

1. 主诉

检查发现肺部结节 3 年余。

2. 简要病史

患者男性,75 岁,3 年余前至当地医院体检查胸部 CT 发现两肺多发结节。未予治疗,定期随诊观察。医院复查胸部 CT:右上肺见一部分实性结节,大小约 9 mm×6 mm,考虑 AIS(原位腺癌)-MIA(微浸润腺癌)感染。右中肺门旁浅淡片结节影,大小 18 mm×15 mm。为求治疗收住入院。既往因透明细胞癌行左肾手术。临床诊断:肺部阴影。

3. 定位指征

右上肺亚实性结节(疑似肿瘤),术前定位指导手术切除范围。

4. 术前定位及手术治疗

1) 定位模式

基础麻醉联合移动 CT 引导下经皮肺穿刺定位。

2) 定位规划

右上肺尖段结节,大小 9 mm×6 mm,穿刺点定位于右侧前胸壁,靶皮距为 5.7 cm,拟使用 1 根肺穿刺定位针。

3) 麻醉方式

基础麻醉(咪达唑仑＋羟考酮)。

4) 定位过程

患者平卧于 CT 检查床上,基础麻醉成功后,行 CT 扫描,放置定位标记栅珊,确定穿刺皮肤进针点,测量进针角度及深度。穿刺点周围软组织使用利多卡因局部浸润麻醉,插入 hook-wire 穿刺针,针尖位于结节远端,注入少许亚甲蓝溶液,将穿刺针内芯向前推入 1 cm,释放锚钩,拔出穿刺征外套管(图 8-1-2)。

5) 手术方式

单孔胸腔镜下右上肺部分切除＋右中肺叶切除＋淋巴结清扫术,术后病理提示:右上肺尖段高分化腺癌,右中肺叶高分化腺癌。

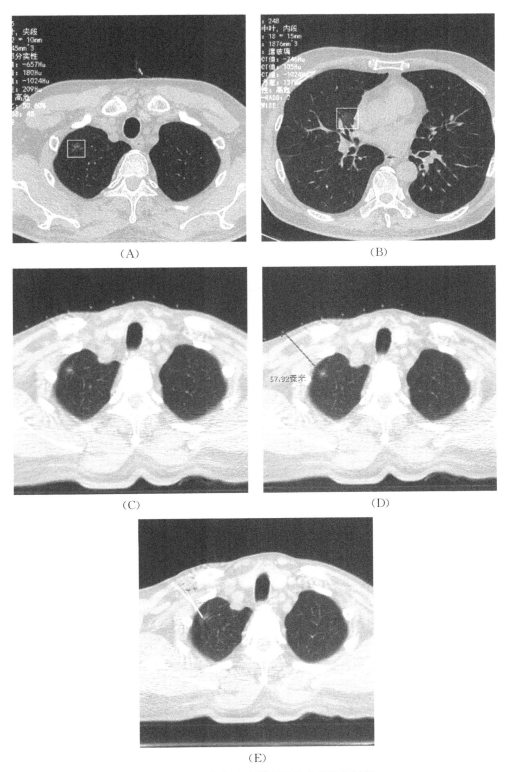

（A）　　　　　　　　　　　　　（B）

（C）　　　　　　　　　　　　　（D）

（E）

图 8-1-2　右上肺胸膜下结节术前定位过程

图注:(A) 术前影像:右上叶亚实性结节;(B) 术前影像:右中叶磨玻璃结节;(C) 定位前扫描:患者取仰卧位,右肺上叶尖段亚实性结节,大小 9 mm×6 mm;(D) 定位穿刺规划:靶结节距胸壁约 57.32 mm;(E) 移动 CT 引导下穿刺定位:进针深度 5.7 cm。

案例 8-1-3

1. 主诉

检查发现肺部结节 2 年余。

2. 简要病史

患者女性,61 岁,2 年余前至当地医院体检查胸部 CT 发现肺结节。未予治疗,定期随诊观察。医院复查胸部 CT:右下肺见一磨玻璃结节,大小约 9.7 mm×6.3 mm,考虑 MIA 感染。为求治疗收住入院。既往体健。临床诊断:肺部阴影。

3. 定位指征

右下肺磨玻璃结节(疑似肿瘤),术前定位指导手术切除范围。

4. 术前定位及手术治疗

1) 定位模式

基础麻醉联合移动 CT 引导下经皮肺穿刺定位。

2) 定位规划

右下肺尖段结节,大小 9.6 mm×6.3 mm,穿刺点定位于右侧胸壁,靶皮距为 6.6 cm,拟使用 1 根肺穿刺定位针。

3) 麻醉方式

基础麻醉(咪达唑仑＋羟考酮)。

4) 定位过程

患者左侧卧于 CT 检查床上,基础麻醉成功后,行 CT 扫描,放置定位标记栅珊,确定穿刺皮肤进针点,测量进针角度及深度。穿刺点周围软组织使用利多卡因局部浸润麻醉,插入 hook-wire 穿刺针,针尖位于结节近端,注入少许亚甲蓝溶液,将穿刺针内芯向前推入 1 cm,释放锚钩,拔出穿刺征外套管(图 8-1-3)。

5) 手术方式

单孔胸腔镜下右下肺部分切除＋淋巴结活检术,术后病理提示:右下肺结节考虑原位腺癌伴局灶微小浸润。

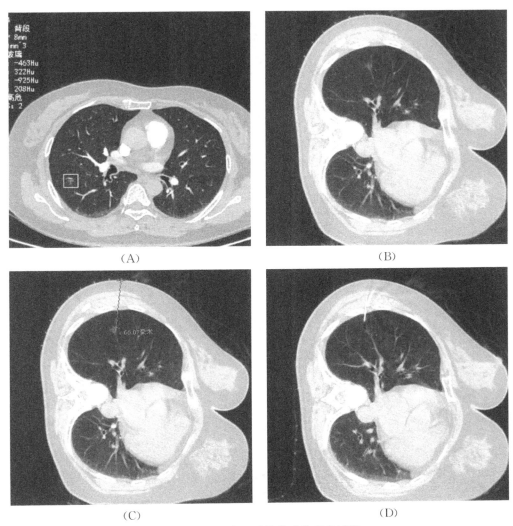

（A）　　　　　　　　　　　　　　　　　（B）

（C）　　　　　　　　　　　　　　　　　（D）

图 8 - 1 - 3　右下肺结节术前定位过程

图注：（A）术前影像：右下肺磨玻璃结节；（B）定位前扫描：患者取左侧卧位，右肺下叶磨玻璃结节，大小 9.6 mm×6.3 mm；（C）定位穿刺规划：靶结节距胸壁 65.07 mm；（D）移动 CT 引导下穿刺定位：进针深度 6.0 cm。

案例 8 - 1 - 4

1. 主诉

咳嗽 6 月，发现左肺多发结节 4 月余。

2. 简要病史

患者，女性，68 岁，因"咳嗽 6 月，发现左肺多发结节 4 月余"入院。患者 6 月前因"反复慢性咳嗽"就诊于当地医院，期间查胸部 CT 发现：左下肺多发结节。予口服抗生素近

2 周,待 2 月后复查胸部 CT 显示:左下肺胸膜下混合密度结节,直径 13 mm,浅分叶,内见小空泡;两肺多发结节,最大 8 mm,考虑高危病灶。既往有血小板减少病史 2 年,无出血病史;有尾骨、膝关节骨折手术史;心肺功能良好;临床诊断:左肺多发结节;有血小板减少症。

3. 手术指征

影像学提示左肺下叶病灶及左肺上叶结节高危病灶,考虑早期肺癌可能;相关术前检查未见明显手术禁忌;患者拒绝随访,要求手术治疗。

4. 治疗方案及结果

1) 术前规划

完善三维重建,左下肺结节位于左肺下叶后基底段(S9),左上肺结节位于左肺上叶尖后段。

2) 手术方式

拟行胸腔镜下左肺下叶 S9 切除术+左肺上叶部分切除术+淋巴结清扫术。

3) 病理结果

左肺下叶中分化腺癌;左肺上叶肉芽肿。

4) 定位技巧

(1) 多发病灶定位,首先确定主病灶;

(2) 调整患者的体位和扫描角度可以帮助避免肋骨对结节的遮挡;

(3) 多维视角以确定最佳的穿刺路径,避免接触肋骨;

(4) 采用温和的操作技巧,配合局部麻醉和镇静剂以减轻患者的不适;

(5) 与患者保持沟通对于减少焦虑和痛苦至关重要。

5) 操作过程

患者右侧卧于 CT 检查床上,基础麻醉成功后,行 CT 扫描,放置定位标记栅册,确定穿刺皮肤进针点,测量进针角度及深度。穿刺点周围软组织使用利多卡因局部浸润麻醉,插入 hook-wire 穿刺针,针尖位于结节远端,注入少许亚甲蓝溶液,将穿刺针内芯向前推入 1 cm,释放锚钩,拔出穿刺征外套管(图 8-1-4)。

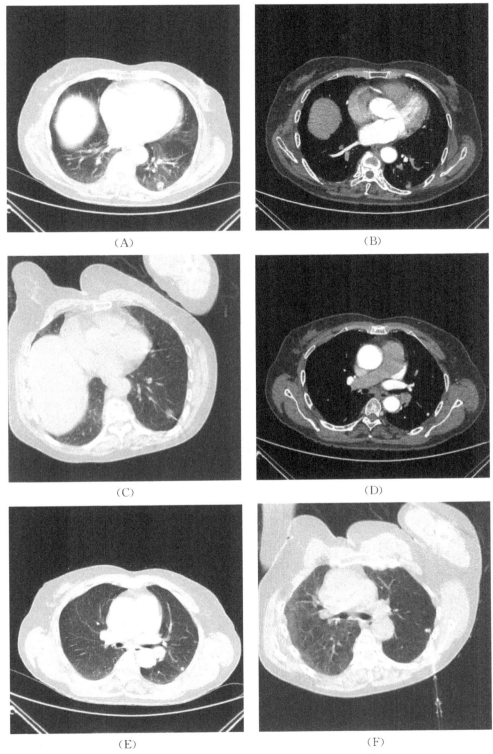

（A）

（B）

（C）

（D）

（E）

（F）

图 8 - 1 - 4 左上肺结节和左下肺结节术前定位过程

图注：(A) 肺窗示左下肺结节；(B) 纵隔窗示左下肺结节；(C) 左下肺结节 hook-wire 定位成功；(D) 纵隔窗示左上肺结节；(E) 肺窗示左上肺结节；(F) 左上肺结节 hook-wire 定位成功。

案例 8-1-5

1. 主诉

检查发现右上肺结节 3 月余。

2. 简要病史

患者，男性，72 岁，患者 3 月前因"青光眼"至当地医院住院行手术治疗，期间查胸部 CT 发现右上肺磨玻璃结节影，随访观察 3 月，复查胸部 CT 提示右上肺类结节影，长径约 1.1 cm，CT 值-516 HU，边缘部分模糊，右上肺后段见片结节影，考虑 MIA。既往有"高血压"病史，目前未服药，3 月前行"双侧青光眼手术"，平素用药物控制；有长期吸烟史。临床诊断：右上肺结节；高血压；青光眼。

3. 手术指征

影像学提示右肺上叶结节高危病灶，考虑早期肺癌可能；相关术前检查未见明显手术禁忌；患者拒绝随访，要求手术治疗。

4. 治疗方案及结果

1）术前规划

2）完善三维重建，病灶位于右肺上叶后段(S2)

3）手术方式

患者肺质量较差，拟行胸腔镜下右肺上叶部分切除术(后段切除)＋淋巴结活检术。

4）病理结果

右上肺病灶术后病理示微浸润腺癌。

5）定位技巧

(1) 调整患者的体位和扫描角度；三维视角以确定最佳的穿刺路径，避开肩胛骨。

(2) 采用温和的操作技巧，配合局部麻醉和镇静剂以减轻患者的不适。

(3) 与患者保持沟通对于减少焦虑和痛苦至关重要。

(4) 注射吲哚菁绿稀释后剂量不宜过多，以 0.5～1 mL 为佳，尽量一针到位，减少弥散。

6）操作过程

患者左侧卧于 CT 检查床上，基础麻醉成功后，行 CT 扫描，放置定位标记栏栅，确定穿刺皮肤进针点，测量进针角度及深度。穿刺点周围软组织使用利多卡因局部浸润麻醉,插入 hook-wire 穿刺针,针尖位于结节远端,注入少许吲哚菁绿溶液,将穿刺针内芯向前推入 1 cm,释放锚钩,拔出穿刺征外套管(图 8-1-5)。

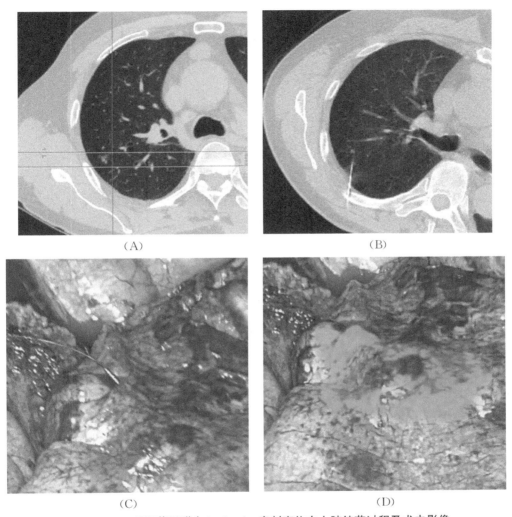

（A）　　　　　　　　　　　　（B）

（C）　　　　　　　　　　　　（D）

图 8-1-5　吲哚菁绿联合 hook-wire 穿刺定位右上肺结节过程及术中影像

图注:(A) 病灶位于右肺上叶后段,靠近胸膜;(B) 患者取侧卧,1%利多卡因局部麻醉,在 CT 引导下自肩胛骨下缘远端逐步穿刺接近病灶;(C) 术中腔镜系统显示定位针位置;(D) 术中开启荧光后示吲哚菁绿染色区域覆盖穿刺定位针及病灶范围。

案例 8－1－6

1. 主诉

体检发现右下肺结节半年。

2. 简要病史

患者,女性,34 岁,患者半年前至当地医院体检查胸部 CT 发现右下肺磨玻璃结节影,抗感染治疗后随访观察半年,复查胸部 CT 提示右下肺磨玻璃结节影,长径约 0.7 cm,CT 值－556HU,临近胸膜牵拉,考虑 MIA。临床诊断:右下肺结节。

3. 手术指征

影像学提示右肺下叶高危病灶,考虑早期肺癌可能;相关术前检查未见明显手术禁忌;患者拒绝随访,要求手术治疗。

4. 治疗方案及结果

1) 术前规划

完善三维重建,病灶位于右肺下叶外后基底段(S8＋9)。

2) 手术方式

患者结节靠胸膜,位置表浅,且结节较小,拟行胸腔镜下右肺下叶部分切除术(楔形)＋淋巴结活检术。

3) 病理结果

右下肺病灶术后病理示微浸润腺癌。

4) 定位方法

(1) 调整患者的体位和扫描角度;确定最佳的穿刺路径。

(2) 基础麻醉:患者为年轻女性,惧怕疼痛,定位前 5 min 给予右美托咪定注射液负荷剂量 0.5 $\mu g/kg$,而后改为 0.2 $\mu g/kg$ 维持泵入,羟考酮 3～5 mg 静脉推注,操作期间患者进入浅睡眠状态,但易唤醒,可对指令合作,过程中间断评估患者感觉,必要时追加剂量,术毕前 5 min 停止给药。

(3) 继续加以局部浸润麻醉,嘱患者平静呼吸,依据设计的进针角度和深度经穿刺点置入穿刺针。

5) 操作过程

患者左侧卧于 CT 检查床上,基础麻醉成功后,行 CT 扫描,放置定位标记栏册,确定穿刺皮肤进针点,测量进针角度及深度。穿刺点周围软组织使用利多卡因局部浸润麻醉,插入 hook-wire 穿刺针,针尖位于结节远端,注入少许亚甲蓝溶液,将穿刺针内芯向前推入 1 cm,释放锚钩,拔出穿刺征外套管(图 8－1－6)。

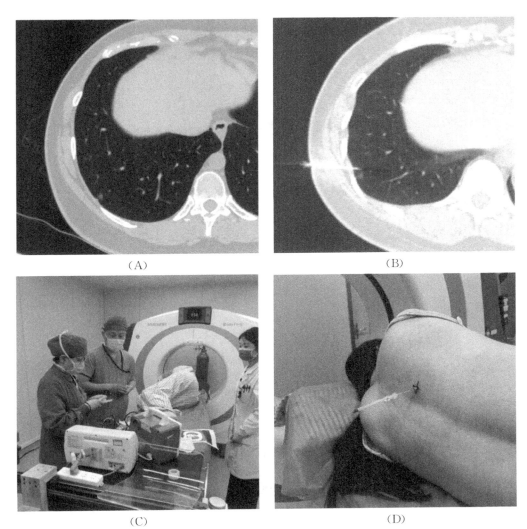

（A）　　　　　　　　　　　　　　　　（B）

（C）　　　　　　　　　　　　　　　　（D）

图 8 - 1 - 6　基础麻醉下 hook-wire 定位右下肺胸膜下结节操作过程

图注:(A) 病灶位于右肺下叶外后基底段,靠近胸膜;(B) 患者取侧卧位,心电监护下行基础麻醉,行 1% 利多卡因局部麻醉,在 CT 引导下逐步穿刺接近病灶;(C) 麻醉医生在进行基础麻醉与心电监测;(D) 定位过程中,定位针所在位置。

案例 8 - 1 - 7

1. 主诉

检查发现肺部结节 2 月余。

2. 简要病史

患者女性,48 岁,2 年前因咳嗽至当地医院查胸部 CT 发现两个肺磨玻璃微小结节。未予治疗,定期随诊观察。医院复查胸部 CT:右下肺底见磨玻璃小结节。为求治疗收住入院。既往有高血压、颈动脉斑块病史,有脑外伤手术史、胆囊手术史。临床诊断:肺部阴影。

3. 定位指征

右下肺实结节(疑似肿瘤),术前定位指导手术切除范围。

4. 术前定位及手术治疗

1)定位模式

基础麻醉联合移动 CT 引导下经皮肺穿刺定位。

2)定位规划

右下肺基底段结节,大小为 5.5 mm×6 mm,穿刺点定位于右侧后背部脊柱旁,靶皮距为 5.76 cm,拟使用 1 根肺穿刺定位针。

3)麻醉方式

基础麻醉(咪达唑仑＋羟考酮)。

4)定位过程

患者左侧卧于 CT 检查床上,基础麻醉成功后,行 CT 扫描,放置定位标记栏珊,确定穿刺皮肤进针点,测量进针角度及深度。穿刺点周围软组织使用利多卡因局部浸润麻醉,插入 hook-wire 穿刺针,针尖位于结节近端,注入少许亚甲蓝溶液,将穿刺针内芯向前推入 1 cm,释放锚钩,拔出穿刺征外套管(图 8 - 1 - 7)。

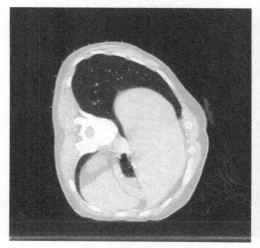 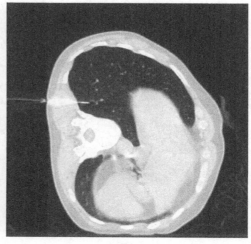

(A) (B)

图 8 - 1 - 7 基础麻醉下 hook-wire 定位右下肺基底段结节操作过程

图注:(A)定位前扫描:患者取左侧卧位,右肺下叶基底段磨玻璃小结节,大小为 5.5 mm×6 mm;(B)定位穿刺规划:靶结节距胸壁约 5.76 cm,进针深度 5.5 cm。

5)手术方式

单孔胸腔镜下肺叶部分切除＋淋巴结活检术,术中快速病理提示:右下肺后基底段倾向原位腺癌。

案例 8-1-8

1. 主诉

检查发现肺部结节 1 月余。

2. 简要病史

患者女性,49 岁,1 月余前至当地医院体检查胸部 CT 发现左上肺见一磨玻璃结节,直径约 14 mm,予以抗感染治疗 10 天后复查胸部 CT 示左上肺见一磨玻璃片结节,大小约 14 mm×8.7 mm。为求治疗收住入院。既往因透明细胞癌行左肾手术。临床诊断:肺部阴影。

3. 定位指征

左上肺后段磨玻璃结节(疑似肿瘤),术前定位指导手术切除范围。

4. 术前定位及手术治疗

1) 定位模式

基础麻醉联合移动 CT 引导下经皮肺穿刺定位。

2) 定位规划

左上肺后段结节,大小 14 mm×8.7 mm,穿刺点定位于左侧前胸壁,靶皮距为 5.7 cm,拟使用 1 根肺穿刺定位针。

3) 麻醉方式

基础麻醉(咪达唑仑+羟考酮)。

4) 定位过程

患者右侧卧于 CT 检查床上,基础麻醉成功后,行 CT 扫描,放置定位标记栏珊,确定穿刺皮肤进针点,测量进针角度及深度。穿刺点周围软组织使用利多卡因局部浸润麻醉,插入 hook-wire 穿刺针,针尖位于结节附近,注入少许亚甲蓝溶液,将穿刺针内芯向前推入 1 cm,释放锚钩,拔出穿刺征外套管(图 8-1-8)。

5) 手术方式

单孔胸腔镜下右上肺部分切除+右中肺叶切除+淋巴结清扫术肺叶部分切除术+淋巴结活检术,术后病理提示:左上肺原位腺癌。

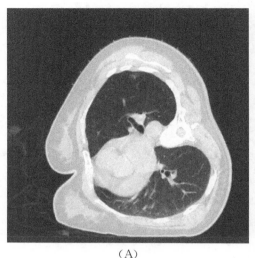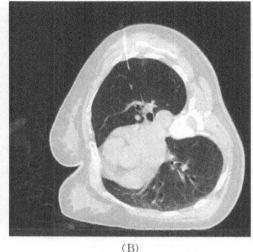

（A）　　　　　　　　　　　　　（B）

图 8 - 1 - 8　左上肺结节 hook-wire 穿刺定位过程

图注：（A）定位前扫描：患者取右侧卧位，左肺上叶磨玻璃片结节，大小 14 mm×8.7 mm；（B）定位穿刺规划：靶结节距胸壁约 5.7 cm，进针角度约 80°。

案例 8 - 1 - 9

1. 主诉

检查发现肺部结节 9 月余。

2. 简要病史

患者女性，47 岁，9 月余前至当地医院体检查胸部 CT 发现肺结节。未予治疗，定期随诊观察。近期医院复查胸部 CT：右上肺前段磨玻璃结节，直径约 6 mm，可见胸膜牵拉。为求治疗收住入院。既往体健。临床诊断：肺部阴影。

3. 定位指征

右上肺磨玻璃结节（疑似肿瘤），术前定位指导手术切除范围。

4. 术前定位及手术治疗

1）定位模式

基础麻醉联合移动 CT 引导下经皮肺穿刺定位。

2）定位规划

右上肺前段结节，大小 6 mm×5 mm，穿刺点定位于右侧前胸壁，靶皮距为 5.0 cm，拟使用 1 根肺穿刺定位针。

3）麻醉方式

基础麻醉（咪达唑仑＋羟考酮）。

4) 定位过程

患者左侧卧于 CT 检查床上, 基础麻醉成功后, 行 CT 扫描, 放置定位标记栅珊, 确定穿刺皮肤进针点, 测量进针角度及深度。穿刺点周围软组织使用利多卡因局部浸润麻醉, 插入 hook-wire 穿刺针, 针尖位于结节近端, 注入少许亚甲蓝溶液, 将穿刺针内芯向前推入 1 cm, 释放锚钩, 拔出穿刺征外套管(图 8-1-9)。

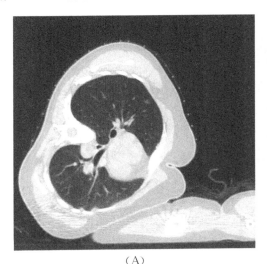 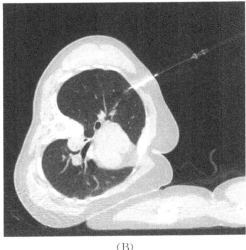

（A）　　　　　　　　　　　　　　（B）

图 8-1-9　右肺上叶结节 hook-wire 穿刺定位操作过程

图注:(A) 定位前扫描:患者取左侧卧位, 右肺上叶磨玻璃结节, 大小 6 mm×5 mm;(B) 定位穿刺规划:靶结节距胸壁约 5.0 cm, 进针深度 4.6 cm。

5) 手术方式

单孔胸腔镜下肺叶部分切除＋淋巴结活检术, 术后病理提示:右上肺前段结节考虑微浸润腺癌。

第二节

移动 CT 在肺部肿瘤微波消融中的应用

案例 8-2-1

1. 主诉

检查发现两肺结节四月余。

2. 简要病史

患者女, 76 岁。四月前体检, 发现肺部有团块影, 后行 PET-CT 检查提示:左肺上叶前段一大小约 2.5 cm×1.0 cm 混杂磨玻璃影,内见支气管充气征,可见毛刺,FDG 代谢轻度增高,考虑早期肺癌(浸润性肺腺癌)。随即在全麻下行胸腔镜下肺叶部分切除术/胸腔镜下淋巴结活检术/胸腔镜下胸腔粘连松解术,术后病理示:高中分化腺癌(乳头型约 30%,贴壁型约 70%),肿块大小 1.8 cm×1.8 cm×1.5 cm,肺切缘(阴性)。未见明确脉管内癌栓,胸膜(阴性)。送检第 5、7、8、10 组淋巴结均未见癌组织转移。左上肺尖后段切除标本:送检显示非黏液性原位腺癌,大小 0.6 cm×0.6 cm×0.5 cm。肺切缘(阴性)。左下肺前基底段切除标本:送检显示非黏液性原位腺癌,大小 0.6 cm×0.6 cm×0.6 cm。肺切缘(阴性)。左下肺背段切除标本:送检显示支气管血管束,周围肺组织未见特殊。既往病史无特殊。此次入院查胸部 CT 示余肺仍存在高危结节,右肺下叶磨玻璃结节大小为 0.7 cm×0.5 cm。肺功能显示中重度弥散功能障碍。心功能、肾功能正常。临床诊断:右肺磨玻璃结节,疑似早期肺癌。

3. 消融指征

右肺磨玻璃结节最大径>0.5 cm,疑似早期肺癌,左肺术后,肺功能不全,外科手术切除存在禁忌。

4. 治疗及临床随访

1)治疗模式

单针微波消融。

2)术前计划

消融前右肺下叶磨玻璃结节大小为 0.7 cm×0.5 cm,患者取左侧卧位,穿刺点位于右肩胛线与第 9 肋间交叉点,靶皮距 4.8 cm,拟使用 1 根微波消融天线。

3)麻醉方式

局部麻醉联合静脉麻醉。

4)治疗过程及随访

治疗过程见图 8-2-1。

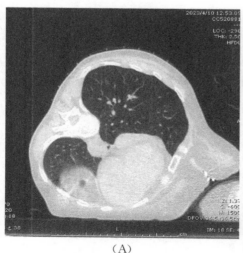 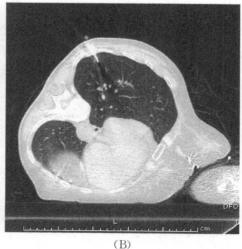

<table>
<tr><td align="center">(A)</td><td align="center">(B)</td></tr>
</table>

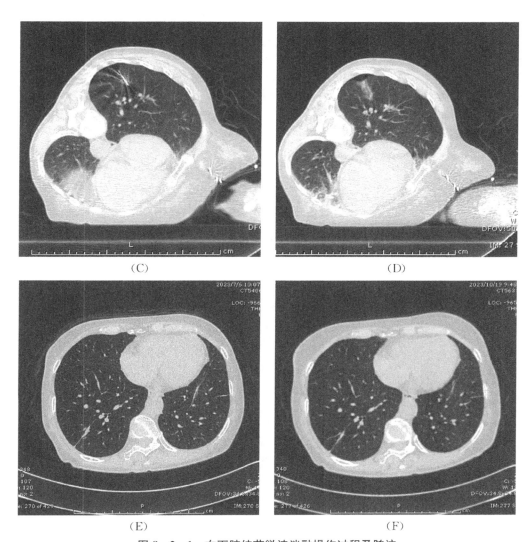

图 8-2-1　右下肺结节微波消融操作过程及随访

图注:(A) 消融定位像,右肺下叶见大小为 0.7 cm×0.5 cm 磨玻璃结节,初步确定肿瘤病变区域;(B) 用 1‰利多卡因局部麻醉,羟考酮静脉麻醉,在 CT 引导下将 1 根微波消融天线分步穿刺入肿瘤,进针角度略偏小;(C) 调整进针角度后出现少量气胸,不影响消融布针,消融天线紧贴病灶进行单点消融(消融参数,40 W,3 min);(D) 消融后即刻,病灶周围磨玻璃影完整覆盖原病灶;(E) 术后 3 个月病灶缩小呈纤维瘢痕;(F) 术后 6 个月病灶进一步缩小呈纤维索条,病灶几乎消失,疗效评估达到完全消融。

案例 8-2-2

1. 主诉

检查发现肺部结节 5 年余。

2. 简要病史

患者男,73 岁。5 年前体检胸部 CT 发现两肺结节,一年前查胸部 CT 示左上肺见磨玻璃片结节,大小约 1.3 cm×1.3 cm,CT 值约−718 HU;右上肺见亚实性片结节,大小约 0.7 cm×0.6 cm,随即行胸腔镜下肺叶部分切除术/胸腔镜下胸腔粘连松解术。病理:(左上肺部分组织切除标本)送检显示微浸润腺癌,非黏液性,大小 0.8 cm×0.8 cm×0.6 cm。肺切缘(阴性)。既往史:因车祸外伤行脾脏切除术;因肠梗阻行结肠部分切除吻合术;因右侧胫骨骨折行内固定术(钢钉未取出)。自诉血糖偏高,未规律服药控制。此次入院查胸部 CT 显示左上肺局部见片结节影及金属线影,大小约 1.2 cm×0.7 cm,右上肺见亚实性片结节,大小约 0.7 cm×0.5 cm,内见小泡影,CT 值约−263 HU。肺功能显示中度弥散功能障碍。心功能、肾功能正常。临床诊断:右肺亚实性结节,疑似早期肺癌。

3. 消融指征

右肺亚实性结节最大径>0.5 cm,有少许实性成分,疑似早期肺癌,左肺术后,肺功能不全,外科手术切除存在禁忌。

4. 治疗及临床随访

1)治疗模式:微波消融

2)术前计划

消融前右肺上叶病灶大小为 0.7 cm×0.5 cm,患者取左侧卧位,穿刺点定位腋前线与第 5 肋间交叉点。靶皮距 9.5 cm,拟使用 1 根微波消融天线。

3)麻醉方式

局部麻醉联合静脉麻醉。

4)治疗过程及随访

治疗过程及随访。(见图 8-2-2)

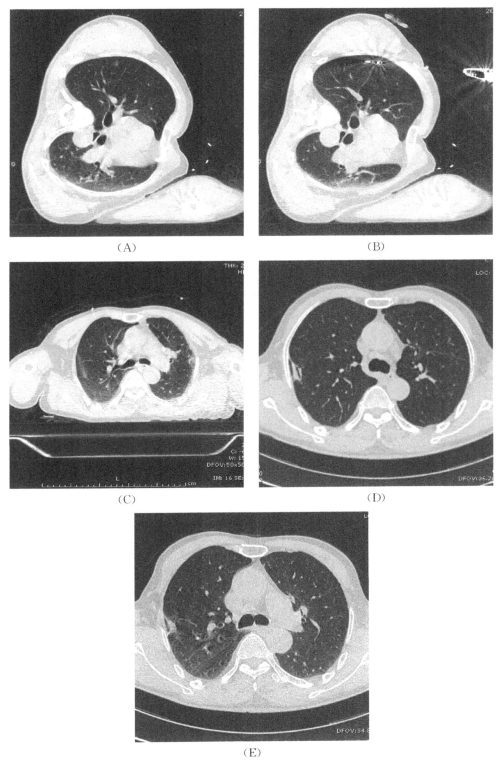

图 8 - 2 - 2 右上肺结节微波消融操作过程及随访

图注:(A) 消融前定位像,右肺上叶见大小为 0.7 cm×0.5 cm 的亚实性结节,初步确定肿瘤病变区域;(B) 1%利多卡因局部麻醉,羟考酮静脉麻醉,在 CT 引导下将 1 根微波消融天线分步穿刺入肿瘤,进行单点消融(消融参数:45 W,5 min);(C) 消融后 3 min,患者转平卧位,病灶周围磨玻璃影完整覆盖原病灶;(D) 术后 1 个月余,病灶周围瘢痕形成,可见清晰的消融针道;(E) 术后 3 个月,消融针道已消失,病灶区域呈纤维瘢痕增生,范围覆盖原始病灶,疗效评估达到完全消融。

案例 8 - 2 - 3

1. 主诉

检查发现两肺结节 5 年。

2. 简要病史

患者 5 年前检查胸部 CT 示两肺结节,随即行 VATS 右肺中叶切除＋上叶部分切除术,病理示中叶腺癌,上叶不典型腺瘤样增生,并行基因检测未找到肺癌驱动基因。既往史:"高血压"病史 10 年,"糖尿病"病史 10 年,"胆囊切除术"12 年。本次入院查胸部 CT 显示:两肺多发磨玻璃微小结节,较大者位于左上肺,约 1.1 cm×0.7 cm,CT 值约 －652 HU;右下肺磨玻璃结节大小为 0.6 cm×0.5 cm。肺功能显示中度弥散功能障碍,心、肾功能正常。临床诊断:两肺多发结节,考虑早期肺癌。

3. 消融指征

双肺多发磨玻璃结节,疑似早期多原发肺癌,既往有肺手术史,拟行左肺结节外科手术切除及右肺结节消融。

4. 治疗及临床随访

1）治疗模式

手术与微波消融序贯进行。

2）术前计划

右肺下叶病灶大小为 0.6 cm×0.5 cm,患者取左侧卧位,穿刺点位于腋前线与第 5 肋间交叉处,靶皮距约 5.0 cm,拟使用 1 根微波消融天线;消融右侧病灶 1 月后患者无任何并发症和不适,进行左肺结节切除,左肺上叶病灶大小为 1.1 cm×0.7 cm,患者取右侧卧位,穿刺点位于后背,定位在病灶附近即可。

3）麻醉方式

局麻联合静脉麻醉。

4）治疗过程及随访

治疗过程及随访见图 8 - 2 - 3。

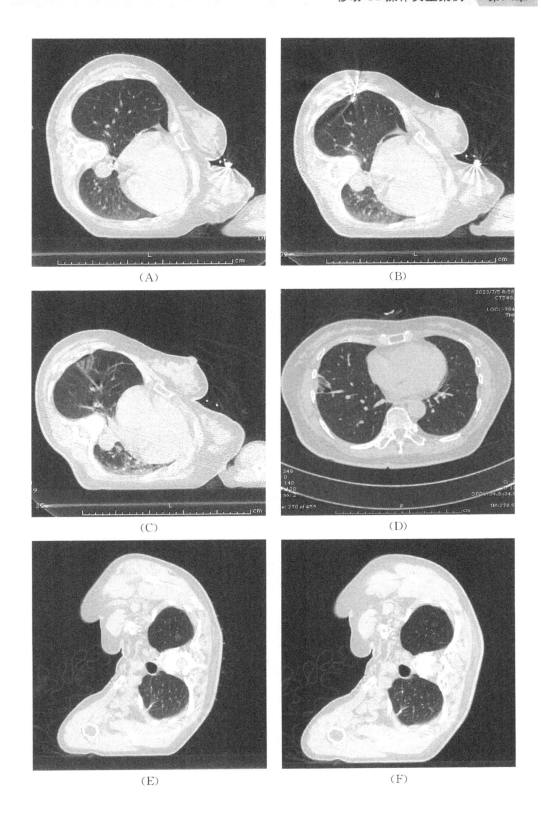

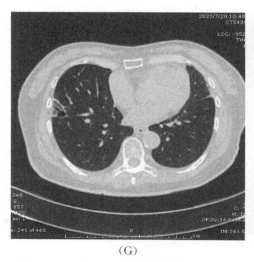
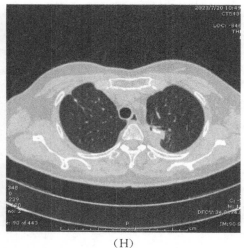

(G)　　　　　　　　　　　　　(H)

图 8-2-3　双侧肺结节分期行 CT 引导下微波消融和 hook-wire 穿刺定位操作过程及随访

图注：(A) 消融前定位像,右肺下叶见大小为 0.6 cm×0.5 cm 的磨玻璃结节,初步确定肿瘤病变区域；(B) 1% 利多卡因局部麻醉,羟考酮静脉麻醉,在 CT 引导下将 1 根微波消融天线分步穿刺入肿瘤,进行单点消融(消融参数：45 W,4 min)；(C) 消融后即刻,病灶周围磨玻璃影完整覆盖原病灶；(D) 消融后 1 个月,惰性肿瘤磨玻璃结节(GGO)纤维化,消融区域空洞形成；(E) 手术前 CT 引导下 hook-wire 穿刺针定位像,左肺上叶见一枚大小约为 1.1 cm×0.7 cm 的磨玻璃结节；(F) 1% 利多卡因局部麻醉,羟考酮静脉麻醉,在 CT 引导下将 1 根 hook-wire 定位针分步穿刺入肿瘤附近(脚侧 5 mm),进行术前定位；(G) 消融术后 2 个月,右下肺消融区域仍有渗出影,较前范围稍有缩小,消融区仍可见空洞形成,疗效评估达到完全消融；(H) 左上肺术后两周,术区见致密金属线影,切缘软组织瘢痕增生。

5) 术后病理

术后病理为微浸润腺癌。临床分期：ⅠA1 期(pT1miN0M0)。